尿検査の
みかた，
考えかた

改訂2版

監修● 富野康日己 医療法人社団松和会理事長
順天堂大学名誉教授

編集● 金子　一成 関西医科大学小児科教授
鈴木　祐介 順天堂大学医学部腎臓内科教授

中外医学社

●執筆者 (執筆順)

井下博之	順天堂大学医学部附属順天堂東京江東高齢者医療センター腎・高血圧内科准教授
富野康日己	医療法人社団松和会理事長, 順天堂大学名誉教授
髙木美幸	順天堂大学医学部附属順天堂医院腎・高血圧内科特任助教
若林啓一	順天堂大学医学部附属静岡病院腎臓内科助教
眞野 訓	順天堂大学革新的医療技術開発研究センター准教授, 医学部附属順天堂医院腎・高血圧内科助教
蒔田雄一郎	越谷市立病院副診療部長(兼)内科部長
村越真紀	順天堂大学医学部附属順天堂医院腎・高血圧内科准教授
山里勝信	東京品川病院臨床検査科病理
脇田 満	順天堂大学医学部附属順天堂医院臨床検査部技師長
山田耕嗣	順天堂大学医学部附属順天堂医院腎・高血圧内科准教授
福田裕光	新浦安腎クリニック院長
辻 章志	関西医科大学小児科学講座准教授
西﨑直人	順天堂大学医学部附属浦安病院小児科先任准教授
山内壮作	関西医科大学小児科学講座講師
木全貴久	こどもクリニック・パパ院長
藤永周一郎	埼玉県立小児医療センター腎臓科科長
大友義之	順天堂大学医学部附属練馬病院小児科教授
平野大志	東京慈恵会医科大学小児科学講座講師
野原奈緒	順天堂大学医学部附属順天堂医院腎・高血圧内科助教
新里勇樹	琉球大学病院第三内科特命助教
座間味亮	琉球大学病院第三内科助教
古波蔵健太郎	琉球大学病院血液浄化療法部准教授

二瓶 義人	順天堂大学医学部附属順天堂医院腎・高血圧内科助教
清水 芳男	順天堂大学医学部附属静岡病院腎臓内科教授
髙原 久嗣	順天堂大学医学部附属浦安病院腎・高血圧内科准教授
武藤 正浩	順天堂大学医学部附属浦安病院腎・高血圧内科助教
木原 正夫	順天堂大学医学部附属順天堂医院腎・高血圧内科准教授
毎熊 政行	順天堂大学医学部附属順天堂医院腎・高血圧内科助教
福崎 晴奈	順天堂大学医学部附属順天堂医院腎・高血圧内科助教
後藤 眞	新潟大学大学院医歯学総合研究科腎研究センター 腎・膠原病内科学分野准教授
鈴木 仁	順天堂大学附属浦安病院腎・高血圧内科教授
狩野 俊樹	順天堂大学医学部附属順天堂医院腎・高血圧内科助教
井尾 浩章	順天堂大学医学部附属練馬病院腎・高血圧内科教授
中田 純一郎	順天堂大学医学部附属順天堂医院腎・高血圧内科准教授
合田 朋仁	順天堂大学腎臓内科学講座先任准教授
中野 貴則	船橋本町クリニック院長
上田 誠二	島根大学医学部総合腎疾患制御研究・開発センター腎老化制御部門 特任教授
小林 敬	順天堂大学医学部附属順天堂医院腎・高血圧内科准教授
家田 健史	順天堂大学大学院医学研究科泌尿器外科学准教授
堀江 重郎	順天堂大学大学院医学研究科泌尿器外科学教授
野間 康央	東京共済病院泌尿器科副部長
髙畑 創平	東京臨海病院泌尿器科医長
佐藤 浩司	順天堂大学医学部附属練馬病院腎・高血圧内科助教

第2版改訂にあたって

　本書の初版が発行されてからすでに6年が過ぎました．この間，多くの皆さまにお読みいただいていると聞き，大変うれしく思っています．この度，各種ガイドラインの改訂内容や新知見をもとに改訂第2版を上梓することになりました．今回も小児における尿検査を関西医科大学小児科金子一成教授，成人における尿検査を順天堂大学腎臓内科鈴木祐介教授に編集をご担当いただき，臨床・研究・教育の第一線でご活躍中の先生方にご執筆をお願いしました．尿検査は，小児から成人，高齢者まで幅広い年齢層で行われますが，試験紙法のような簡易検査のみならず様々な特殊検査も行われるようになっています．それらの実施法や検査結果のみかた・考え方は，小児と成人では異なっているところもあり，同一ではありません．小児から成人への移行期・思春期についての尿検査のみかたも考える必要があり，改訂第2版でも年代に合わせた詳細な解説がなされています．しかし，忘れてはならないのは，尿検体の採取を正しく行い新鮮尿で検査することです．もしそれができない場合には，適切な保存をするといった原則を守り検査することが重要です．

　今回の改訂では，初版の良さはそのままに，不十分であった記載を改め，尿中バイオマーカーなどの新知見を加筆しましたので初版と同様に診療現場のみならず産業医や学校医の皆さまにもご活用いただけると思います．また，医学生にとっても有用な解説書になると思いますので，お役立てください．

　ご多忙ななかご協力いただきました編集者・執筆者に心からお礼申し上げます．また読者の方々には忌憚のないご批判やご叱正をお願いいたします．最後に，諸事ご協力いただきました中外医学社の皆さまに厚くお礼申し上げます．

　　　　　2024年盛夏　都庁舎を眺めつつ

　　　　　　　　　　　　　　　　　　　　　　　　　　富野康日己

初版の序

　尿検査は,「古くて新しい検査」で"ヒポクラテスの箴言"にも残されているように,歴史的にもっとも古くから行われてきた基本的な臨床検査です.西洋では,中世にUroscopistと称する商売人もいて,人の病状や時には運命までも占ったとされています.また,放尿後に蟻が群がるのをみて糖尿病を疑ったりしたとも言われています.私は,「尿は身体からの贈り物」という表現をしてきましたが,尿の色調・混濁・臭気・泡・量などを見るだけで,体調や疾患を探ることができると思います.尿検査は,一度だけでなく繰り返し行うことが重要ですが,尿試験紙(テステープ)を用いることで,「いつでも,どこでも,繰り返し何度でも」検査することができます.新しくは,生化学・免疫学・細菌学・病理学的手法などを用いることで新規バイオマーカーの開発ができ,診断や治療効果の判定に活かすことができています.例えば,慢性腎臓病(CKD)の主な原因疾患である糖尿病性腎症の診断には微量アルブミン尿や顕性蛋白尿が広く用いられていますが,それらよりももっと鋭敏なマーカーの開発がなされています.また,急性腎障害(AKI)の診断にも尿検査データが活用されています.

　尿検査は,小児から成人,高齢者まで幅広い年齢層で行われますが,その実施法や結果のみかた・考えかたは,小児と成人では異なっているところもあり,同一ではありません.また,小児から成人への移行期・思春期についても考える必要があります.今回,「尿検査のみかた,考えかた」を監修させていただき上梓することができました.大変嬉しく思っています.小児領域を関西医科大学金子一成教授,成人領域を順天堂大学鈴木祐介教授に編集を担当していただき,臨床・研究・教育の第一線でご活躍中の先生方を選びご執筆をお願いしました.尿検査についての膨大な知識をコンパクトにまとめていただきました.各腎疾患での尿所見の特徴とみかたが記載され,尿検査に異常が出た場合の小児腎臓専門医や成人腎臓専門医へ紹介するタイミングも指摘されています.これらは明日からの日常診療や教育にご活用いただけますし,学校医や産業医の皆さまにもすぐに役立つと思います.また,医学生にとっても有用な解説書になると思っています.わかりやすい記載を心掛けていただきましたが,記載の

過不足もあるかと思われますので，読者の皆さまの忌憚のないご意見をお待ちしています．

　最後に，ご多忙ななか編集・執筆にご協力いただきました諸先生に深謝いたします．また，諸事ご協力いただきました中外医学社の皆さまに厚く御礼申し上げます．

　　　2018年初夏　都庁舎を眺めつつ

富野康日己

目 次

1章 尿検査総論

1. 尿の成分・外観 〈井下博之〉 1
   - A. 正常状態で尿に含まれる成分 1
   - B. 病的状態で尿に含まれる成分 3
   - C. 尿の外観的検査 5
2. 採尿方法, 尿の保存方法 〈富野康日己〉 8
   - A. 尿の採取方法 8
   - B. 尿の保存方法 13
3. 尿蛋白の評価と意義 〈髙木美幸〉 15
   - A. 蛋白尿・アルブミン尿の評価法 15
   - B. 蛋白尿異常値の場合に考えるべき病態 18
4. 血尿・血色素尿の評価と意義 〈若林啓一〉 21
   - A. 血尿の測定法および基準値 21
   - B. 異常を呈する病態 23
   - C. 診療の進め方 24
5. 白血球尿の評価と意義 〈眞野 訓〉 27
   - A. 白血球尿について 27
   - B. 白血球尿の原因について 28
6. 尿糖の評価と意義 〈蒔田雄一郎〉 31
   - A. 尿糖測定の目的 31
   - B. 試料の採取方法と保存条件 31
   - C. 尿糖の測定方法 31
   - D. 細胞内へのグルコース輸送のメカニズム 32
   - E. 腎尿細管上皮細胞におけるグルコース輸送のメカニズム 33
   - F. 尿糖が出現する病態 33

7. 尿沈渣の作製法と評価法 〈村越真紀〉 36
   A．採尿法 36
   B．尿沈渣標本の作製 36
   C．尿沈渣標本の鏡検 37
   D．標本の観察 37
   E．尿沈渣成分の評価 38
8. 細胞診の意義と評価 〈山里勝信〉 42
   A．意義 42
   B．細胞診検査の利点と欠点 42
   C．判定 42
   D．検査の流れ 44
   E．検体採取・提出方法 45
   F．評価法 49
9. 尿中の結晶や円柱の評価と意義 〈脇田 満〉 51
   A．結晶成分 51
   B．円柱成分 55
10. 尿浸透圧・尿比重の評価と意義 〈山田耕嗣〉 61
   A．尿浸透圧 61
   B．尿比重 63
11. 尿酸・尿素窒素・ケトン体の評価と意義 〈福田裕光〉 67
   A．尿酸 67
   B．尿素窒素 72
   C．尿ケトン体 73
12. 尿中の電解質とアニオンギャップの評価と意義 〈辻 章志〉 75
   A．尿中ナトリウム 75
   B．尿中カリウム 77
   C．尿中カルシウム 78
   D．尿中リン 80
   E．尿アニオンギャップ 81
13. 試験紙検査の評価と意義 〈辻 章志〉 83
   A．尿試験紙検査の測定項目と原理 83
   B．異常値が出た場合に想定するべき疾患 84

  C．尿試験紙法の偽陽性と偽陰性··86
14．尿細管障害のバイオマーカーの評価と意義···············〈西﨑直人〉 89
  A．尿中 NAG··90
  B．尿中 α_1MG···92
  C．尿中 β_2MG···93
15．急性腎障害のバイオマーカーの評価と意義···············〈山内壮作〉 96
  A．代表的な急性腎障害の尿中バイオマーカーとその特徴············97
  B．近年，注目されている AKI の尿中バイオマーカー・
    TIMP-2 と IGFBP7 について··100
  C．最近，報告された新規の AKI の尿中バイオマーカーと
    その特徴···101
16．Kova Slide 法の評価と意義·····································〈木全貴久〉 104
  A．膿尿と細菌尿···104
  B．Kova Slide 法··105
  C．Kova Slide 法の原理··105
  D．Kova Slide 法による尿路感染症の診断手順··························107

2章　小児の尿検査

1．小児の採尿法··〈木全貴久〉 110
  A．小児の採尿方法···110
  B．尿検体の保存方法··116
2．乳幼児検尿の意義と実際··〈西﨑直人〉 118
  A．3 歳児検尿の目的···118
  B．3 歳児検尿における有所見の頻度···120
  C．3 歳児検尿における尿採取···120
  D．3 歳児検尿の判定···121
  E．三次精密検診以降の対応···121
3．学校検尿の意義と実際··〈西﨑直人〉 124
  A．学校検尿の目的···124
  B．学校検尿の方法···124
  C．学校検尿（腎臓）フローチャート··125

  D．暫定診断と学校生活管理指導表について……………………128
  E．緊急受診が必要な場合……………………128
 4．血尿を呈する小児疾患………………………〈藤永周一郎〉131
  A．血尿の定義と分類……………………131
  B．糸球体性血尿……………………133
  C．非糸球体性血尿……………………134
  D．血尿を呈する小児への対応……………………134
 5．蛋白尿を呈する小児疾患………………………〈藤永周一郎〉137
  A．蛋白尿の定義と分類……………………137
  B．体位性蛋白尿……………………139
  C．糸球体性蛋白尿……………………140
  D．溢流性（腎前性）蛋白尿……………………140
  E．腎後性蛋白尿……………………140
  F．蛋白尿を呈する小児への対応……………………140
 6．尿細管性蛋白尿を呈する小児疾患……………〈藤永周一郎〉142
  A．尿細管性蛋白尿の定義と分類……………………142
  B．ネフロン癆……………………144
  C．Dent 病……………………144
  D．Lowe 症候群……………………146
  E．*CUBN* 遺伝子異常症……………………147
 7．小児の CKD の尿検査異常………………………〈大友義之〉149
  A．慢性腎臓病について……………………149
  B．CKD の定義……………………149
  C．CKD の重症度とステージング……………………150
  D．小児の CKD の定義……………………152
  E．小児 CKD の疫学と原因……………………153
  F．小児の CKD の尿検査異常……………………153
 8．小児腎臓病専門医へ紹介すべき尿検査異常……〈大友義之〉156
  A．小児における CKD のスクリーニング……………………156
  B．小児腎臓病専門医へ紹介すべき尿検査異常……………………159

3章 思春期の尿検査異常

1. 起立性蛋白尿 〈西﨑直人〉 162
   - A. 定義・疫学 162
   - B. 病因・病態 163
   - C. 検査方法 163
   - D. 管理および注意点 164
2. ナットクラッカー現象 〈平野大志〉 166
   - A. 定義・概念 166
   - B. 疫学 166
   - C. 病因・病態生理 166
   - D. 臨床症状 167
   - E. 診断 168
   - F. 治療・予後 169
3. 月経血の混入 〈西﨑直人〉 171
   - A. 月経に対する配慮 171
   - B. 月経血と潜血反応 171
   - C. 月経血と尿蛋白 172
   - D. 月経者の取り扱い 172
4. 小児の腎臓病の内科への移行 〈平野大志〉 174
   - A. 定義・概念 174
   - B. 対象疾患 174
   - C. 移行時期および具体的な移行プログラム 175
   - D. 移行期医療の問題点 176
   - E. わが国の移行医療の現状 177

4章 成人における尿検査

1. 成人の採尿法 〈野原奈緒〉 178
   - A. 採尿方法による分類 178
   - B. 採尿時間による分類 179

C．採尿方法の留意事項⋯⋯⋯⋯⋯⋯⋯⋯⋯⋯⋯⋯⋯⋯⋯⋯⋯⋯⋯⋯⋯⋯⋯⋯⋯⋯⋯179
2．成人の血尿に関する疫学⋯〈新里勇樹　座間味 亮　古波蔵健太郎〉181
　　A．血尿の定義⋯⋯⋯⋯⋯⋯⋯⋯⋯⋯⋯⋯⋯⋯⋯⋯⋯⋯⋯⋯⋯⋯⋯⋯⋯⋯⋯⋯⋯181
　　B．血尿の頻度⋯⋯⋯⋯⋯⋯⋯⋯⋯⋯⋯⋯⋯⋯⋯⋯⋯⋯⋯⋯⋯⋯⋯⋯⋯⋯⋯⋯⋯181
　　C．血尿の発見動機⋯⋯⋯⋯⋯⋯⋯⋯⋯⋯⋯⋯⋯⋯⋯⋯⋯⋯⋯⋯⋯⋯⋯⋯⋯⋯⋯182
　　D．血尿の予後と診療上の留意点⋯⋯⋯⋯⋯⋯⋯⋯⋯⋯⋯⋯⋯⋯⋯⋯⋯⋯⋯⋯183
3．成人の蛋白尿に関する疫学⋯⋯⋯⋯⋯⋯⋯⋯⋯⋯⋯⋯⋯⋯⋯〈二瓶義人〉186
　　A．発見動機⋯⋯⋯⋯⋯⋯⋯⋯⋯⋯⋯⋯⋯⋯⋯⋯⋯⋯⋯⋯⋯⋯⋯⋯⋯⋯⋯⋯⋯186
　　B．頻度⋯⋯⋯⋯⋯⋯⋯⋯⋯⋯⋯⋯⋯⋯⋯⋯⋯⋯⋯⋯⋯⋯⋯⋯⋯⋯⋯⋯⋯⋯⋯186
　　C．予後⋯⋯⋯⋯⋯⋯⋯⋯⋯⋯⋯⋯⋯⋯⋯⋯⋯⋯⋯⋯⋯⋯⋯⋯⋯⋯⋯⋯⋯⋯⋯187
　　D．ネフローゼ症候群の頻度⋯⋯⋯⋯⋯⋯⋯⋯⋯⋯⋯⋯⋯⋯⋯⋯⋯⋯⋯⋯⋯⋯190
　　E．ネフローゼ症候群の予後⋯⋯⋯⋯⋯⋯⋯⋯⋯⋯⋯⋯⋯⋯⋯⋯⋯⋯⋯⋯⋯⋯192
4．成人における血尿をきたす鑑別疾患⋯⋯⋯⋯⋯⋯⋯⋯⋯⋯〈清水芳男〉194
　　A．糸球体性血尿と非糸球体性血尿⋯⋯⋯⋯⋯⋯⋯⋯⋯⋯⋯⋯⋯⋯⋯⋯⋯⋯194
　　B．血尿と腎生検の適応⋯⋯⋯⋯⋯⋯⋯⋯⋯⋯⋯⋯⋯⋯⋯⋯⋯⋯⋯⋯⋯⋯⋯⋯199
5．成人における蛋白尿をきたす鑑別疾患⋯⋯⋯⋯⋯⋯⋯⋯⋯〈髙原久嗣〉203
　　A．蛋白尿とは⋯⋯⋯⋯⋯⋯⋯⋯⋯⋯⋯⋯⋯⋯⋯⋯⋯⋯⋯⋯⋯⋯⋯⋯⋯⋯⋯⋯203
　　B．蛋白尿の鑑別疾患⋯⋯⋯⋯⋯⋯⋯⋯⋯⋯⋯⋯⋯⋯⋯⋯⋯⋯⋯⋯⋯⋯⋯⋯⋯203
　　C．蛋白尿が主体の糸球体疾患⋯⋯⋯⋯⋯⋯⋯⋯⋯⋯⋯⋯⋯⋯⋯⋯⋯⋯⋯⋯205
　　D．蛋白尿に血尿を伴う糸球体疾患⋯⋯⋯⋯⋯⋯⋯⋯⋯⋯⋯⋯⋯⋯⋯⋯⋯⋯208
　　E．蛋白尿を伴う尿細管間質疾患⋯⋯⋯⋯⋯⋯⋯⋯⋯⋯⋯⋯⋯⋯⋯⋯⋯⋯⋯208
6．成人における肉眼的血尿を認めた場合の鑑別疾患⋯⋯〈武藤正浩〉210
　　A．肉眼的血尿とは⋯⋯⋯⋯⋯⋯⋯⋯⋯⋯⋯⋯⋯⋯⋯⋯⋯⋯⋯⋯⋯⋯⋯⋯⋯⋯210
　　B．肉眼的血尿の鑑別に必要な病歴聴取，検査⋯⋯⋯⋯⋯⋯⋯⋯⋯⋯⋯⋯210
　　C．内科的疾患⋯⋯⋯⋯⋯⋯⋯⋯⋯⋯⋯⋯⋯⋯⋯⋯⋯⋯⋯⋯⋯⋯⋯⋯⋯⋯⋯⋯212
　　D．泌尿器科領域の悪性腫瘍⋯⋯⋯⋯⋯⋯⋯⋯⋯⋯⋯⋯⋯⋯⋯⋯⋯⋯⋯⋯⋯⋯213
　　E．悪性腫瘍を除く泌尿器科領域の疾患⋯⋯⋯⋯⋯⋯⋯⋯⋯⋯⋯⋯⋯⋯⋯⋯213
　　F．薬剤に関連した肉眼的血尿⋯⋯⋯⋯⋯⋯⋯⋯⋯⋯⋯⋯⋯⋯⋯⋯⋯⋯⋯⋯214
7．成人が初めて血尿を指摘された際の
　　二〜三次スクリーニングについて⋯⋯⋯⋯⋯⋯⋯⋯⋯⋯⋯〈木原正夫〉216
　　A．健診で尿潜血陽性を指摘された場合：一般医家での
　　　　初期対応⋯⋯⋯⋯⋯⋯⋯⋯⋯⋯⋯⋯⋯⋯⋯⋯⋯⋯⋯⋯⋯⋯⋯⋯⋯⋯⋯⋯⋯216

         B．尿沈渣により血尿であることが確認された場合 ················216
         C．内科的に緊急を要する肉眼的血尿 ································220
         D．蛋白尿を合併しない血尿症例に対する腎生検について ········220
    8. 成人が初めて尿蛋白を指摘された際の
       二～三次スクリーニングについて ···············〈毎熊政行〉221
         A．初めて蛋白尿を認めたとき ··222
         B．病的な蛋白尿を疑う場合の鑑別ポイント ·······························222
         C．診断確定・治療 ··223
    9. 成人における尿所見異常者の専門医への
       紹介のタイミングについて ···············〈福崎晴奈〉226
         A．慢性腎臓病における病診連携 ··226
         B．腎臓専門医へ紹介するタイミング ···226
    10. 糸球体腎炎の尿検査のみかた ···············〈後藤 眞〉231
         A．糸球体腎炎と尿異常 ··231
         B．糸球体腎炎の臨床症候と尿異常 ··232
         C．尿所見からみた糸球体腎炎と鑑別診断 ···································232
         D．糸球体腎炎と尿沈渣 ··233
         E．糸球体腎炎と尿蛋白量 ··234
         F．健康診断における尿検査と腎臓専門医への紹介基準 ···········234
    11. IgA腎症の尿所見の特徴とみかた ···············〈鈴木 仁〉236
         A．IgA腎症の尿所見異常 ···236
         B．IgA腎症の活動性と尿所見異常 ···237
         C．IgA腎症の予後と尿所見 ··237
         D．腎臓専門医に紹介するタイミング ···238
         E．血尿の二次スクリーニング—新規バイオマーカー— ··········238
    12. ネフローゼ症候群の尿検査の特徴とみかた ···············〈狩野俊樹〉240
         A．糸球体血尿の有無および細胞性円柱 ·······································241
         B．発症の仕方 ··243
         C．Selectivity index ··243
         D．病型別特徴 ··244
    13. 急性腎障害（AKI）の尿所見の特徴とみかた ···············〈井尾浩章〉247
         A．AKIの鑑別診断 ··247

　　　　B．尿検査所見の特徴とみかた……………………………………249
14．急速進行性糸球体腎炎（RPGN）の尿所見の
　　特徴とみかた………………………………………〈中田純一郎〉253
　　　　A．急速進行性糸球体腎炎とは……………………………………253
　　　　B．尿所見の特徴……………………………………………………256
　　　　C．追加すべき検査と鑑別が必要な病態…………………………256
15．糖尿病性腎症の尿所見の特徴とみかた……………〈合田朋仁〉259
　　　　A．糖尿病性腎症と糖尿病関連腎臓病との関連性………………259
　　　　B．腎症の早期診断マーカーとしてのアルブミン尿……………259
　　　　C．糖尿病関連腎臓病の尿所見……………………………………260
　　　　D．尿所見と腎機能障害の関連性…………………………………261
　　　　E．糖尿病関連腎臓病の治療………………………………………261
　　　　F．腎臓専門医に相談するタイミング……………………………262
16．間質性腎炎の尿所見の特徴とみかた………………〈中野貴則〉264
　　　　A．間質性腎炎の原疾患と疫学……………………………………264
　　　　B．TIN の特徴………………………………………………………265
　　　　C．TIN の血液・尿所見の特徴……………………………………266
　　　　D．TIN の治療，予後………………………………………………267
　　　　E．間質マーカーなど追加すべき検査のポイント………………267
　　　　F．腎臓専門医に紹介するタイミング……………………………268
17．腎硬化症・高血圧性腎障害の尿所見の
　　特徴とみかた…………………………………………〈上田誠二〉269
　　　　A．疫学………………………………………………………………269
　　　　B．病態………………………………………………………………270
　　　　C．尿所見の特徴と診断……………………………………………271
　　　　D．治療………………………………………………………………271
　　　　E．腎臓専門医に紹介するタイミング……………………………272
18．遺伝性疾患と尿所見の特徴とみかた…………………〈小林　敬〉274
　　　　A．常染色体顕性多発性囊胞腎……………………………………274
　　　　B．良性家族性血尿（菲薄基底膜病）……………………………276
　　　　C．Alport 症候群……………………………………………………277
　　　　D．爪膝蓋骨症候群…………………………………………………277

- E. Fabry病 ……………………………………………………………… 278
19. 急性下部尿路感染症の尿所見の
　　特徴とみかた ……………………………〈家田健史　堀江重郎〉280
- A. 概要 …………………………………………………………………… 280
- B. 尿沈渣所見 …………………………………………………………… 281
- C. 急性膀胱炎 …………………………………………………………… 282
- D. 急性細菌性前立腺炎 ………………………………………………… 284
- E. 急性精巣上体炎 ……………………………………………………… 284
20. 慢性下部尿路感染症の尿所見の
　　特徴とみかた ……………………………〈野間康央　堀江重郎〉286
- A. 定義 …………………………………………………………………… 286
- B. 症状 …………………………………………………………………… 286
- C. 追加検査のポイント ………………………………………………… 286
- D. 尿所見の特徴 ………………………………………………………… 287
21. 尿路系悪性腫瘍の尿所見の
　　特徴とみかた ……………………………〈髙畑創平　堀江重郎〉291
- A. 下部尿路系悪性腫瘍の疫学 ………………………………………… 291
- B. 症状 …………………………………………………………………… 292
- C. 尿沈渣での検査所見 ………………………………………………… 292
- D. 尿細胞診 ……………………………………………………………… 294
- E. 尿中マーカー検査 …………………………………………………… 295
- F. 追加検査について …………………………………………………… 296
22. 薬物治療と尿所見異常 …………………………………〈佐藤浩司〉298
- A. 薬剤性腎障害の疫学 ………………………………………………… 298
- B. 薬剤性腎障害における尿所見異常 ………………………………… 299
- C. 尿の色調が変化する薬剤 …………………………………………… 301
- D. 尿の臭いが変化する薬剤 …………………………………………… 302

索　引 ………………………………………………………………………… 305

1章 尿検査総論

1 尿の成分・外観

A 正常状態で尿に含まれる成分

1．尿素（urea）

　尿素は蛋白質の終末代謝産物であり，肝臓で合成され，腎臓から排泄される．ヒトが蛋白質から取り入れた窒素のうち，過剰分のほとんどが尿中に尿素の形で排泄される．通常，12〜20 g/日の排泄がある．発熱や糖尿病，副腎機能亢進など，蛋白異化が亢進している状態では尿素排泄は増加する．逆に，末期肝不全で蛋白異化が極度に低下している状態や，アシドーシスでは尿素排泄は低下する．

2．アンモニア（ammonia）

　腎臓の尿細管細胞でグルタミンやアミノ酸が代謝を受け，15〜56 mmol/日のアンモニアが尿中へ排泄される．尿路感染や糖尿病性ケトアシドーシスで増加し，アルカローシスで低下する．

3．クレアチニン（creatinine）

　クレアチニンは，筋収縮の際にエネルギー源となるクレアチンの代謝産物である．尿中クレアチニン測定値が単独で臨床的な意義をもつことはないが，健常人では約1,000 mg/日の排泄で一定しており，このため24時間蓄尿に代わる随時尿における化学検査値（ナトリウム，カリウム，リン，蛋白など）の補正に広く用いられている．増加要因としては末端肥大症，甲状腺機能亢進症，減少要因としては筋ジストロフィー，甲状腺機能低下症，重度の腎機能低下などがある．

4. 尿酸(uric acid)

尿酸はプリン体の最終代謝産物である．食餌からだけではなく，細胞分解によって体内でも産生される．尿酸は水に溶けにくく，特に酸性尿で顕著である．したがって，尿中尿酸は尿酸結晶や尿酸塩として沈殿しやすく，蓄尿の一部で測定するときは十分に混和した試料を用いないと著しく低値を示す．白血病や癌，重篤な肝不全，高蛋白食摂取後，尿酸吸収不全，薬剤（尿酸排泄薬，エストロゲン，造影剤など）で増加する．一方，キサンチン尿症，成人型糖原病Ⅰ型などの代謝性障害や，薬剤（アロプリノール，ピラジナミド，サイアザイド系降圧利尿薬，抗てんかん薬など）で低下する．

5. アミノ酸(amino acid)

健常人では1日約150〜200 mgのアミノ酸が尿中へ排泄される．Fanconi症候群では汎アミノ酸尿が認められる．先天性アミノ酸代謝異常症の主な疾患のうち，フェニルケトン尿症ではその名の通り尿中フェニルケトンが，メープルシロップ尿症では尿中分枝鎖アミノ酸（バリン，ロイシン，イソロイシン）が，高チロシン血症では尿中チロシンが増加する．重篤な肝障害では尿中芳香族アミノ酸は増加し，分岐鎖アミノ酸は低下する．低栄養状態では多くのアミノ酸の尿中排泄が低下する．

6. 硫酸(sulfuric acid)

メチオニン，システインといった含硫アミノ酸が代謝を受けると，最終的には硫酸塩となって尿中へ排泄される．含硫アミノ酸を多量に含む動物性蛋白質の過剰摂取は尿中硫酸塩の増加へとつながる．尿中硫酸塩は尿中カルシウム量を増加させるため，ひいては尿路結石成因物質となり得る．

7. リン(phosphorus)

尿中リンはリン酸ナトリウム，リン酸カリウム，リン酸カルシウム，リン酸マグネシウムとして存在する．尿中リンの大部分は食餌に含まれるリン脂質やリン蛋白，核蛋白などの有機リンに由来する．また体内の細胞が破壊された際に生じるリンも尿中リンとして排出される．骨軟化症や腎性くる病，副甲状腺機能亢進症で増加し，副甲状腺機能低下症で低下する．

8. シュウ酸（oxalic acid）

1日約20 mgのシュウ酸が尿中へ排泄される．通常はシュウ酸カルシウム結晶の形で存在しており，尿路結石成因物質の1つとなる．遺伝性代謝疾患やシュウ酸を多く含む食餌（フルーツ，ホウレンソウ）などの摂取過剰で尿中シュウ酸は増加する．

9. ナトリウム，カリウム，カルシウム（sodium, potassium, calcium）

尿中ナトリウム量は塩分摂取量にほぼ比例する．臨床的には脱水や腎前性腎不全の鑑別などに用いられる．尿中カリウムは原発性アルドステロン症やアルカローシスなどで増加し，下痢や摂取不足，Addison病などで低下する．尿中カルシウムは副甲状腺機能亢進症やサルコイドーシスで増加し，副腎機能低下症やサイアザイド投与などで低下する．

B　病的状態で尿に含まれる成分

1. 蛋白質（protein）

健常人においても激しい運動後や高蛋白食摂取後，長時間の立位姿勢維持，妊娠後期などで検出されることはあるが，通常は10〜30 mg/日とごくわずかで，尿試験紙法による尿定性検査で検出されることはほとんどない．尿定性検査で蛋白尿が検出された場合，まずは腎機能障害を疑うことが肝要である．尿蛋白1+が1回でも認められた場合もしくは±が2年連続で認められた場合，医療機関の受診が望ましい．ムチンが認められた場合は膀胱炎の可能性もある．Bence Jones蛋白は50〜60℃で凝固し，100℃で再溶解するという温度依存性をもつ蛋白で，免疫グロブリンのL鎖のκ型またはλ型が2量体を形成したものである．尿蛋白定性と定量との間に乖離を認める場合は尿中Bence Jones蛋白を調べる．

2. グルコース（尿糖）（glucose）

尿糖は健常人でも運動後に認められることがあるが一過性であり，300 mg/日を超えることはない．尿糖をきたす原因は様々であり，約15％は糖尿病以外の原因に由来する．このため，糖尿病の確定診断には血糖値検査を行わなければならない．血糖値が正常でも尿糖がでる場合は腎性糖尿といわれ，尿細管障

害が疑われる．また sodium-glucose cotransporter 2（SGLT2）阻害薬を内服している場合においても尿糖陽性となるため注意が必要である．

3．ケトン体（ketone body）

ケトン体は脂肪分解時の中間代謝産物である．つまり脂肪が分解されエネルギー源として使用された際に産生される．正常でもごくわずかに尿中に存在するが，尿試験紙で検出されることはない．糖尿病，飢餓，アルカローシス，運動直後，脱水，妊娠などの状態で検出される．

4．ビリルビン/ウロビリノーゲン（bilirubin/urobilinogen）

脾臓の細網内皮系でヘムは間接ビリルビンへと分解され，さらに肝臓において直接ビリルビンとなる．肝機能障害もしくは胆汁分泌機能障害の場合，直接ビリルビンは肝細胞から排泄されずに血液中に漏れ出し，最終的には尿中へ排泄される．一方，溶血性貧血による赤血球破壊により，血中の間接ビリルビンが増加しても，尿中のビリルビン量は増加しない．なぜなら間接ビリルビンは不溶性であり，尿中へはほとんど排泄されないからである．一方，尿中ウロビリノーゲンは，溶血亢進や便秘などにより多量に腸管から吸収された場合や，重症肝障害により肝で再処理されない場合に陽性化する．逆に，直接ビリルビンが腸管内へ排泄されない場合や，重症の下痢により腸管での吸収が不十分な場合，抗菌薬投与によって直接ビリルビンを還元する腸管細菌が著減した場合などに陰性化する．尿中ビリルビンと尿中ウロビリノーゲンは，これら様々な病気の判別に役立つ．

5．血球（赤血球，白血球，血小板）

健常人においても1日約2万個の赤血球が尿中に排泄されているが尿試験紙で陽性になることはない．尿試験紙法で陽性反応が確認されれば，沈渣で赤血球の存在を確認することが大切である．なぜなら，溶血や筋肉破壊を経て尿中へ放出されたヘモグロビンやミオグロビンにも尿試験紙は反応を示すからである．尿沈渣で赤血球が5個以上/HPF（400倍強拡大1視野）であれば陽性と判断し，泌尿器系悪性腫瘍や糸球体腎炎の検索が必須である．鑑別のため尿中細胞診，腹部CT，変形赤血球の有無，血清学的検査，腎生検などが有用である．白血球において尿試験紙法における検査は，尿中白血球が有するエステラーゼ

活性を測定する方法であり，特に好中球に反応を示す．一方，尿沈渣で白血球が5個以上/HPFであれば異常所見とされる．尿試験紙法，尿沈渣ともに陽性を認めれば，尿路感染症，尿路結石，腫瘍などを疑う．尿試験紙法が陰性で，尿沈渣が陽性の場合，間質性腎炎やアレルギー性膀胱炎などによる好酸球の増加の可能性を検討する．

通常の検査において尿中血小板を測定する頻度は少ないが，尿中血小板の形態が尿路感染症と関連する報告が散見されており，今後の大規模集団サイズでの研究が期待される．

C 尿の外観的検査

主な尿の色調とその原因について以下に記述する．また尿の色を変える主な薬剤の例（表1）を示す．

1．黄色

通常，尿は淡黄〜黄褐色を呈する．血液中の赤血球が寿命を迎えると，肝臓で分解されビリルビンが産生される．このビリルビンが尿細管で一部酸化されウロクロム色素とよばれる黄色の物質へ変化する．このため正常な尿は黄色が基本となる．色素の産生量と排泄量はほぼ一定であるため，尿量が多ければ尿の色は薄く，尿量が少なければ尿の色は濃くなる．

2．透明

利尿薬や水分摂取過多によることがほとんどであるが，尿崩症や重篤な腎障害といった尿の濃縮力が低下する疾患の可能性もあるため注意が必要である．また糖尿病による口渇・多飲が原因となることがある．また意図的に水が混入されていることもある．特に若い女性で，糸球体腎炎に対してステロイドを長期内服している患者では，満月様顔貌や肥満などの容姿変化への抵抗から，ステロイド減量を望むあまりそういった行為に及ぶ場合があり，注意を要する．

3．ピンク色，赤紅色，赤褐色

血液（もしくは赤血球）の混入であることが多い．尿路感染，糸球体腎炎，泌尿器系悪性腫瘍，嚢胞出血，腎結石などが原因としてあげられる．横紋筋融

表1　尿の色を変える主な薬剤の例

色	薬の主な名前	理由
黄色	ビタミンB_2製剤（ハイボン，フラビタン，FAD など，各種ドリンク剤）	薬の成分の色
黄褐色または赤色	センナ・センノシド製剤（アローゼン，プルゼニドなど）	薬の成分が尿のアルカリと反応して着色する．
	エパルレスタット（キネダック）	薬の成分および代謝物（薬が体の中で変化したもの）の色
黄色〜黄赤色	サラゾスルファピリジン（サラゾピリン，アザルフィジンEN）	代謝物による．皮膚，爪，汗，コンタクトレンズが着色することもある．
赤	セフジニル（セフゾン）	代謝物による
	チペピジンヒベンズ酸塩（アスベリン）	
	チメピジウムヒベンズ酸塩（セスデン）	
橙赤色	リファンピシン（リファジン）	薬の成分および代謝物の色
黄褐〜茶褐色，緑，青	ミノサイクリン塩酸塩（ミノマイシン）	
琥珀または黄緑	フルタミド（オダイン）	代謝物による
橙黄色	カルバゾクロムスルホン酸ナトリウム（アドナ）	薬の成分の色
赤褐色	エンタカボン（コムタン）	薬の成分および代謝物の色
黒色	レボドパ（ネオドパストン，メネシット）	代謝物の色
透明	利尿薬，トリクロルメチアジド（フルイトラン）	利尿作用により，尿量が増加するため

（薬剤新聞 2013 年 7 月号，薬剤師便利手帳 2013（じほう）より一部改変）

解によるミオグロビン尿，長距離走や剣道，空手の練習などにより足底部の血管内で赤血球が壊れて血色素であるヘモグロビンが放出される『行軍性ヘモグロビン尿症』のこともある．またビーツやブラックベリーなどの赤色色素を含む食餌を摂取した場合，色素尿を認めることがある．薬剤ではセンナやアロエ

で赤色を呈することがある．

4．橙色

　肝臓においてグルクロン酸抱合を受けた直接ビリルビンが血中で上昇した場合，ビリルビン尿となり，橙色を呈する．肝硬変や肝臓癌，閉塞性黄疸をきたすような肝胆道系悪性腫瘍，胆石，体質性黄疸が原因となる．またリファンピシンやアザルフィジン，サラゾピリン，アドナなどを内服している場合，代謝産物や薬剤そのものの色素により橙色を呈することがある．

5．混濁尿

　細菌，白血球の増加した膿尿や，尿酸塩，リン酸塩などの無機成分の析出や，上皮細胞の混入，フィラリア症やリンパ管損傷による乳び尿などが鑑別にあげられる．混濁尿はすべてに病的意義があるわけではないが，疾患の診断につながる場合もあるため，これらの原因と関連疾患との把握は重要である．

■文献
1) 日本腎臓学会, 編. エビデンスに基づく CKD 診療ガイドライン 2023.
2) 太田　惣. 尿の外観から着目すべき尿定性検査. 検査と技術. 2016; 44 (5).
3) ファーマライズ医薬情報研究所 DI 室. 尿の色・便の色が変わる薬. 薬局新聞. 2013 年 7 月号.

〈井下博之〉

1章 尿検査総論

2 採尿方法，尿の保存方法

　尿検査で正しい結果を得るためには，尿の採取方法と保存方法を正しく理解していなければならない．まず第一に，適切な採取容器を選択することが大切である．一般的には内側に目盛りがついた紙またはポリスチレン樹脂などの材質で，広口でかつ清潔なディスポーザブルタイプの容器が用いられている．尿細菌培養検査では，滅菌し個別に包装された容器に採取する．尿定性検査や尿沈渣鏡検，尿定量検査には，約 25 mL（尿容器の内側にある一番下の目盛り）以上の尿量があれば，十分である．細菌培養検査には，約 10 mL 程度で行うことができる[1]．

A 尿の採取方法

　尿検査の原則は，新鮮尿を清潔な容器に採取することである．それは採取後時間が経過すると，尿中の有形成分が崩壊・変形し，多くの化学成分も変化するからである．試験紙法による尿検査では，いくつかの薬剤が反応妨害因子として働き"偽陽性・偽陰性"となるので[2]，できることなら検査前24時間は一切の薬物の投与を控えることが望ましい（表1）．しかし，それが臨床的に困難な場合には，服用している薬剤をよく理解したうえで検査結果を評価する必要がある．

1．採尿法（表2）
a．自然排尿

　一般的な採尿方法は自然排尿であり，いかなる尿検査でも中間尿の採取が適している．中間尿とは，「排尿時の最初と最後に出た尿ではなく，中間に出た尿」のことである．男性で包皮のあるヒトは，亀頭を露出して勢いよく排尿さ

表1　薬剤などによる検査項目への影響

項目	偽陽性	偽陰性
蛋白	pH 8.0以上のアルカリ尿	pH 3.0以下の酸性尿（酸性蓄尿の検体），グロブリンやBence Jones蛋白は反応が弱い
ブドウ糖	次亜塩素酸などの酸化剤の混入	アスコルビン酸の存在，高比重尿
潜血反応	次亜塩素酸などの酸化剤の混入，ミオグロビン尿	アスコルビン酸の存在，高比重尿，亜硝酸塩
白血球反応	ホルムアルデヒドの混入	高蛋白尿，高糖尿，高比重尿
亜硝酸塩	薬剤（フェナゾピリジンなどによる着色尿）の存在[2]	アスコルビン酸の存在，硝酸塩を還元しない細菌の感染，頻尿などにより膀胱内に4時間以上貯留していない尿
ケトン体	薬剤（アラセプリル，カプトプリル，グルタチオン，ブシラミンなどSH基を有する薬剤およびエパルレスタット，イソニアジドなど）の存在	採尿後，時間が経過した尿
ビリルビン	薬剤（エトドラク，エパルレスタットなど）の存在	アスコルビン酸の存在
ウロビリノーゲン	薬剤（カルバゾクロム，チミペロン，メロペネムなど）の存在	時間が経過した尿
pH	尿路結石は，尿のpHと密接な関係があるため治療の目的で，薬剤によりpHをコントロールすることがある	
比重	屈折率法では，造影剤で正誤差	

（脇田　満．尿定性検査．一般検査ベーシックマスター．検査と技術．2017: 45（3月・増刊号）: 182-9)[2]

せ前半の尿は捨て，中間よりも後半の尿を採取させる．女性では，後述のように腟・外陰部由来の混入物を避けて中間尿を採取させることが重要である．高齢者は，一人で中間尿を正しく取ることが難しいことがあるため，家族も含め本人に繰り返しわかるように説明する必要がある．

b．カテーテル採取尿（導尿）

　カテーテル採取尿は，「尿道から膀胱あるいは，尿管にカテーテルを挿入して

表2　採取方法による分類

種類		採取方法	用途
自然尿	初尿	排尿時の最初の部分のみを採取	淋菌やクラミジアなどの感染を疑う場合
	中間尿	排尿時の最初と最後の尿を捨てた中間部分の尿を採取	尿一般定性，尿沈渣検査および細菌培養検査
	全部尿	排尿時の最初から最後まですべての尿を採取	24時間蓄尿で検査する場合
カテーテル尿		外尿道口から膀胱または尿管にカテーテルを挿入して採取	手術後など自然排尿ができない場合や尿道閉塞時および細菌培養検査
膀胱穿刺尿		外部から膀胱に針を穿刺して採取	自然排尿やカテーテル採尿が不可能な場合および細菌培養検査
尿路変更術後尿		尿の出口（ストーマ）に取付けた集尿袋から採取	二分脊椎症や膀胱全摘後による尿路変更術後
分尿（法）	Thompsonの2杯分尿法	前2/3と後1/3を分けて採取	出血や炎症部位の推定
	Stameyの3杯分尿法	最初10 mL採取し，中間尿を捨てて終末尿を採取．その後，前立腺マッサージを実施し，前立腺分泌液を採取	前立腺炎と尿道炎の区別

採取する尿」である．尿閉があり自然排尿が難しい患者の検査や女性の細菌学的検査，残尿量の測定などに用いられる．女性では中間尿でも腟・外陰部由来の細菌の混入が避けがたいため，尿路感染症（urinary tract infection: UTI）薬効評価基準では本採取法が望ましいとされている．しかし，カテーテル挿入は外陰部に存在する細菌を膀胱内に逆流させ上行性感染を惹き起こすことが少なくないので，中間尿のほうが良いという意見も多い．手術後や中枢神経障害患者では留置カテーテル採取尿が提出されるが，閉鎖式導尿バッグを用いたほうが開放式（非閉鎖式）導尿バッグよりも上行性細菌感染を起こす頻度は低いとされている[3]．

c．膀胱穿刺尿

膀胱内尿量が100 mL以上ある場合に恥骨結合上部の皮膚を穿刺し膀胱内容

（尿）を採取する方法であり，カテーテル採尿が不可能な患者（小児など）や厳密な細菌学的検査が必要な場合に行われる．本法で細菌が 10^2/mL 以上であれば，着実に尿路感染症があるといえる．

d．2杯・3杯分尿（法）

1）Thompson の 2 杯分尿法（Thompson's two-glass test）

排尿をしばらく我慢させた後，排尿の前半2/3（第1尿）を第1コップに，後半1/3（第2尿）を第2コップに分けて採取させる．これは泌尿器科領域で主に男性の尿について用いられている採尿方法であり，分杯尿の肉眼的所見から血尿あるいは膿（白血球）尿の発生部位をある程度推定することが可能である．つまり，第1尿は尿道を洗い流したものであり，その変化は尿道病変に由来する尿である．第2尿は後部尿道と前立腺，膀胱，上部尿路に由来する尿と考えられる．

2）Stamey の 3 杯分尿法（Stamey's three-glass test）

これは，前立腺炎と尿道炎を区別するために考案された方法で，最初10 mL 程度の尿を採取後，200 mL 程度の排尿をさせ，その終末時に尿を採取する．ここで前立腺を経直腸的に触診し，局所所見や圧痛などを観察した後に前立腺のマッサージを行う．60～70％のヒトはこのマッサージによって前立腺分泌液（expressed prostatic secretion: EPS）が得られるので，これを採取する．EPS が得られない場合もあり，前立腺マッサージ後の最初の尿10 mL 程度を採取し，これら各々の尿および EPS の細菌培養と顕微鏡による白血球・細菌の検索を行う．第1尿に白血球，細菌が証明され，第2尿に異常がなければ尿道の炎症が考えられ，第1尿に異常がなく第2尿に白血球・細菌が証明されれば，膀胱または上部尿路に感染が存在することを示している．第1尿と第2尿ともに異常がなく，EPS または第3尿に白血球・細菌が認められるならば，前立腺に炎症が存在することが証明される（表2）．

e．成人女性の採尿方法

尿沈渣鏡検および細菌検査のための成人女性の採尿では，腟・外陰部由来成分の混入を極力避けて採取させる．被験者（患者）には以下の事項を詳しく説明し，協力を得る必要がある．

①採尿にあたっては，流水で手指の洗浄を十分に行う
②採尿に際しては，あらかじめ外陰部や尿道口周辺部をぬるま湯や滅菌生食水などを浸した脱脂綿などで清拭する

表3　採取時間による分類

種類	採取時間	用途
早朝第1尿	起床後の最初の尿	尿検査全般（細菌培養検査を含む）
早朝第2尿	早朝第1尿の排尿後に膀胱内に貯留した尿	日常生活における腎・尿路系の状態を反映した尿検査や尿中NTX検査
随時尿	任意の時間に採取した尿	外来における尿検査全般や健診のスクリーニング検査
24時間蓄尿	膀胱内の尿を完全に排尿した後から蓄尿し，24時間後は尿意の有無にかかわらず採取した尿	化学的な成分の1日の排泄量を測定する検査

NTX：1型コラーゲン架橋N-テロペプチド

③陰唇を指で広げて勢いよく排尿させ中間尿を採る
④月経時や腟・子宮頸管分泌物（帯下）を高度に排出する被験者（患者）では，採尿を避ける．日時を変えて採尿する

f．小児の採尿方法

2～3歳までの排尿自立前の新生児や乳幼児では採尿バックが用いられる．また，ペレース（Perez）の反射（背中の腰のあたりを刺激する）を利用し採尿する方法もある．濾紙に採らせるものとして，乳児（新生児期を含む1歳未満）検査でのカテコールアミン産生腫瘍や神経芽細胞腫などの早期発見のための尿中バニリルマンデル酸（VMA）・ホモバニリル酸（HVA）の測定がある．"おむつ"のとれていない幼児（満1歳から7歳時未満の小学校入学前の未就学児）では，おむつを広げると2～3分して自然に排尿するので，その尿を清潔操作で採取（クリーンキャッチ法）して検査に用いることもある．

2．採尿時間

採尿時間により尿の種類が区別されるが，その分類を表3に示す[1]．一般的な採尿時間としては，起床直後の早朝第1尿が勧められる．それは，早朝第1尿がヒトの安静状態を反映し尿は濃縮され，pHは酸性に傾き，成分の保存も良いため最適である[4]．また，採尿時間は食後2時間以上を経て，激しい運動をしなかったときには随時尿でも良いとされている．

B 尿の保存方法

「尿は細菌にとって最良の培地である」といわれるように，多くの場合，尿を室温に放置すると細菌が増殖する．細菌はブドウ糖を消費して硝酸塩を還元し亜硝酸塩を生成するため，膀胱炎や腎盂腎炎などの尿路感染では尿定性試験で亜硝酸塩は陽性となる．また，細菌は尿素を分解するためアンモニアを生成しpHがアルカリ側に傾くため，尿定性検査に影響を及ぼすことがある．尿検査では，培養検査も含め新鮮尿のうちにただちに検査すべきであるが，できない場合には細菌の増殖を抑えるため尿検体を冷蔵する（表4）．大部分の検査では，半日ぐらいなら冷暗所に保存（4～6℃）した尿でもよいとされている．尿定性検査では光などで酸化されて陰性化する項目もあるため，冷暗所での保存が一般的である[1]．しかし，冷蔵により塩類（カルシウムやリン，尿酸）が析出することがある．その場合には，測定前に37℃で10分間程度加温して塩類を溶解しなければならない[5]．検査までに24時間以上を要する場合は，さまざ

表4 尿の保存方法

項目	保存方法	理由
尿一般定性検査，蛋白定量・電解質などの化学検査	冷暗所（4℃），6時間	細菌の増殖や光による酸化を防ぐ
尿沈渣	ただちに検査．ただし，保存が必要な場合は，尿100 mLに対してホルマリンを1 mL添加[6]	細菌が増殖し，尿がアルカリに傾く前に検査．ホルマリン添加では，細菌の増殖を抑え，細胞や円柱を固定
β_2ミクログロブリン	希苛性ソーダでpH 6.0以上とし，冷蔵保存．pHが調整できない場合は，ただちに凍結	pH 5.5以下では分解
カテコールアミン，VMA，HVA，メタネフリン，5-HIAA	pH 3.0以下（6 N 塩酸を添加）	pH 3.0以上では分解
細菌培養検査	4℃，24時間以内 淋菌や腟トリコモナス原虫を目的とする場合は，冷蔵により死滅するためただちに検査	細菌の増殖を抑制

まな添加剤（ホルマリン，細胞保存液，トルエン，塩酸など）を加えて保存する必要がある．尿沈渣検査でも尿を放置すると細菌の増殖と尿のアルカリ化による細胞・円柱の融解が起きるため，検査までに4時間以上かかる場合には，添加剤であるホルマリンを添加する必要がある[6]．化学検査のために長期間保存するときは，凍結保存（－80℃）が適している．また，採尿後必ず遮光保存すべき検査には，ビリルビンやポルフィリン体（骨髄の赤芽球や肝臓で行われるヘム生合成の中間産物），δ-アミノレブリン酸（ポルフィリン合成経路の最初の生成物）がある[3]．

■文献

1) 久野　豊. 採尿方法, 尿の保存方法. In: 金子一成, 他編. 尿検査のみかた, 考えかた. 東京: 中外医学社; 2018. p.8-15.
2) 脇田　満. 尿定性検査. 一般検査ベーシックマスター. 検査と技術. 2017; 45 (3月・増刊号): 182-9.
3) 富野康日己. 尿の採取時間および採尿法, 尿定性・定量検査のための尿保存法. 必携！ よくわかる尿検査・腎機能検査. 東京: 中外医学社; 2023. p.45-52.
4) 油野友二. 尿検査, 尿の一般的取り扱い法. In: 奥村伸生, 他編. 臨床検査法提要. 改訂第34版. 東京: 金原出版; 2015. p.124-5.
5) 森下芳孝. 尿検体取扱方法と検査データへの影響. 検査前段階の管理技術と精度保証. 日本臨床検査自動化学会会誌. 2014; 39: 81-9.
6) 日本臨床検査標準協議会（JCCLS）. 尿沈渣検査法 GP1-P4. In: 日本臨床衛生技師会. 尿沈渣検査法 2010. 東京: 日本臨床衛生技師会; 2011. p.2.

〈富野康日己〉

1章 尿検査総論

3 尿蛋白の評価と意義

　健常者でも軽度の蛋白尿が検出されるが，その組成は，糸球体で濾過されるアルブミン（20〜30 mg/日）や低分子量蛋白（10〜20 mg/日）に加えて，太いHenleの上行脚より分泌されるTamm-Horsfall蛋白や免疫グロブリンA(IgA)（40〜60 mg/日）であり，健常者では120 mg/日を超えないとされる．150 mg/日以上の蛋白尿（アルブミン尿で30 mg/日以上）は異常（病的）と考えられており，腎疾患において重要な徴候である[1]．

　この異常（病的）な蛋白尿・アルブミン尿は末期腎不全，CVDによる死亡，全死亡など重篤なイベントの強力なリスク因子であることが，地域住民，健診受診者，慢性腎臓病CKD（chronic kidney disease）患者，糖尿病患者，高血圧患者などを対象としたさまざまな臨床研究により証明されている．

　また，蛋白尿・アルブミン尿は重要なCKD診断項目の1つであり，GFRと独立したCKD予後予測因子であるためCKDの診断および重症度判定時にその評価は必須である．CKDの診断と重症度分類には，国際的にはアルブミン尿が用いられるが，日本の保険診療では尿アルブミン定量は「糖尿病または糖尿病性早期腎症患者であって微量アルブミン尿を疑うもの（糖尿病性腎症第1期または第2期のもの）に限る」とされている．そのため，日本のCKD診療ガイドライン2012において提示されたCKD重症度分類では，糖尿病性腎症は尿アルブミン定量（mg/日）もしくは尿アルブミン/Cr比（mg/gCr）にて，高血圧，腎炎など非糖尿病性CKDの診療においては尿蛋白定量（g/日）もしくは随時尿による尿蛋白/尿Cr比（g/gCr）で重症度を評価する[2,3]．

A　蛋白尿・アルブミン尿の評価法

　蛋白尿・アルブミン尿の評価法として，①試験紙法，②尿蛋白定量（尿中総

蛋白定量），③尿中アルブミン定量があり，どの方法も有用である．

プライマリケアにおける尿検査の位置づけとしては，a）健康診断，初診時のスクリーニング検査，b）腎障害の可能性が疑われるとき（合併症としての腎障害），c）腎・尿路疾患を疑わせる症状のあるとき（腎疾患の疑い）に大別される．

日本ではコスト面や検査特性が考慮され，a）健康診断，初診時のスクリーニング検査における検尿は試験紙法にて実施されるのが通常である．

試験紙法にて尿蛋白陽性が持続しているとき，その他，b）腎障害の可能性が疑われるとき（合併症としての腎障害），c）腎・尿路疾患を疑わせる症状のあるとき（腎疾患の疑い）には，尿蛋白定量にて蛋白尿の程度を確認する．進行した糖尿病性腎臓病や非糖尿病性CKDの診療には尿蛋白定量，糖尿病性腎臓病の早期診断には，尿中アルブミン定量が使用されている．

1．試験紙法

尿試験紙法は，指示薬の蛋白誤差を利用して濃度を測定している．蛋白尿の中でもアルブミンに対する感度が高く，10〜15 mg/dLの濃度の蛋白が存在すれば陽性となる．Tamm-Horsfall蛋白や免疫グロブリンは検出感度が低い．ベンス・ジョーンズ（Bence Jones）蛋白（BJP）などはほとんど陽性化しないとされる．試験紙法で尿蛋白（−）〜（±）にもかかわらず，後述の尿蛋白定量にて（2＋）のような症例はBJPなどのグロブリン蛋白の存在が疑われる．また，高度にアルカリ化された尿では偽陽性を示す．混濁尿，ヘモグロビン尿，ミオグロビン尿では測定不能とする．

それ以外の方法として，試験紙法で蛋白が（±）以上の場合や発色のむらのある場合に確認の意味で実施される20％スルホサリチル酸法がある．試験紙法ではアルブミン尿を検出しているが，20％スルホサリチル酸法は蛋白質全体を検出できることから，BJPも検出しうる．逆に，スルホサリチル酸法で陰性なら尿蛋白は陰性であると判断される[4,5]．

2．尿蛋白定量（尿中総蛋白定量）（基準値：0.15 g/日未満）

尿蛋白定量は尿試験紙法で陽性持続となった場合に，精査する目的で行う．定量検査は蓄尿もしくは随時尿を用いる．

尿蛋白定量法にはピロガロールレッドを用いた色素比色法が一般的である．

ピロガロールレッドはモリブデン酸と結合し，赤色錯体を形成する．尿中の蛋白はアルブミンだけでなく，グロブリンやBJPも検出され，また，その組成も一定した濃度比ではない．そのため蛋白との結合において差が少ないピロガロールレッド・モリブデン錯体を用いており，この錯体が蛋白に結合すると吸収極大波長が470〜604 nmの青紫色にシフトし，赤色から青紫色に変わる変化を比色して測定することにより試料中の総蛋白濃度を求めることができる[4]．

3．尿中アルブミン定量（基準値：30 mg/日未満）

　定量検査は蓄尿もしくは随時尿を用いる．尿中アルブミン定量は，尿蛋白レベルが低い場合に尿蛋白定量より正確であること，アルブミンは尿蛋白の主要成分であり多くの腎疾患において微量な尿蛋白を鋭敏に検出できること，特に糖尿病性腎臓病の早期診断に優れること，などから蛋白尿・アルブミン尿の評価法のゴールドスタンダードである．アルブミン尿は，さまざまな腎疾患，高血圧・メタボリックシンドロームにおいても陽性となるため，疾病特異性はないことから，国際的には原疾患にかかわらずCKDにおける蛋白尿・アルブミン尿評価は尿中アルブミン定量で行われている．しかしながら日本の保険診療では，尿アルブミン定量は「糖尿病または糖尿病性早期腎症患者であって微量アルブミン尿を疑うもの（糖尿病性腎症第1期または第2期のもの）に限る」とされている．

　尿中アルブミンの測定法にはTIA法（免疫比濁法）という，抗原抗体反応による混濁物に光を照射させ，透過率を測定する方法が用いられる．一般に尿試験紙の感度は300 μg/mL程度であるが，本法では1 μg/mL程度まで検出できる高感度な測定系であり，糖尿病による糸球体の病変を早期に検出することが可能である．糖尿病性腎症の早期診断基準では30〜299 mg/gCrであれば微量アルブミン尿と診断する[2,4]．

4．推定1日尿蛋白定量

　尿中への蛋白の排泄量には日内変動がある（日中多く，夜少ない）ため，24時間尿蛋白定量は蛋白尿の程度を正確に評価するのに有用である．24時間蓄尿が困難なときは，1日の尿蛋白量の替わりとして，随時尿（同一検体）で尿中Cr濃度，尿蛋白もしくは尿中アルブミン濃度を測定し尿蛋白/尿Cr比（g/gCr），尿アルブミン/尿Cr比を算出する．この比は，成人の1日のクレアチニ

ン排泄量は1g程度であるため,随時尿の尿蛋白/尿Cr比(g/gCr)は,ほぼ1日尿蛋白排泄量に相当すると考えることができる.

B 蛋白尿異常値の場合に考えるべき病態

蛋白尿は生理的蛋白尿と病的蛋白尿に大別できる.病的蛋白尿は,その機序から,腎前性,腎性(糸球体性,尿細管性),腎後性に分けられる(表1).

表1 蛋白尿の種類と成因

蛋白尿の種類	蛋白尿の成因	鑑別疾患
糸球体性蛋白尿	糸球体の蛋白透過性亢進の結果生じる.糸球体 charge barrier, size barrier のいずれか,または両者が破綻し蛋白尿が出現する.	各種原発性糸球体腎炎,ネフローゼ症候群・二次性糸球体疾患など
尿細管性蛋白尿	尿細管間質領域の機能障害のために糸球体を通過し得る低分子蛋白(α_1ミクログロブリン・β_2ミクログロブリンなど)の尿細管での再吸収が障害されるために尿中に検出される.	Fanconi 症候群・Wilson 病,尿細管間質腎炎・急性尿細管壊死など
腎前性蛋白尿	低分子蛋白の血漿濃度上昇に伴い多量の蛋白が糸球体から濾過され,尿細管での再吸収能を上回るために尿中に排泄される.	多発性骨髄腫・アミロイドーシス(Bence Jones 蛋白),溶血性貧血・不適合輸血(ヘモグロビン),横紋筋融解症・発作性ミオグロビン尿症(ミオグロビン),急性膵炎(アミラーゼ)など
腎後性蛋白尿	腎盂以下の尿路系臓器の出血,炎症などに伴い認められる蛋白尿である.	尿路系の出血,結石,腫瘍,腎盂腎炎,膀胱炎,尿道炎,精巣上体炎,リンパ管乳びなど
起立性蛋白尿	安静横臥位では認めないが,立位または座位でのみ認められる蛋白尿である.	病的意義なし
運動性蛋白尿	過度な運動,過労や発熱ののちに一過性に認められる蛋白尿である.	病的意義なし

(坪井伸夫.蛋白尿陽性患者の基本検査.腎と透析.2020; 89: 433-5[6])より抜粋)

1. 生理的蛋白尿

　生理的蛋白尿として，発熱・過度な運動などによる機能的蛋白尿がある（起立性，運動性蛋白尿）．これらは一過性の糸球体内圧亢進により生じるとされ，安静などにより消失する．起立性蛋白尿が疑われる場合には，早朝尿と来院時随時尿の比較による検証を行う．起立性蛋白尿の長期予後は良好であり，治療は必要ない[6]．

2. 腎前性，腎後性蛋白尿

　腎前性蛋白尿は，ほぼ自由に糸球体毛細血管壁を通過することができる低分子の溢流性の蛋白尿を指し，血中に多量の低分子蛋白が出現し，尿細管再吸収能を超えたときに検出される．多発性骨髄腫の際のBJPなどがこれに当たる．腎後性蛋白尿は，下部尿路由来の蛋白尿で，腫瘍，炎症などの際の分泌物などである[7]．

3. 腎性（糸球体性，尿細管性）蛋白尿

　病的蛋白尿のうち臨床的に特に問題になるのは，腎性蛋白尿の糸球体性，尿細管性蛋白尿である．

　糸球体性蛋白尿は，糸球体からの漏出によるものである．糸球体においてアルブミンなどの蛋白透過性を抑制しているのが，①糸球体上皮細胞（ポドサイト），②糸球体基底膜（GBM），③糸球体内皮細胞の3層のバリア構造からなる糸球体毛細血管係蹄である．内皮細胞やGBMの糖鎖荷電によるチャージバリア機能やGBMの網目構造，ポドサイトの足突起間のスリット膜のサイズバリア機能が失われると蛋白尿が出現する．

　尿細管性蛋白尿は，糸球体濾過機能の異常は認められないが，近位尿細管の再吸収能が低下し糸球体から濾過された蛋白を完全に再吸収することができないために生じる蛋白尿である．分子量40 kDa未満の低分子蛋白を主体とする蛋白尿で，重金属中毒，薬剤性の腎障害など種々の原因による尿細管障害でみられる[1,5,7]．

■文献

1) 猪坂善隆．蛋白尿．In: 柏原直樹, 編. 専門医のための腎臓病学. 第3版. 東京: 医学書院; 2023. p.2-8.

2) 日本腎臓学会, 編. 1-2-2CKDの重症度の評価法：蛋白尿・アルブミン尿の評価. In: エビデンスに基づくCKD診療ガイドライン2023. 東京：東京医学社; 2023. p.8-10. URL：001-294.pdf（jsn.or.jp）
3) 日本腎臓学会, 編. CKDの定義, 診断, 重症度分類. In: CKD診療ガイド2012. 東京：東京医学社; 2012. p.1-4.
4) 萩原晋二. 蛋白尿の評価と意義. In: 尿検査のみかた, 考え方. 東京：中外医学社; 2018. p.16-21.
5) 検尿の考え方・進め方—第2章　2．検尿の方法［検尿の考え方・進め方—第2章　2．検尿の方法—医療従事者のみなさまへ—日本腎臓学会｜Japanese Society of Nephrology（jsn. or. jp）］
6) 坪井伸夫. 蛋白尿陽性患者の基本検査. 腎と透析. 2020; 89: 433-5.
7) 河内　裕. 蛋白尿. In:「腎と透析」編集委員会. 病因・病態生理から読み解く腎・泌尿器科のすべて. 腎と透析. 2023; 95（増刊号）: 6-11.

〈髙木美幸〉

1章 尿検査総論

4 血尿・血色素尿の評価と意義

　現在，わが国における尿検査の標準的手順については，日本臨床検査標準協議会（JCCLS）の尿試験紙[1]，および尿沈渣検査法[2]の提案指針がある．いずれもスクリーニング検査として位置づけられている．日常臨床において多くの場合は，健康診断などでのスクリーニングとして前者が行われ，後者は腎生検などのさらなる精査のための確認検査として行われることが多い．本稿では，両方法の原理やみかた，問題点，またはそれらによって考えられる疾患などについて，これまでの知見を基に，「血尿診断ガイドライン 2023」[3]における最新の情報を加え概説する．

A 血尿の測定法および基準値

1．尿試験紙潜血反応

　尿潜血試験紙には，過酸化物（テトラメチルベンジジンまたはオルトトリジン）と還元型色原体が含有されており，遊離ヘモグロビンと過酸化物との間で起こるペルオキシダーゼ様反応で試験紙が呈色されるというものである（図1）．JCCLS は 2004 年に，尿試験紙の潜血の 1+ に相当するヘモグロビン濃度は

$$\text{ヘモグロビン} + \text{DBDH} + \text{TMB} \xrightarrow{\text{POD 様反応}} H_2O + \text{酸化型 TMB}$$

図1 ▶ 尿試験紙潜血反応の原理
DBDH：1,4-ジイソプロピルベンゼンジヒドロパーオキサイド
TMB：3,3',5,5'-テトラメチルベンジジン
POD：ペルオキシダーゼ

0.06 mg/dL, 赤血球数に換算すると約 20 個/μL と定め[4], 2006 年以降国内で使用されている医療用試験紙はすべてこれを順守している. また, 潜血 1 + と尿中赤血球数 20 個/μL 以上, 尿沈渣で赤血球数 5 個/HPF 以上が血尿 (hematuria) と定義されている. 現在医療用に用いられている尿試験紙間で若干感度が異なると報告されているが, 少なくともスクリーニングとしては問題となることはないとされている.

2. 血尿を診断するための採尿方法と注意点

採尿は, 原則中間尿を用いる. 女性は外尿道口を清拭後に採尿することが望ましく, 月経時は避けるべきである. また検体中に扁平上皮細胞が多く存在する場合, コンタミネーションの可能性が高いため, 再採尿やカテーテル採尿を考慮すべきである.

① 採尿前, 偽陰性を避けるためアスコルビン酸などを多く含むものの摂取を避ける.
② 採尿後, カップに患者属性や尿の種類 (自然採尿, カテーテル採尿など), 採尿時刻を適切に記載する. 必要であれば, 内服薬や造影剤使用の有無, 月経の有無なども記載する. 時間の経過で赤血球が崩壊するため, 採尿後は原則 4 時間以内に検査を実施するべきである.

3. 尿試験紙潜血反応偽陽性・偽陰性

尿試験紙法による尿潜血反応陽性は, 必ずしも血尿を意味しない. 尿潜血反応陽性で尿沈渣の赤血球が陰性の場合には, 尿試験紙法はヘモグロビンと反応するペルオキシダーゼ活性を利用しているため, ヘム蛋白関連のものとしてヘモグロビン尿やミオグロビン尿が考えられる. その他, 細菌や白血球中に含まれるペルオキシダーゼ, 精液中に含まれるジアミンオキシダーゼなどがあれば同様に陽性となる. 一方, 尿沈渣で赤血球を認めるが, 尿潜血反応が陰性の場合には, アスコルビン酸含有尿や尿試験紙の劣化などを疑う. その他, 表 1 に示すように尿試験紙法と尿沈渣法を必ず併用し潜血反応偽陽性や偽陰性を鑑別することが重要である.

表1　尿潜血反応と尿沈渣赤血球の関連性

		尿潜血反応	
		陰性	陽性
尿沈渣赤血球	陰性	異常なし	・低張尿 ・アルカリ性尿 ・ヘモグロビン尿 ・ミオグロビン尿 ・細菌の POD 過酸化物の混入 ・高度の白血球尿/細菌尿 ・精液の大量混入（ジアミンオキシダーゼ） ・見落とし
	陽性	・アスコルビン酸含有尿（その他の還元物質の存在） ・高比重尿（高蛋白尿） ・カプトプリル含有尿 ・尿の撹拌が不十分のとき ・多量の粘液成分の混入 ・誤認（酵母，白血球，上皮の核，シュウ酸，でんぷん粒，油滴，脂肪球，精子の頭部など）	血尿

（血尿診断ガイドライン検討委員会．血尿診断ガイドライン 2006）

B　異常を呈する病態

　血尿の原因には，非常に多くの内科的・泌尿器科的疾患が含まれる（表2）．肉眼的血尿（macroscopic hematuria）および顕微鏡的血尿（microscopic hematuria）のいずれの場合においても，糸球体性血尿あるいは非糸球体性血尿（尿路性血尿）かの鑑別をまずはじめに行わなければならない．それぞれの特徴を表3に示した．糸球体性血尿では，尿沈渣にて変形赤血球，あるいは赤血球円柱の出現が認められることがある．尿蛋白量が 0.5 g/日以下であれば，定期的な経過観察でよいが，それ以上ならば腎生検の適応を考えるべきである．

　肉眼的血尿の場合には，Thompson の 2 杯分尿法を実施することで出血部位を推測することができる．初めの尿と終わりの尿を別々のコップに分けて採り，前者で血尿が強い場合は前部尿道，後者で強い場合は後部尿道および前立

■ 表2 ■ 血尿の原因疾患

糸球体性血尿	非糸球体性血尿
糸球体内皮細胞と表層の損傷 ・ANCA関連腎炎 ・管内増殖性糸球体腎炎 ・感染症関連腎症 糸球体基底膜障害 a. 一次性 ・Alport症候群 ・菲薄基底膜病 b. 二次性 ・抗糸球体基底膜（GBM）病抗体型腎炎 ・C3腎症（デンスデポジット病，C3腎炎） メサンギウム沈着を伴う疾患 ・IgA腎症，IgA血管炎 内皮下・上皮下沈着を伴う疾患 ・膜性増殖性糸球体腎炎 ・管内増殖性糸球体腎炎 ・半月体形成性糸球体腎炎 ・ループス腎炎 ・クリオグロブリン腎症 ・イムノタクトイド腎症 ・Alport症候群　　など ポドサイト関連腎炎 ・Fabry病 ・家族性ネフローゼ症候群 その他 ・ワルファリン腎症	感染症 ・尿路感染 ・前立腺炎 ・尿路結核 異物 ・尿路結石 ・膀胱異物，尿道異物 腫瘍 ・尿路腫瘍 ・前立腺癌 解剖学的異常 ・ナットクラッカー現象 ・腎動静脈奇形（腎動静脈瘻，腎動脈瘤） ・膀胱憩室 その他 ・放射線膀胱炎 ・間質性膀胱炎 ・外傷（腎破裂，膀胱破裂，尿道損傷） ・薬剤（シクロホスファミド，抗血小板薬，抗凝固薬など）

（血尿診断ガイドライン改訂委員会，編．血尿診断ガイドライン2023．東京：ライフサイエンス出版；2023[3]）より作成）

腺，また全血尿では膀胱から上部尿路からの出血であると推測することができる．

C 診療の進め方

　ミオグロビン尿やヘモグロビン尿，その他尿潜血反応偽陽性などを鑑別した後，図2に示すフローチャートに従い血尿の検索を進め，適切な診療科にコン

表3 糸球体性赤血球と非糸球体性赤血球の鑑別

	糸球体性赤血球	非糸球体性赤血球
肉眼的血尿の場合の色調	コーラ色	ピンク〜赤色
凝血塊	なし	ときにあり
蛋白尿	ときにあり	通常はなし
変形赤血球	あり	なし
赤血球円柱	ときにあり	なし
腹痛・腰痛	なし	ときにあり

(血尿診断ガイドライン編集委員会. 血尿診断ガイドライン2013. 東京: ライフサイエンス出版; 2013より改変)

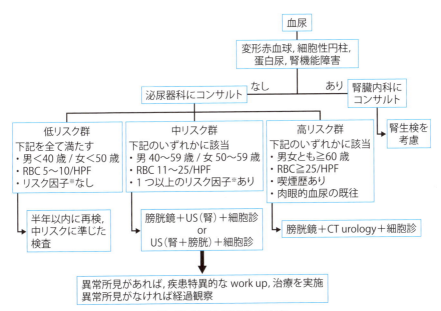

図2 ▶ 血尿の診察の進め方

*リスク因子: 有害物質への曝露, 排尿刺激症状, フェナセチンなどの鎮痛薬多用, 骨盤放射線照射既往, シクロホスファミドの治療歴, 尿路への異物の長期留置
(血尿診断ガイドライン改訂委員会, 編. 血尿診断ガイドライン2023. 東京: ライフサイエンス出版; 2023[3] より改変)

サルテーションすることが重要である．変形赤血球や蛋白尿を伴う場合には糸球体性血尿を考え腎臓内科へコンサルテーションし，腎生検などの精査を検討する．特に，顕微鏡的血尿の既往やcoke-like-urine（コーラ色の褐色尿），高度蛋白尿および/または進行性腎不全を呈する場合は，早期の腎臓内科受診が望まれる．また，尿路感染が否定的な発熱，呼吸器症状や皮膚症状などの全身症状を伴う場合，腎後性因子が否定される腎不全などを認めた場合も注意が必要である．尿路性血尿が疑われたときは，腹部超音波検査や尿細胞診，CT，MRIなどの適切な検査を行う．血尿診断ガイドライン2023では，尿路上皮癌のリスク別に行うべき検査についてより詳細に提示された．尿細胞診や腹部超音波検査は，尿路上皮癌や腎癌検出の感度が十分ではないことに留意し，特に，高リスク群と考えられる患者には，泌尿器科で膀胱鏡まで行い悪性腫瘍を鑑別する必要がある．詳細は後述の各論を参照されたい．

■文献

1) JCCLS尿試験紙検討委員会．尿試験紙検査法JCCLS提案指針GP3-P1．日臨検標準会誌．2001；16：33-55．
2) 日本臨床衛生検査技師会JCCLS尿沈渣検査法編集委員会．尿沈渣検査法GP1-P4．尿沈渣検査法2010．日本臨床衛生検査技師会．2011．p.1-10．
3) 血尿診断ガイドライン改訂委員会，編．血尿診断ガイドライン2023．東京：ライフサイエンス出版；2023．
4) JCCLS尿検査標準化委員会．「尿試験紙検査法」JCCLS提案指針（追補版）．尿蛋白，尿ブドウ糖，尿潜血試験部分表示の統一化．日臨検標準会誌．2004；19：53-65．

〈若林啓一〉

1章 尿検査総論

5 白血球尿の評価と意義

A 白血球尿について

　白血球尿とは，尿の中に白血球が含まれていることをさしており，膿尿とよばれることもある．尿中には本来，白血球はほとんど含まれないので，白血球が検出された場合は腎臓や尿路に炎症を起こしている可能性がある．白血球尿を正しく検出するためには採尿の方法が特に重要で，中間尿（初尿および後尿を採取せず，排尿途中に採取した尿）で検査する必要がある．白血球尿を確認する方法としては，尿試験紙法による定性検査と尿沈渣白血球検査による鏡検検査がある．尿試験紙法による定性検査では，白血球がもつエステラーゼ活性により試験紙を呈色させることで尿中の白血球を検出している．その検出感度は，10〜25個/μLである[1]．尿沈渣による検査では，尿検体を遠心分離して得られた沈渣成分を混和して標本を作製し，その標本を鏡検することで尿中の白血球を同定することになる．その陽性基準は男女ともに≧5個/HPF（日本人間ドック学会の判定値）である[2]．いずれの方法もその検出感度はおおむね同一であるが，それぞれの検査結果に乖離を生じることは臨床上しばしば経験される．検査結果に乖離を生じる主な理由を表1に示す．

　このように白血球尿試験紙法と尿沈渣白血球検査は，尿中の白血球を検出するという目的は同じであっても，その検出法の違いから乖離が生じる可能性があることをよく理解したうえで検査を行うことが重要である．可能であれば両方の検査を実施することにより，白血球尿の有無を正しく判定し，その患者の臨床情報と合わせて総合的に判断していくことが望ましい．また，尿中の白血球の分画や白血球円柱の存在を尿沈渣検査で確認することが診断に有用な場合もある．

■ 表1 ■ 尿中白血球の尿試験紙法と尿沈渣での不一致について

		尿試験紙法	
		(−)	(+)
尿沈渣白血球	(−)	異常なし（白血球尿なし）	尿が古いとき，崩壊した白血球が存在 低張尿 尿 pH が高いとき ホルムアルデヒドの混入（尿保存剤） 呈色異常・着色（薬物尿，ビリルビン尿） 白血球残渣の存在 尿沈渣白血球の見落とし
	(+)	尿試験紙の劣化 高張尿 高濃度の蛋白，ブドウ糖，シュウ酸，ホウ酸 抗生物質 好酸球・リンパ球尿中トリプシンインヒビター（U-TI）の存在 誤認（小型の上皮細胞，小型の細胞質内封入細胞，トリコモナス原虫，扁平上皮細胞の裸核など）	白血球尿あり

(岩田敏弘，他. 検査と技術. 2002; 30: 865-9[3]より改変)

B 白血球尿の原因について

　尿中に白血球が検出される原因としては，尿路・性器感染に由来する疾患とそれ以外の炎症に由来する疾患とがある．白血球を含んだ尿（膿尿）には，一般尿培養検査で細菌が検出されて尿路・性器感染症であることが診断できる通常の膿尿と，細菌が検出されない無菌性膿尿がある（図1）．通常の膿尿を呈する疾患としては，尿道炎や膀胱炎，腎盂腎炎などの細菌性尿路感染症と，精巣炎や前立腺炎，女性器感染などの細菌性性器感染症がある．患者の症状が出現している部位に応じた診察・検査により，確定診断することが可能である．
　無菌性膿尿を呈している際には，細菌性感染ではあるが尿培養検査が陰性を呈する場合，非細菌性感染であるため尿培養検査で検出ができない場合，感染

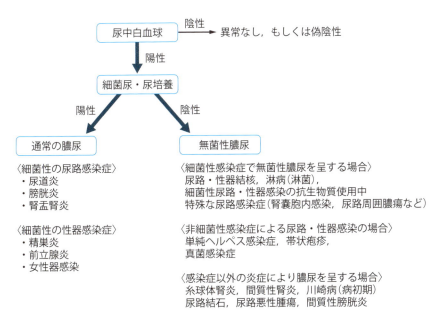

図1 ▶ 膿尿を呈する疾患の分類

に由来しない炎症により尿中に白血球が検出される場合を考慮する必要がある．細菌性感染ではあるが尿培養検査が陰性を呈する場合としては尿路結核や淋菌性尿路感染症などがあり，一般尿培養検査による細菌繁殖が困難であるために無菌性膿尿を呈する．また，尿路・性器感染症であっても抗生物質を投与中に採取した尿検体による培養検査では偽陰性を呈する場合がある．特殊な条件の下で細菌性感染をきたしている場合（腎・尿路の周囲に膿瘍形成している場合，腎嚢胞内に限局した感染など）も，無菌性膿尿を呈することがある．臨床情報を詳細に抽出したうえで，抗酸菌培養検査，抗体検査，画像検査などにより診断を進めていく必要がある．

非細菌性感染であるため尿培養検査で検出ができない場合としては，ウイルス感染もしくは真菌感染などによる尿路・性器感染症がある．これらの確定診断には，それぞれの抗原・抗体などに対する免疫学的検査が必要になる．

感染に由来しない炎症により尿中に白血球が検出される場合としては，糸球体腎炎，間質性腎炎，尿路結石，尿路悪性腫瘍，間質性膀胱炎，川崎病がある．糸球体腎炎や間質性腎炎の場合には，その他の尿試験紙検査所見（蛋白尿や潜血尿）や尿沈渣検査での各種円柱の出現を確認することが鑑別に有用であり，

それらが検出される場合には腎生検検査を考慮する必要がある．尿路結石や尿路悪性腫瘍の場合は血尿を主体として発症することが多く，膿尿の臨床的意義は必ずしも高いとはいえないが，尿中白血球が検出される可能性のある疾患として念頭に置く必要がある．間質性膀胱炎の診断には，膀胱鏡検査が必要になるが上記の疾患をすべて除外する必要がある．また，川崎病の病初期に無菌性膿尿を認めることがあり，川崎病の診断に有力な手がかりとなることがある[4]．

おわりに

このように尿中白血球の検査は，簡便でありかつ尿路感染症の診断において非常に有用性の高い検査ではあるものの，検査に用いる尿検体の採取方法や検査結果の判断には留意が必要であり，また尿路感染症以外の疾患でも陽性を呈することがあることを理解しておく必要がある．

■文献

1) 日本臨床衛生検査技師会．日本臨床検査標準協議会．尿沈渣検査法指針提案の目指すもの．医学検査．2017; 66: 1-8.
2) 尿沈査判定区分（2024 年 4 月 1 日改定）．日本人間ドック・予防医療学会誌．2024; 39（1）: 77-8.
3) 岩田敏弘，小池真由美．尿試験紙法と尿沈渣検査法の乖離．検査と技術．2002; 30: 865-9.
4) 川崎病（MCLS．小児急性熱性皮膚粘膜リンパ節症候群）診断の手引き改訂．厚生労働省研究班作成 5 版．2002 年．

〈眞野　訓〉

1章 尿検査総論

6 尿糖の評価と意義

A 尿糖測定の目的

健常者では，静脈血の血糖値が180 mg/dLを超えると尿中に糖が出現してくる．よって尿糖測定は，血糖値を間接的に知りうる検査であるため，正確ではないが非侵襲的検査であるため，健康診断や小児のスクリーニング検査として有用である．

B 試料の採取方法と保存条件

採尿後，時間が経過すると，細菌による糖の分解が起こり糖の値が偽性低値を示すため，尿試験紙法の場合は採尿直後に検査を行う．定量のため蓄尿する場合は冷蔵し，さらに防腐剤を添加することもある．

C 尿糖の測定方法

1．尿試験紙法

尿試験紙には，反応試薬であるブドウ糖酸化酵素（glucoseoxidase: GOD），ペルオキシダーゼ（peroxidase: POD），色原体としてクロモゲン（chromogen），および弱酸性緩衝剤と色素が浸み込ませてある．クロモゲンには，トリジン，ヨウ化カリウム，テトラメチルベンチジンなどが用いられている．トリジンを用いた場合，無色から青色に発色するが，尿試験紙の色素に黄色を用いると陰性は黄色，陽性は黄緑から糖濃度に応じて濃い緑へ変化する（図1）．その結果を，一定時間後に標準色調表と比較し肉眼的に定性判定する．感度は尿試験紙メーカーにより異なるが，30～100 mg/dL程度である．日本臨床検査標

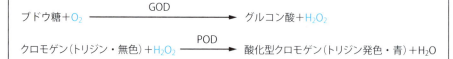

図1▶尿糖試験紙の反応原理
注）試験紙に黄色の色素を使った場合，黄緑から濃い緑に発色する．

準協議会の指針で，半定量値で表示し，定性1+を100 mg/dLとすることが定められた[1]．呈色反応は酸化還元反応であり，外因性・内因性の還元性物質存在下では（アスコルビン酸，L-ドーパ，ゲンチジン酸など）偽陰性を示し，酸化剤（過酸化水素，次亜塩素酸などの酸化剤）の汚染では偽陽性反応も示す．

2．定量法

グルコースオキシダーゼ酸素電極法やヘキソキナーゼ法などの血糖を測定する方法が用いられ，自動分析装置を使って正確に定量される．測定原理は，試験紙法と同一の原理に基づいている．感度は，20 mg/dL程度である．

D 細胞内へのグルコース輸送のメカニズム

グルコースは，ほぼすべての細胞にとって必須の基質であり，そのグルコースを細胞内に輸送するために膜蛋白質である輸送体（トランスポーター）が存在する．グルコース輸送担体は，その輸送方法の違いにより2種類に分類される．1つは，ほぼすべての細胞に存在し，細胞内外の糖濃度の差を利用した糖輸送を行う促進拡散型グルコース輸送担体（facilitated glucose transporter: GLUT）であり，もう1つは小腸や腎などに存在するナトリウム依存性グルコース輸送体（sodium-dependent glucose transporter: SGLT）である．SGLTは，Na^+/K^+ATPaseにより細胞内から排出されたNa^+の濃度勾配を利用して，Na^+とともにグルコースを細胞内に取り込むことができる．Na^+の細胞内外の濃度差を駆動力とするため，糖の濃度勾配に逆らう能動的な輸送が可能となり，小腸上皮や腎尿細管上皮に存在し糖の消化管吸収や腎尿細管での糖再吸収に重要な役割をはたしている．

E　腎尿細管上皮細胞におけるグルコース輸送のメカニズム

　糸球体で限外濾過された原尿には血中と同濃度の糖が含まれているが，その後，尿細管を通過する際にほぼ100%が再吸収され，健常者では尿糖が陽性になることはない．表1（SGLTサブタイプ[2]）に示すように腎臓に存在しグルコースの輸送にかかわるSGLTには，SGLT1とSGLT2の2種類が存在する．SGLT4とSGLT5は，腎に発現することが報告されているが，腎での糖再吸収における寄与は少ないと考えられる．SGLT2は，糸球体に近い近位尿細管S1・S2部に分布し，SGLT1はその下流であるS2・S3部に分布している．限外濾過されたグルコースの尿細管での再吸収はSGLT2が80〜90%，SGLT1が10〜20%の取り込みを担う．SGLT2は1個のNa^+と共役して濃度の高いグルコースを少ないエネルギーで効率よく再吸収し，SGLT1は2個のNa^+と共役して大きなエネルギーで濃度の低いグルコースを完全に再吸収するという巧妙なシステムが構築されている．

表1　SGLTサブタイプ

	発現部位	輸送基質	機能
SGLT1	腎近位尿細管（S2・3），小腸，気管，心臓	グルコース，ガラクトース	グルコース，ガラクトース吸収 グルコース再吸収
SGLT2	腎近位尿細管（S1・2）	グルコース	グルコース再吸収
SGLT3	腎近位尿細管，小腸，肺など	Na^+	Na^+輸送（グルコースセンサー）
SGLT4	腎臓，小腸，肝臓，肺	グルコース，マンノース，フルクトース	輸送能力低い
SGLT5	腎臓	グルコース，ガラクトース	輸送能力低い
SGLT6	腎臓，脊髄，脳，小腸	ミオイノシトール	ミオイノシトール輸送体

（Chen LH, et al. Diabetes Obse Metab. 2013；15：392-402[2]より改変）

F　尿糖が出現する病態

　前述のように，健常者では静脈血の血糖値が160〜180 mg/dLを超えると尿

■ 表2 ■ 糖尿病の成因分類

Ⅰ	1型	A．自己免疫性 B．特発性
Ⅱ	2型	
Ⅲ	その他	A．遺伝子異常が同定されたもの B．他の疾患に伴うもの 　①膵外分泌疾患 　②内分泌疾患 　③肝疾患 　④薬剤・化学物質によるもの 　⑤感染症 　⑥免疫機序によるまれな病態 　⑦その他の遺伝的症候群で糖尿病を伴うことの多いもの
Ⅳ	妊娠糖尿病	

(日本糖尿病学会, 編. 糖尿病治療ガイド2022-2023. p18. 東京：文光堂；2022[3]より改変)

糖が出現し，この血糖値はグルコースの腎閾値とよばれている．尿糖が出現する病態を考えるうえでは，血糖値がこの閾値を超えて出現しているか（高血糖状態），それとも腎尿細管での再吸収が阻害されているか（尿細管障害）を理解することが重要である．

1．糖尿病

　血糖が上昇する疾患の成因を表2[3]に示した．高血糖をきたす最も頻度が高い疾患は糖尿病であり，膵β細胞の破壊による絶対的インスリン欠乏状態を呈する1型糖尿病，およびインスリン抵抗性のため相対的インスリン欠乏を呈する2型糖尿病に大別される．遺伝因子として遺伝子異常が同定された疾患群（Ⅲ-A）には，膵β細胞の機能にかかわる遺伝子異常〔異常インスリン症，異常プロインスリン症，maturity onset diabetes of the young（MODY）1〜6，ミトコンドリア糖尿病〕，インスリン作用の伝達機能にかかわる遺伝子異常（インスリン受容体遺伝子）などがあげられる．表2のⅢ-Bに分類される糖尿病は，様々な疾患群から構成されている．膵炎・膵腫瘍・膵摘出術，ヘモクロマトーシスなどの膵外分泌疾患，慢性肝炎・肝硬変などの慢性肝疾患をはじめとして，多様な内分泌疾患，薬剤・化学物質，感染症，妊娠などでも糖尿病を発症

してくるが，詳しくは成書を参考にしていただきたい．

2．腎性糖尿

一方，腎近位尿細管でグルコースの再吸収が阻害され，腎閾値を超えなくても尿糖が出現する状態を腎性糖尿と診断する．先天性である家族性腎性糖尿において，*SGLT1*・*2* いずれの遺伝子の変異でも腎性糖尿が確認されている．*SGLT2* 遺伝子異常では腎性糖尿以外の臨床症状は出現しないが，*SGLT1* 遺伝子異常では小腸でのグルコース，ガラクトースの吸収不全も合併するため，疾患としてはより重篤である．

SGLT2 阻害薬が尿細管における糖の再吸収を抑えることで血糖降下作用を有するため，糖尿病に対して広く用いられるようになった．また心不全，慢性腎臓病に対しても SGLT2 阻害薬が適応拡大となっており，血糖は正常でも尿糖が陽性となるため注意が必要である．

3．Fanconi 症候群

Fanconi 症候群は，近位尿細管の全般性溶質輸送機能障害のため，アミノ酸，ナトリウム，カリウム，リン酸塩など近位尿細管で再吸収される物質が尿中へ排泄過剰となる疾患群で，腎性糖尿はその部分症状として出現する．先天性 Fanconi 症候群は，Dent 病，ミトコンドリア異常症，糖原病，ガラクトース血症など多彩な遺伝子異常により発症する．後天性 Fanconi 症候群は，各種の慢性腎疾患により近位尿細管障害が進行した状態，癌化学療法薬および抗レトロウイルス薬投与や，重金属（カドミウム・水銀），化学物質（トルエン・パラコート）などへの曝露で出現する．腎移植後，多発性骨髄腫，アミロイドーシスによる尿細管障害でも腎性糖尿が観察される．

■文献

1) 鈴木和人，倉田久嗣．尿比重（浸透圧）．日本臨牀．2004；62（増刊号 11）；95-7．
2) Chen LH, Leung PS. Inhibition of the sodium glucose co-transporter-2: its beneficial action and potential combination therapy for type 2 diabetes mellitus. Diabetes Obse Metab. 2013; 15: 392-402.
3) 日本糖尿病学会，編．糖尿病治療ガイド 2022-2023．p18．東京；文光堂，2022．

〈蒔田雄一郎〉

1章 尿検査総論

7　尿沈渣の作製法と評価法

A　採尿法

　採尿法の詳細は他稿に譲るが，尿沈渣検査には早朝尿かつ中間尿が適している．早朝尿は尿が濃縮しているため有形成分が多く，pHが弱酸性に傾いており細胞や円柱成分の保存によく，また，中間尿は外尿道口や女性の場合外陰部からの成分の混入が避けられる．採尿後はなるべく早く検査をする．原則として採尿後4時間以内に検査する．時間の経過とともに赤血球，白血球，上皮細胞および円柱は減少し，細菌や真菌は増加する傾向がある．検査を実施する上で，尿の種類を把握することは重要であり，採尿方法および採尿時間を明記するよう働きかける必要がある．

B　尿沈渣標本の作製[1,2]

1．尿外観の観察
　色調，混濁，血尿，異物混入（便，紙類など）の有無などについて観察する．

2．標本の作製
a．尿の撹拌
　スピッツ型遠心管に分注する前に，検体は必ず十分に混和する．
b．尿の分注
　正確な目盛りの付いた先端の尖った透明のポリアクリルスチレン製のスピッツ型遠心管に尿10 mLを分注する．
c．遠心沈殿法
　スウィング型遠心器を用いて，500gで5分間遠心する．アングル型遠心器は

使用しない.

d．沈渣標本作成

アスピレータ，ピペットまたはデカンテーションにより上清を除去し，沈渣量を 0.2 mL とする．沈渣量が 0.2 mL を超える場合は，重要な有形成分が希釈されるので，0.2 mL にすることを原則とする．

e．カバーリング

スライドガラスは 75×26 mm を用いる．沈渣は有形成分が破壊されない程度にピペットで十分混和し，15 μL 採量する．18×18 mm のカバーガラスを沈渣がはみ出さないように，気泡が入らないように真上から載せる．

C 尿沈渣標本の鏡検

1．顕微鏡

顕微鏡は接眼レンズの視野数が 20（400 倍視野面積が 0.196 mm^2）のものを使用する．

2．鏡検の順序

1）弱拡大（low power field：LPF，100 倍）による鏡検
　弱拡大で全視野を観察する．有形成分が標本内に均等に分布しているか確認する．均等でない場合は，標本を再度作製する．開光絞りを絞り，硝子円柱や細胞集塊などを見落とさないように注意する．

2）強拡大（high power field：HPF，400 倍）による鏡検
　20〜30 視野を観察し，平均値で報告する．

D 標本の観察

1．染色

無染色での鏡検が原則である．必要に応じて各種染色を行い，成分を同定する．

2．注意事項

1）沈渣に尿酸塩，リン酸塩，炭酸塩などの析出が多いときは成分の鏡検が

著しく妨げられるので，尿酸塩ならば尿を加温し，リン酸塩，炭酸塩ならば酢酸を加え，溶解した後に再度遠心して尿沈渣を作製する．
2）カバーガラス辺縁部は，細胞や円柱のような形の大きなものが集まりやすいので注意して観察する．

E 尿沈渣成分の評価[3]

日本臨床検査標準協議会（JCCLS）の尿沈渣検査法指針提案 GP1-P4（2010）に従い，尿沈渣成分は表1に示す成分に分類する．各成分のうち，上皮細胞類について解説し，その他の成分についての詳細は他項に譲る．

1. 基本的上皮細胞類

a. 尿細管上皮細胞

腎実質が障害される疾患（糸球体腎炎，ネフローゼ症候群，嚢胞腎，ループス腎炎，糖尿病性腎症など）で認める．また，腎虚血をきたす病態（出血，脱水，熱傷，心不全など）や，種々の薬物（重金属，有機溶剤，抗癌薬など）による腎障害でも認められる．健常人においても少数はみられるが，数が増加し，また円柱内にも認められるときには病的意義がある．大きさは $10\sim35\,\mu m$ で多彩な形態を呈する．核は偏在していることが多い．

b. 尿路上皮細胞（移行上皮細胞）

腎杯，腎盂から尿管，膀胱，内尿道口の炎症（膀胱炎，腎盂腎炎など）や尿路結石，カテーテル挿入などの機械的損傷により認められる．2～6層の多列上皮で，表層型，中層型，深層型に分けられる．

c. 円柱上皮細胞

男性では尿道の一部，前立腺，精嚢腺に由来し，前立腺炎や前立腺マッサージ後などによくみられる．女性では，尿道の一部および外部からの混入として子宮頸部や子宮内膜の細胞が認められることがある．尿路変更術後尿では，回腸や結腸由来の円柱上皮細胞が認められる．大きさは $15\sim30\,\mu m$ のことが多く，辺縁は角状であることから，尿路上皮細胞の深層型細胞との鑑別に注意が必要である．

d. 扁平上皮細胞

細菌感染による尿道炎，尿道結石，カテーテル挿入による機械的刺激などで

表1　尿沈渣成分

1．非上皮細胞類
　1）血球類
　　①赤血球（非糸球体型赤血球，糸球体型赤血球）
　　②白血球（好中球，リンパ球，好酸球，単球）
　2）大食細胞
　3）その他（子宮内膜間質細胞，中皮細胞）
2．上皮細胞類
　1）基本的上皮細胞類
　　①尿細管上皮細胞
　　②尿路上皮細胞（移行上皮細胞）
　　③円柱上皮細胞
　　④扁平上皮細胞
　2）変形細胞類・ウイルス感染細胞類
　　①卵円形脂肪体
　　②細胞質内封入体細胞
　　③核内封入体細胞
　　④その他のウイルス感染細胞〔ヒトポリオーマウイルス感染細胞，ヒトパピローマウイルス感染細胞（コイロサイト）〕
3．異形細胞類
　1）上皮性悪性細胞類
　　①尿路上皮癌細胞
　　②腺癌細胞
　　③扁平上皮癌細胞
　　④小細胞癌細胞
　　⑤その他（未分化癌細胞，絨毛癌細胞，カルチノイド細胞など）
　2）非上皮性悪性細胞類
　　①悪性リンパ腫細胞
　　②白血病細胞
　　③その他（悪性黒色腫細胞，平滑筋肉腫細胞，線維肉腫細胞，横紋筋肉腫細胞など）
4．円柱類
　①硝子円柱
　②上皮円柱
　③顆粒円柱
　④ろう様円柱
　⑤脂肪円柱
　⑥赤血球円柱
　⑦白血球円柱
　⑧空胞変性円柱
　⑨塩類・結晶円柱
　⑩大食細胞円柱
　⑪その他（ヘモジデリン円柱，ミオグロビン円柱，Bence Jones 蛋白円柱，フィブリン円柱）
5．微生物類・寄生虫類
　1）微生物類（細菌，真菌）
　2）寄生虫類（原虫，蠕虫）
6．塩類・結晶類
　1）塩類（尿酸塩，リン酸塩）
　2）通常結晶類（シュウ酸カルシウム結晶，尿酸結晶，リン酸カルシウム結晶，リン酸アンモニウムマグネシウム結晶，尿酸アンモニウム結晶，炭酸カルシウム結晶）
　3）異常結晶類（ビリルビン結晶，コレステロール結晶，シスチン結晶，2,8-ジヒドロキシアデニン結晶，チロシン結晶，ロイシン結晶）
7．その他
　1）ヘモジデリン顆粒
　2）混入物（造影剤，潤滑油，精子，糞便，繊維，花粉など）

（日本臨床衛生検査技師会．尿沈渣特集号編集部会．2017；66（J-STAGE-1）：1-8）[4]

認められる．健常人でも多少の表層型扁平上皮を認める．特に女性では外陰部および腟部由来の細胞が混入することがある．女性ホルモン療法や放射線治療などでは，大型化または多核化した細胞を認めることがあり，悪性細胞との鑑別に注意する必要がある．重層構造をしており，表層型，中層型，深層型に分けられる．

2．変形細胞類・ウイルス感染細胞類

a．卵円形脂肪体（oval fat bodies：OFB）

腎障害で出現する脂肪顆粒を含む細胞で，尿細管上皮細胞および大食細胞由来がある．重症ネフローゼ症候群患者尿で高率に認められる．大きさは10〜40μmで円形や類円形を示すことが多く，脂肪顆粒が細胞の辺縁に滴状にはみ出した偽ロゼット様の形状を示すことがある．脂肪顆粒は無染色において，弱拡大で黒く見え，強拡大では光沢を有する．脂肪顆粒を確認するために，ズダンⅢ染色や偏光顕微鏡下でマルタ十字を確認する方法がある．卵円形脂肪体は形態のみで前立腺由来の脂肪を含む大食細胞や精囊腺由来の脂肪顆粒細胞などと鑑別するのは困難である．脂肪円柱が認められる場合や蛋白尿が高度の場合は，卵円形脂肪体の可能性が高い．

b．細胞質内封入体細胞

細胞質内に円形，類円形や馬蹄形などの光沢のある封入体を含む細胞である．麻疹などのRNAウイルス感染で認められるとされてきたが，ウイルスは証明されておらず，膀胱炎や腎盂腎炎，薬物中毒などで認められることから，非特異的な炎症時に出現する変性細胞と考えられる．細胞自体が変性しているため由来の鑑別は困難である．

c．核内封入体細胞

サイトメガロウイルス，ヘルペスウイルス，ポリオーマウイルスなどのDNAウイルス感染で認められる．核内に不規則無構造な封入体を含む細胞である．大きさは15〜100μmで，円形や類円形を示すものが多い．

■文献

1) 日本臨床衛生検査技師会. 尿沈渣検査法2010（JCCLS GP1-P4）. 2011.
2) 富野康日己, 小崎繁昭. 臨床病理レビュー特集第152号. 尿検査・腎機能検査の実際と臨床的意義―若手医師と臨床検査技師のために―. 東京: 克誠堂出版; 2014.
3) 安田　隆. 尿沈渣の考え方. 日本医事新報. 2012. p.67-74.
4) 日本臨床衛生検査技師会. 尿沈渣特集号編集部会. 2017; 66(J-STAGE-1): 1-8.

〈村越真紀〉

1章 尿検査総論

8 細胞診の意義と評価

A 意義

- 尿細胞診検査は尿中の細胞成分や細胞形態から特に腫瘍の検出を目的とした検査である.
- 本検査は自然尿で行うスクリーニング,カテーテルを用いた膀胱洗浄尿や分腎尿での精査,術後や治療後の経過観察などといった目的で行われる.
本稿では尿細胞診検査の評価および判定方法について述べる.

B 細胞診検査の利点と欠点

- 自然尿での細胞診は侵襲のない検査であり,何度でも行うことができる.
- 自然尿を使用する場合,剥離した細胞で判定を行うため,尿路全般が検査対象となるが,腫瘍の病変の位置や浸潤の程度に関して,評価はできない.

C 判定

- 従来,尿細胞診の報告は報告様式に統一性がなかったが,2015年に日本臨床細胞診学会から「泌尿器細胞診報告様式2015」[1]が提唱され,2016に国際細胞学会およびアメリカ細胞学会から「The Paris System (TPS)」[2]が提唱され,「腎盂・尿管・膀胱癌取り扱い規約」では国際的な報告様式であるTPSが基本採用された.このTPSは低異型度尿路上皮腫瘍(low-grade urothelial neoplasia: LGUN)の検出感度は10〜43.6%であるのに対し,高異型度尿路上皮癌(high-grade urothelial carcinoma: HGUC)は50〜85%であり,HGUCの検出に優れた方法である.報告様式は今後,標準化に向けて移行し

■ 表1 ■ The Paris System と他の報告様式との対応表

The Paris System	新報告様式 2015		従来判定法			主な出現細胞・推定組織型など
	表記	HGUCのリスク	7段階分類	5段階分類	3段階分類	
Adequacy	不適正 (Indequ-ate)	不明	判定不能	判定不能	判定不能	評価不能
Negative for HGUC (NHGUC)	陰性 (Negative)	5%以内	Class I	Class I	陰性	正常上皮細胞：扁平上皮，円柱上皮，尿路上皮 血球類：白血球，赤血球 その他：各種塩類および円柱類 病原体など：細菌，ウイルス感染細胞，寄生虫など 炎症による反応性性変化を伴う細胞など
			Class II	Class II		
Atypical urothelial cell (AUC)	異型細胞 (Atypical cells)	15%程度	Class IIIa Class III Class IIIb	Class III	疑陽性	反応性変化を伴う細胞，LGUN[※1]，HGUC[※2] 上皮内癌，浸潤性尿路上皮癌，その他悪性腫瘍など 判定に苦慮する細胞
Suspicious for HGUC	悪性疑い (Suspicious for malignancy)	70～95%程度	Class IV	Class IV	陽性	反応性変化を伴う細胞，LGUN[※1]，HGUC[※2] 上皮内癌，浸潤性尿路上皮癌，その他悪性腫瘍など
Suspicious for HGUC	悪性 (Malignancy)	95%以上	Class V	Class V		

文献 1～4 を基に作製，一部改変
[※1] 低異型度尿路上皮腫瘍：Low-grade urothelial neiplasia（LGUN）
[※2] 高異型度尿路上皮癌：High-grade urothelial carcinoma（HGUC）

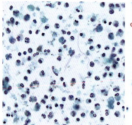 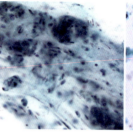 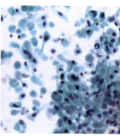

炎症性：好中球を主体とする炎症細胞が散見される

血性：背景に赤血球が散見される

粘液性：背景に粘液を認める

壊死性：背景にライトグリーンに淡く染まる壊死物質を認める

- 背景：炎症性，血性，粘液性，壊死性

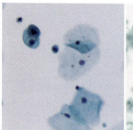 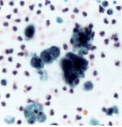 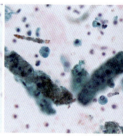

清浄パターン：背景には何も見られずきれいである

小型細胞出現パターン：背景に小型の細胞が散見される

細胞集塊出現パターン：細胞集塊が散見される

腎機能低下パターン：赤血球や淡い蛋白様物質，円柱などが散見される

- 細胞出現パターン　清浄，小型細胞，細胞集塊，腎機能低下

図1▶弱拡大での所見ポイント

ていくものと思われるが，従来の判定法との対比表を示す（表1）．
- 個々の細胞評価法については後述する．

D　検査の流れ

- 検査の流れとしては検体提出後，標本作製，染色，検査士によるスクリーニング，認定病理医のチェックを経て報告がなされるため，報告所要日数は施設により異なる．

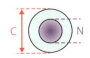

Nucleus-Cytoplasm ratio
N/C 比；核と細胞質の容積比 　核肥大　クロマチン増量　核腫大　核縁肥厚・核縁不均等肥厚

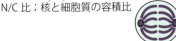

核分裂像　核小体明瞭化 数の増加　アポトーシス　多核化

- 大きい細胞・大きい核
- 細胞質の濃染
- 核の濃染
- 細胞形の不整
- 核形の不整
- 細胞集団
- 核小体の異常
- 分裂異常
- 相互封入像 （cannibalism）
- 多核細胞

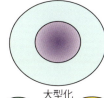

大型化　核形不整

 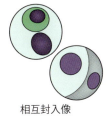

細胞質濃染　細胞形不整　相互封入像

図 2 ▶ 異型細胞の特徴

E　検体採取・提出方法

- 検体容器はハルンカップやプラスチック製のスピッツを使用する（滅菌不要）．
- 検体は早朝第 1 尿ではなく，新鮮な細胞の多い随時尿が検体として適している[3]．
- 検体量はより多くの細胞を採取するため TPS では 30 mL 以上が望ましいとされる．
- 採取方法，臨床診断や病歴を依頼用紙などに記載する．
  採取される細胞量や出現形態は検体採取法によりそれぞれ異なるほか，尿路上皮癌や周辺臓器に対する化学療法や放射線療法などの様々な治療による影響でも細胞形態の変化を認めることがあるためこれらを記載することが正しい細胞判定の一助となる．
- 検体中の細胞は検体が提出され固定液に浸漬されるまで変性が進行していくため，できる限り早く検査室へ提出する．直ちに提出できない場合は冷蔵保

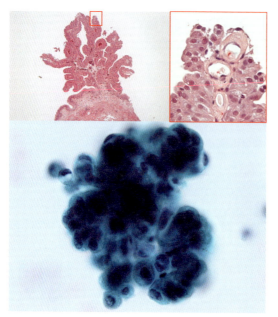

図3 ▶ 非浸潤性低異型度尿路上皮癌症例

比較的小型の細胞からなる細胞集塊を認める．
個々の細胞は核腫大，核形不整，一部に相互封入像などがみられる．高異型度扁平上皮癌や浸潤癌と比べると細胞異型は弱い．

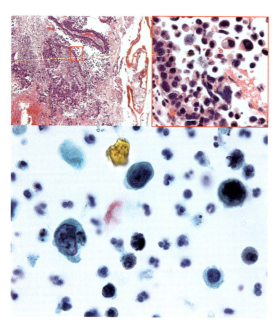

図4 ▶ 浸潤性尿路上皮癌症例

小～中型の細胞が孤立散在性にみられる．
個々の細胞は核腫大，核形不整，核小体が目立つなど異型の強い細胞が散見される．

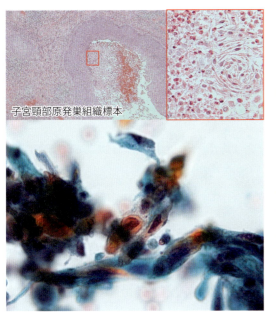

図 5 ▶ 扁平上皮癌（子宮頸部癌膀胱浸潤症例）

典型的な細胞像としては壊死性背景に核が中心性で核異型のみられる紡錘形やオタマジャクシ型などの奇怪な細胞形態を示す細胞が孤立散在性や細胞密度の高い重積集塊として認められる．

写真では紡錘形の細胞からなる細胞集塊を認め，個々の細胞は細胞質が厚く，核形不整，クロマチン増量がみられる．

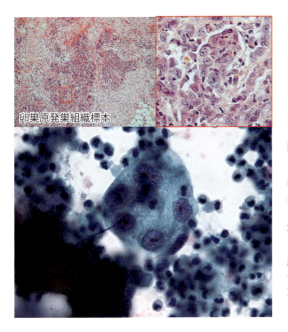

図 6 ▶ 腺癌（卵巣低分化腺癌症例）

典型的な細胞像は核偏在性の核異型が目立つ細胞が認められる．

写真ではやや大型の細胞からなる細胞集塊を認める．個々の細胞は細胞質が淡く泡沫状で核は偏在傾向である．核腫大，核形不整，核小体が目立つ．

8．細胞診の意義と評価

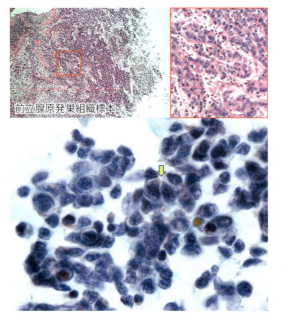

図7▶前立腺小細胞癌症例

裸核様の小型細胞が密接するように配列する木目込み細工様配列（矢印）などの特徴的な細胞集塊がみられる，典型的な細胞像を認める．

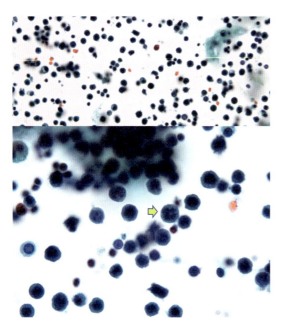

図8▶悪性リンパ腫症例

出現細胞は上皮結合のない，核異型のみられる裸核様細胞が孤立散在性に散見される．個々の細胞は核腫大，核の切れ込みなどの核形不整や一部に核分裂像（矢印）などがみられる．

■ 表2 ■ 主な病理組織型

尿路上皮	非浸潤性	肉眼性状平坦型	異形成
			上皮内癌
		肉眼性状乳頭状	尿路上皮乳頭腫,内反性尿路上皮乳頭腫
			非浸潤性低異型度尿路上皮癌
			非浸潤性高異型度尿路上皮癌
	浸潤性	通常型	浸潤性尿路上皮癌
		亜型	11種
扁平上皮			扁平上皮乳頭腫
			扁平上皮癌,亜型:疣贅癌
腺上皮			絨毛腺腫
			腺癌(亜型6種)
尿膜管関連腫瘍			尿膜管癌
ミューラー管腫瘍			明細胞癌,類内膜癌
神経内分泌腫瘍			傍神経節種,神経内分泌腫瘍(高分化型,小細胞,大細胞)
色素産生腫瘍			母斑,悪性黒色腫
間葉系腫瘍			横紋筋腫・肉腫,血管腫・肉腫など
リンパ造血器系腫瘍			悪性リンパ腫,形質細胞腫など

存する.

F 評価法

- 細胞の判定は背景所見,細胞の出現パターン,個々の細胞の異型度などを評価し,判定する(図1,2).
- 悪性が疑われる場合,細胞像から組織型が推定できる場合もあるが,確定診断は組織診で行う.

次に主な腫瘍の典型的な細胞像を示す(図3~8).
尿中に出現する腫瘍細胞は上皮性の癌腫がほとんどを占めており,その中でも尿路上皮癌が圧倒的に多い.扁平上皮癌や腺癌,小細胞癌などがみられた場

合は泌尿器系臓器のほか，周辺臓器からの転移や浸潤の可能性も考慮する必要がある．

頻度の高い尿路上皮癌（図3，4）について述べる．尿路上皮癌は表2のように分類される．

低異型度尿路上皮癌の場合，細胞は小型で細胞異型が軽度である細胞が主体で結合の強い細胞集塊〜小型集塊ないし数個の孤立性細胞として認められる．

このような低異型度の腫瘍細胞の検出は熟練が必要で検出率は低い傾向にあり，細胞診で判定が困難な場合は膀胱鏡検査が有用である．

高異型度尿路上皮癌の場合，細胞異型の強い細胞がみられ，その中でも孤立性の細胞が多い場合は上皮内癌の可能性が疑われる．上皮内癌は膀胱鏡検査で判定に苦慮する場合があるが，細胞診検査では異型の強い細胞が尿中に出現するため，検出率および特異度は高い．異型が強い細胞が見られる場合は浸潤癌との鑑別は困難である．

細胞診検査は形態検査であり，すべてが明確に区別できるわけではなく判定に苦慮することも少なくない．その場合，反復検査や免疫染色，膀胱鏡検査を組み合わせるなど各検査の特性を理解し，利用することが重要である．

■文献

1) 日本臨床細胞学会泌尿器細胞診報告様式ワーキンググループ，編．泌尿器細胞診報告様式 2015．日本臨床細胞学会，2016．
2) 都築豊徳，監訳．尿細胞診報告様式パリシステム．東京：丸善出版；2017．
3) 細胞検査士会，編．細胞診標本作製マニュアル泌尿器．東京：細胞検査士会；2004．
4) 日本泌尿器科学会，病理学会，編．泌尿器科・病理腎盂・尿管・膀胱癌取扱い規約．東京：金原出版；2011．
5) 青笹克之，都築豊徳，編．癌診療指針のための病理診断プラクティス腎・尿路/男性生殖器腫瘍．東京：中山書店；2016．p.164-230．

〈山里勝信〉

1章 尿検査総論

9 尿中の結晶や円柱の評価と意義

A 結晶成分

　尿中に認められる結晶成分は，腎臓で濾過された成分が，含有濃度，pH，温度，共存物質などにより溶解度が低下して析出したもので，摂取した飲食物や体内の塩類代謝に深く関連している．

　尿中に認められる結晶は，健常人でも認められる通常結晶，病的な状態を反映して認められる異常結晶，薬剤の服用および投与により認められる薬剤結晶がある．これらの結晶成分は，尿沈渣検査によって顕微鏡下で検索することができる[1]．

　尿沈渣中に認められる結晶成分の形態的特徴とその臨床的意義を以下に示す．

1．通常結晶
a．シュウ酸カルシウム結晶（calcium oxalate crystals）（図1）
- 形態的特徴：無色透明で正八面体，楕円状，鉄アレイ状，ビスケット状を示す．
- 臨床的意義：シュウ酸を豊富に含んでいる食品（ホウレン草，たけのこ，さつまいも，ブロッコリーなど）や飲物（コーヒー，紅茶，緑茶，ココアなど）の過剰摂取後に出現することがある．酸性尿で認められることが多いが，アルカリ尿で認められることもある．尿中に排泄されるシュウ酸カルシウム結晶は尿路結石のリスクファクターであり，食生活との関連性が強いとされている[2]．弱酸性尿からアルカリ性尿までの幅広いpH域で認められる．

b．尿酸結晶（uric acid crystals）（図2）
- 形態的特徴：無色から黄褐色で菱形状，束柱状，菊花状，鉄アレイ状を示す．
- 臨床的意義：尿酸はプリン体の最終代謝産物であり，腎糸球体から濾過さ

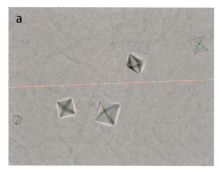 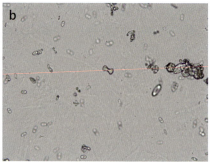

図1▶シュウ酸カルシウム結晶（a：正八面体　無染色 400 倍，b：楕円状　無染色 400 倍）

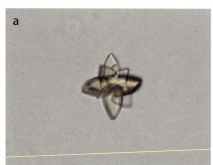 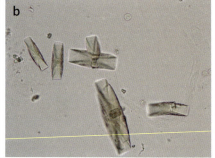

図2▶尿酸結晶（a：菱形状　無染色 400 倍，b：束柱状　無染色 400 倍）

れ，ほとんどが尿細管で再吸収され，その一部が再び尿細管中に分泌される．血中尿酸値が高くなると，尿中尿酸排泄量が多くなり，尿酸結晶の生成が亢進される．

尿酸結石の生成には，尿の酸性化，尿量減少，過尿酸尿症などが深く関与している．酸性尿を示す原因は，下痢，動物性蛋白質の摂取，原発性高尿酸血症，肥満，インスリン抵抗性，痛風，腫瘍崩壊症候群などがある[3]．酸性尿で認められる．

c．リン酸カルシウム結晶（calcium phosphate crystals）（図3）

- 形態的特徴：無色から灰白色で薄い不定形の板状を示す．
- 臨床的意義：弱酸性尿からアルカリ性尿の幅広い pH 域で認められ，リン酸カルシウム結石の原因となる．副甲状腺機能亢進症や遠位型尿細管性アシ

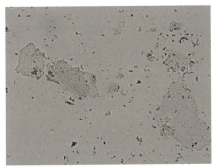
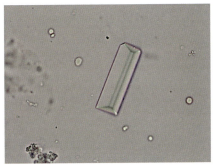

図3 ▶ リン酸カルシウム結晶（板状　無染色　400倍）　図4 ▶ リン酸アンモニウムマグネシウム結晶（西洋棺桶状　無染色　400倍）

ドーシス（Ⅰ型）など[4]），尿の酸性化障害を伴う病態で形成される．

d．リン酸アンモニウムマグネシウム結晶（ammonium magnesium phosphate crystals）（図4）

- 形態的特徴：無色で西洋棺桶状，封筒状を示す．
- 臨床的意義：アルカリ性尿から中性尿のpH域で認められ，リン酸マグネシウムアンモニウム結石の原因となる．リン酸マグネシウム結石は，感染結石ともよばれ，尿素分解菌による尿路感染が原因となって形成される．感染結石は女性に認められることが多く，結石の成長が早いため，しばしばサンゴ状結石として認められることが多い．

e．尿酸アンモニウム結晶（ammonium biurate crystals）（図5）

- 形態的特徴：褐色で有棘の球状を示す．
- 臨床的意義：アルカリ性尿で認められることが多いが，酸性尿から中性尿のpH域で形成される尿酸アンモニウム結晶は，ロタウイルス腸炎[5]）や潰瘍性大腸炎などの炎症性消化器疾患が示唆される．

2．異常結晶

a．ビリルビン結晶（bilirubin crystals）（図6）

- 形態的特徴：黄褐色の針状結晶である．
- 臨床的意義：肝炎や胆道閉塞症などの直接型ビリルビン増加時に認められることが多い．

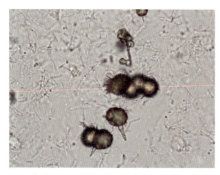

図5▶尿酸アンモニウム結晶（無染色 400倍）

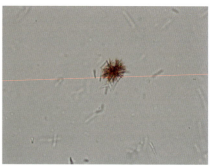

図6▶ビリルビン結晶（無染色 400倍）

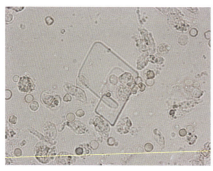

図7▶コレステロール結晶（無染色 400倍）

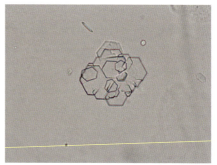

図8▶シスチン結晶（無染色 400倍）

b．コレステロール結晶（cholesterol crystals）（図7）
- 形態的特徴：無色の板状で，角が欠けた長方形を呈することが多い．
- 臨床的意義：ネフローゼ症候群や多発性嚢胞腎で認められる．

c．シスチン結晶（cystine crystals）（図8）
- 形態的特徴：無色の六角板状を呈する．
- 臨床的意義：酸性尿で認められる．先天性シスチン尿症やFanconi症候群の尿中に出現する．

d．2,8-ジヒドロキシアデニン結晶（2,8-dihydroxyadenine crystals）（図9）
- 形態的特徴：淡黄色から褐色で放射状の円形・球状を呈する．
- 臨床的意義：先天性アデニンホスホリボジルトランスフェラーゼ欠損症

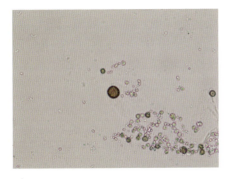

図9 ▶ 2,8-ジヒドロキシアデニン結晶
(無染色 400倍)

(APRT欠損症)に伴う尿路結石症で出現する．

3．薬剤結晶

服薬・投与された薬物に由来する結晶を薬剤結晶とよぶ．薬剤によっては，結石を生じやすいものや，結晶化によって腎不全を起こすものもある．

B　円柱成分

尿中に認められる円柱は，尿細管腔で形成され，遠位尿細管上皮細胞から分泌されるTamm-Horsfallムコ蛋白（THP: uromodulin）と血漿蛋白（主にアルブミン）がゲル状に凝固沈殿したものである[6]．

糸球体濾過率の低下，原尿流圧の減少，尿細管腔の閉塞などにより，尿が一時的に尿細管腔で停滞したことを示唆する成分である[7]．

1．硝子円柱 (hyaline cast)（図10）

血漿蛋白とTHPがゲル状に凝固沈殿した基質を硝子円柱という．蛋白尿を呈する腎疾患や全身性の血流障害などでも認められる．健常人でも認められ，激しい運動に伴う脱水時にも高頻度に認められる．

典型的な形態は，両端が丸みを帯びた円柱状である．無染色では無色透明であり，輪郭のコントラストをよく観察する．Sternheimer染色では，青色を呈する．

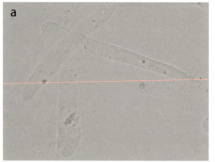 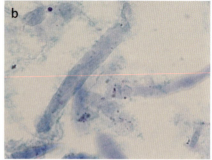

図 10 ▶ 硝子円柱（a：無染色 400 倍，b：Sternheimer 染色 400 倍）

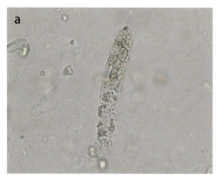 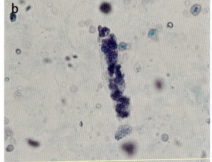

図 11 ▶ 上皮円柱（a：無染色 400 倍，b：Sternheimer 染色 400 倍）

2．上皮円柱（epithelial cast）（図 11）

　硝子円柱内に尿細管上皮細胞が 3 個以上封入された円柱である．尿細管上皮細胞が尿細管基底膜から剝離したことを示す円柱である．腎血流量低下による虚血，薬剤性尿細管障害などを示唆する．

3．顆粒円柱（granular cast）（図 12）

　硝子円柱内に顆粒成分が 1/3 以上封入された円柱である．顆粒成分の由来は，ほとんどが尿細管上皮細胞であるが，赤血球や白血球が顆粒変性したものもある．腎機能と関連性の強い円柱であり，腎実質障害を示唆する．

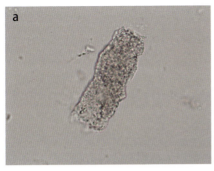 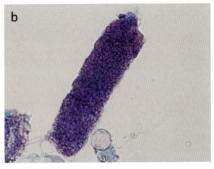

図 12 ▶ 顆粒円柱 （a: 無染色 400 倍, b: Sternheimer 染色 400 倍）

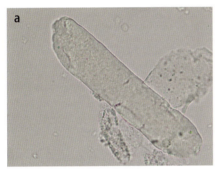 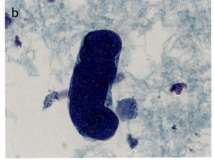

図 13 ▶ ろう様円柱 （a: 無染色 400 倍, b: Sternheimer 染色 400 倍）
（脇田　満．検査と技術．2016；44：838）

4．ろう様円柱（waxy cast）（図 13）

円柱の全体または一部が蝋のように見えることからろう様円柱とよばれている．

ろう様円柱は，顆粒成分の変性がさらに進行し，均質無構造となった円柱であり，腎不全や腎炎末期などの長期にわたって尿細管腔が閉塞していることを示唆する．

5．赤血球円柱（RBC cast）（図 14）

硝子円柱内に赤血球が 3 個以上封入された円柱である．ネフロンからの出血を示唆する重要な成分である．IgA 腎症，紫斑病性腎炎（IgA 血管炎），急性糸球体腎炎，膜性増殖性腎炎，ループス腎炎などで高頻度に認められる．

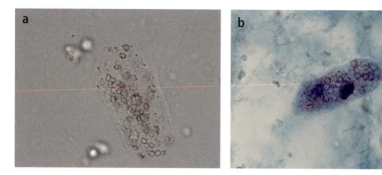

図 14 ▶ 赤血球円柱（a: 無染色 400 倍, b: Sternheimer 染色 400 倍）

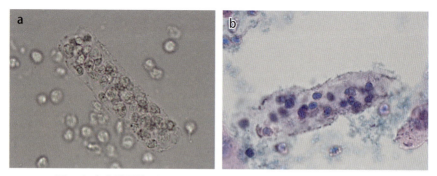

図 15 ▶ 白血球円柱（a: 無染色 400 倍, b: Sternheimer 染色 400 倍）

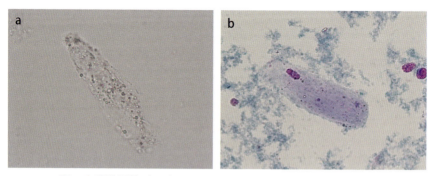

図 16 ▶ 脂肪円柱（a: 無染色 400 倍, b: Sternheimer 染色 400 倍）

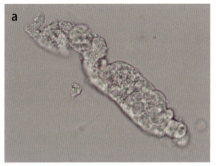 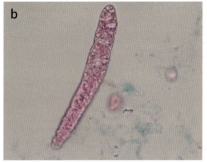

図 17 ▶ 空胞変性円柱（a：無染色 400 倍，b：Sternheimer 染色 400 倍）

6．白血球円柱（WBC cast）（図 15）

硝子円柱内に白血球が 3 個以上封入された円柱である．ネフロンにおける感染症や炎症性疾患で認められる．

7．脂肪円柱（fatty cast）（図 16）

硝子円柱内に脂肪顆粒が 3 個以上封入された円柱である．ネフローゼ症候群で高頻度に認められる．

8．空胞変性円柱（vacuolar denatured cast）（図 17）

円柱内に大小不同の空胞が形成された円柱である．高度の蛋白尿や腎機能低下を伴う糖尿病性腎症で多く認められる．

■文献

1) Japanese association of medical technologists; editorial committee of the special issue: urinary sediment. Urinary sediment examination. Japanese journal of medical technology. 2017; DOI https://doi.org/10.14932/jamt.17J1-2e
2) 日本臨床衛生検査技師会尿沈渣検査法編集委員会．尿沈渣検査法 2010．日本臨床衛生検査技師会，2011．
3) 一般検査ベーシックマスター．2017；45（増刊号）：227．
4) 山口　聡．尿路結石症と臨床検査．生物試料分析．2009；32：207．
5) 田中　佳，松本正美，田中千津，他．尿沈渣検査における尿酸アンモニウム結晶の出現背景．医学検査．2015；64：179-85．

6) 下村弘治, 西牧淳一, 芝 紀代子. THP 測定法の開発と臨床的応用. 生物試料分析. 2011; 34: 126-34.
7) 横山 貴. 4. 尿中円柱から推定できること. Medical Technology. 2011; 39: 904-9.

〈脇田 満〉

1章 尿検査総論

10 尿浸透圧・尿比重の評価と意義

A 尿浸透圧

1. 臨床的意義
- 本検査は，症候として多尿，乏尿があるとき，腎機能の悪化が考えられるとき，電解質異常が考えられるとき（血中 Na, K, Ca, Cl などの異常），腎の濃縮力の障害の有無を知りたいとき，また血液ガスの異常が存在するときなどの原因検索に有効である．
- 尿の濃縮・希釈は，水分と溶質のバランスとそれを調節するホルモン（ADH：抗利尿ホルモン）および腎の機能により決まる．尿の濃縮や希釈により生体は血漿浸透圧を一定に保とうとしている．
- 体液バランスに応じた反応を尿浸透圧や尿比重が示さないときに，ADH 分泌の異常や腎の異常，視床下部渇中枢の異常を考える．
- 尿浸透圧は尿中の溶質濃度を示している．血漿とは異なり，尿浸透圧を決定する主なものは代謝老廃物（尿素）と Na である．
- 尿比重に比べて，尿浸透圧の方がより腎機能を反映するといわれている．蛋白や造影剤のような高分子物質は，尿比重に影響を及ぼすが，尿浸透圧にはあまり影響しないためである．

2. 基準値
尿浸透圧： 通常 500〜800 mOsm/kgH$_2$O
　　　　　50（希釈時）〜1,300（濃縮時） mOsm/kgH$_2$O
- 高浸透圧尿をきたすとき
  ADH 分泌異常症候群（SIADH），副腎不全，脱水
- 低浸透圧尿をきたすとき

電解質異常（低K血症，高Ca血症），中枢性尿崩症，腎性尿崩症，副腎不全，間質性腎炎，アミロイドーシス，多発性骨髄腫，心因性多飲症，リチウム中毒

a．次に必要と思われる検査
- 異常を疑ったときには既往歴，投薬の有無，腎障害の有無や程度，尿蛋白，血糖，クレアチニン，BUN（SUN），Na，K，Cl，Ca，Pなどの一般検査が必要である．
- そのうえで必要なら水制限，水負荷試験とともに，甲状腺ホルモン，コルチゾール，ADHなどを検索する．尿崩症を疑う際にはバソプレシン負荷試験を行い，腎性，下垂体性の鑑別を行う．水制限や水負荷試験では病態を十分考え危険がないことを確かめ施行することが必要である．

b．変動要因
尿浸透圧は水分摂取量により大きく変動するので，1回の測定のみで判断できない．水制限や水負荷の検査を行うとき，一定時間後検体を採取するが，検査前に完全に排尿することを忘れないように注意する．

3．血漿浸透圧と比較して判断する場合

a．基準値
血漿浸透圧：275〜295 mOsm/kgH$_2$O

$$（推算式）= 2 \times 血清\,Na(mEq/L) + \frac{血糖値(mg/dL)}{18} + \frac{BUN(mg/dL)}{2.8}$$

b．血漿/尿浸透圧の組み合わせによる鑑別
（Posm：血漿浸透圧，Uosm：尿浸透圧）

1）血漿浸透圧上昇時（Posmが295 mOsm/kgH$_2$O以上）
- 尿浸透圧が高いとき（Uosm＞Posm）
  高張性脱水，糖尿病，マンニトール，グリセリン投与
  治療：飲水あるいは5％ブドウ糖点滴静注
- 尿浸透圧が低いとき（Uosm＜Posm）
  中枢性尿崩症，腎性尿崩症，低K血症，高Ca血症，リチウム中毒
  治療：飲水，中枢性尿崩症でデスモプレシン点鼻，腎性尿崩症でチアジド系利尿薬・非ステロイド系抗炎症薬投与

2）血漿浸透圧低下時（Posm が 275 mOsm/kgH$_2$O 未満）
- 尿浸透圧が低いとき（Uosm＜Posm）
  心因性多飲症（水中毒）
  治療：水制限
- 尿浸透圧が高いとき（Uosm＞Posm）
  SIADH, 腎不全（末期慢性腎不全や急性の腎性腎障害では腎の尿濃縮力が低下し等張尿となる）, 浮腫性疾患（ネフローゼ症候群・うっ血性心不全・肝硬変による腹水）, 副腎不全, 塩類喪失性腎症, 腎外性 Na 喪失（下痢・嘔吐・外瘻）.
  治療：SIADH では水制限および tolvaptan 投与. 腎不全では水制限. 塩類喪失性腎症, 腎外性 Na 喪失では Na 補給.
  【memo】
- 2020 年に, 日本国内で, SIADH における低 Na 血症の改善目的で, バソプレシン V$_2$受容体拮抗薬 tolvaptan が追加承認された. Tolvaptan は, 抗利尿ホルモンである ADH に対する拮抗作用を通じて, 腎臓の集合尿細管において尿の濃縮を阻害する. これにより, 尿中の水分排泄が増加し, 尿浸透圧が低下する. Tolvaptan は電解質の排泄を伴わず, 水のみを排泄する利尿薬である. 治療時には, 急激な Na 補正が脱水や中枢神経系への影響を引き起こす可能性があるため, 慎重なモニタリングが必要である.
  【参考】
- 上記用法・用量については, 通常, 成人には tolvaptan（3.75 mg または 7.5 mg）を 1 日 1 回経口投与する. 必要に応じて, 望ましい血清 Na 濃度に達するまで段階的に増量でき, 患者の状態により適宜増減する. ただし, 最高用量は 1 日 60 mg までとする.

B 尿比重

1. 臨床的意義
- 本検査および尿浸透圧（前述）はともに尿濃縮能力を数値化することにより, 腎機能を評価できる. ただし尿浸透圧に比べ, 溶質の性状によって影響されるため, 蛋白や造影剤のような高分子物質は著しい影響を及ぼし腎機能を反映しない可能性がある.

- 尿糖，造影剤，マンニトールなど比重を増大させる物質がないことが確認できれば，尿比重は尿浸透圧の代用として使える．尿比重と尿浸透圧には以下の関係がある．
- 尿比重 0.001 あたり，尿浸透圧 30〜35 mOsm/kgH$_2$O に相当する(表1)．
- 本検査は，尿スクリーニング検査として行われる．

表1 尿比重と尿浸透圧

比重	尿浸透圧（mOsm/kgH$_2$O）
1.005	150
1.010	300
1.020	650
1.030	1000
1.040	1350

2．基準値

尿比重：1.010〜1.030＜試験紙法＞
- 高比重尿をきたすとき（1日尿で1.030以上）
  糖尿病（尿グルコース高値），急性腎炎，脱水症，下痢症，嘔吐症，熱性疾患，外因性浸透圧利尿〔高張輸液（マンニトール・グリセリン），造影剤〕
- 低比重尿をきたすとき（1日尿で1.010未満）
  中枢性尿崩症，腎性尿崩症，電解質異常（低K血症，高Ca血症），腎盂腎炎，利尿薬投与，夜間多尿，浮腫の回復期，水分過剰摂取
- 等比重尿をきたすとき（1.010付近に固定するもの）
  腎機能低下の末期状態

a．次に必要と思われる検査

- 尿浸透圧の同項目（前述）に準ずる．
- 必要に応じ尿浸透圧を測定する．

【memo】
- 早朝尿の尿比重は腎濃縮能をみる場合に重要である．成人では1.025以上に濃縮できる．
- 蛋白尿や糖尿は尿比重を増加させる．蛋白尿1 g/dLで0.003，尿糖1 g/dLで0.004増加する．尿蛋白，尿糖があるときは，蛋白量と糖量に応じた補正をした後の尿比重についても判断する．
- 尿比重は，電解質に反応する試薬を用いた尿試験紙に尿をつけて色の変化で判定する．尿浸透圧は，浸透圧計で測定する．尿試験紙で比重を測定するより，浸透圧のほうが正確な結果が得られるが，尿試験紙で手軽に行えるため，

現在では尿比重が主に用いられている.

b．尿量から考える

定義：1日尿量 2,500 mL 以上を多尿，400 mL 以下を乏尿（100 mL 以下を無尿）という．

1）多尿

【原因】
- 高張多尿（尿比重 1.015 以上）
  - 糖尿病
  - 浸透圧利尿薬（マンニトール），高カロリー輸液
- 等張多尿（尿比重 1.010〜1.014）
  - 急性腎不全（利尿期）
  - 慢性腎不全（多尿期）
- 低張多尿（尿比重 1.010 未満）
  - 多飲：心因性多飲症，口渇中枢の器質的障害
  - 中枢性尿崩症（ADH 分泌不全による尿量増加）
  - 腎性尿崩症（尿細管上皮の機能異常による ADH に反応しないための尿量増加）
  - 低 K 血症：原発性アルドステロン症，Bartter 症候群，尿細管性アシドーシスなど
  - 高 Ca 血症：副甲状腺機能亢進症，悪性腫瘍など
  - 腎髄質疾患：間質性腎炎，腎盂腎炎など
  - 薬剤：炭酸リチウム，デメクロサイクリンなど

【memo】
利尿薬服用歴のチェックも必要である．

【参考】
- Fishberg 濃縮試験（水制限試験）

  一定時間の飲水制限後に採尿し，尿の濃縮能を調べるために行われる検査．
  - ①試験前日 18：00 までに乾燥食をとらせ，以後試験終了まで飲食禁止．
  - ②就寝前に排尿し，夜間に排尿したものは捨てる．
  - ③翌朝起床時（6：00）に第 1 回採尿．臥床のままで 1 時間後第 2 回採尿．
  - ④その後は臥床，起床任意とし，さらに 1 時間後第 3 回採尿．
  - ⑤各尿につき比重と浸透圧を測定する．

表2　腎前性腎不全と急性尿細管壊死（腎性腎不全）

	腎前性腎不全	急性尿細管壊死
尿比重	高張（1.020以上）	等張（1.010～1.012）
尿浸透圧（mOsm/kgH$_2$O）	＞500	＜350
浸透圧比（尿/血清）比	2～3	1.0～1.2
クレアチニン（尿/血清）比	＞40	＜20
尿素窒素（尿/血清）比	＞8	＜3
尿Na濃度（mEq/L）比	＜20	＞40
腎不全指数[*1]	＜1	＞1
FE$_{Na}$[*2]	＜1	＞1

[*1] 腎不全指数（renal failure index：RFI）＝$U_{Na}\cdot P_{cr}/U_{cr}$
[*2] FE$_{Na}$(fractional excretion of Na)＝$(U/P)_{Na}/(U/P)_{cr}\times 100 = (U_{Na}\cdot P_{cr})/(P_{Na}\cdot U_{cr})\times 100$
[U_{Na}：尿中Na濃度，P_{Na}：血清Na濃度，U_{cr}：尿中クレアチニン濃度，P_{cr}：血清クレアチニン濃度]
(Miller TR, et al. Ann Intern Med. 1978；89：47-50)[1]

判定：少なくとも1つの浸透圧850 mOsm/kgH$_2$O以上あるいは比重1.022以上であれば正常と判定できる．750 mOsm/kgH$_2$O以下であれば濃縮能低下と判定する．

- バソプレシン負荷試験

水溶性ピトレシン5単位皮下注後，30分ごとに2時間採尿する．中枢性尿崩症の場合，尿量は減少し，尿浸透圧は300 mOsm/kgH$_2$O以上に上昇する．

2）乏尿

【原因】

主に急性腎障害に認められ，腎前性腎不全と急性尿細管壊死の鑑別診断に尿比重・尿浸透圧は参考となりうる（表2）．

文献

1) Miller TR, Anderson RJ, Linas SL, et al. Urinary diagnostic indices in acute renal failure: a prospective study. Ann Intern Med. 1978；89：47-50.

〈山田耕嗣〉

1章 尿検査総論

11 尿酸・尿素窒素・ケトン体の評価と意義

A 尿酸（uric acid：UA）

　尿中尿酸値測定は，腎尿酸排泄量の評価や尿酸・プリン体代謝異常の鑑別診断のために行い，高尿酸血症（7.0 mg/dL 以上）もしくは低尿酸血症（2.0 mg/dL 以下）のときに行う．

　高尿酸血症は尿酸排泄低下型，腎負荷型（尿酸産生過剰型と腎外排泄低下型）そして両方の特徴をもつ混合型に分類される（図1）．尿酸排泄低下型が約60％，混合型が約30％，腎負荷型が約10％であり，尿酸排泄低下型の特徴をもった高尿酸血症が大多数を占めている．近年，腎外排泄低下型（腸管から糞便中への

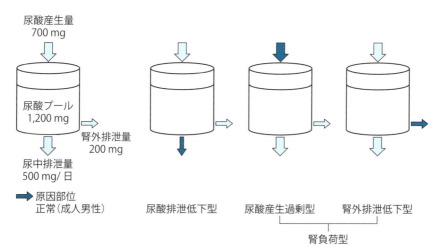

図1 ▶ 高尿酸血症の病型分類（日本痛風・尿酸核酸学会ガイドライン改訂委員会，編．高尿酸血症・痛風の治療ガイドライン 第3版．東京：診断と治療社；2018[1] p.96より作図）

尿酸排泄が低下する結果，腎臓から尿酸排泄が増加する）が提唱されている．消化管に存在する尿酸トランスポーター ABCG2（adenosine triphosphate binding cassette subfamily G member 2）の機能低下型変異による尿酸の便中への排泄が低下する結果，血清尿酸値が上昇し，腎臓からの尿酸排出は亢進する．便中への尿酸排出の測定は困難であり，臨床上真の尿酸産生型と腎外排泄低下型の区別ができないことから，尿酸排泄増加を認める病型を腎負荷型とすることが提唱されている．

後述する計算式を用いて尿酸の産生過剰か，排泄低下か鑑別でき，治療薬の選択に役立つ．痛風関節炎，腎障害を防ぐために適切な治療薬を用いることが必要であり，経時的に尿中尿酸を測定することで治療効果判定も可能である．一方，尿酸値が低くても結晶化する場合や運動後の急性腎障害をきたすことがあり，生活習慣の指導（飲水の励行など）を行うためにも尿検査を実施し診断を確定することが必要である．また，酸性尿であると尿酸結石を誘発しやすくなるので，尿 pH も一緒にみておくことが大切である．

1．尿中尿酸値の測定と診断基準

高尿酸血症の病型は，尿中尿酸排泄量と尿中への尿酸排泄能の指標である尿酸クリアランス（CUA），または CUA/Cr クリアランス比（CUA/Ccr）により分類される．各分類型の尿中尿酸排泄量（mg/kg/時）と尿中クリアランス（mL/分）は腎負荷型が 0.51 mg/kg/時＞および≧7.3 mL/分，尿酸排泄低下型が＜0.48 mg/kg/時あるいは＜7.3 mL/分，混合型が＞0.51 mg/kg/時および＜7.3 mL/分となる．尿酸産生量を直接に定量することは困難なため，産生量は尿中尿酸排泄量より推測する（表1）．尿酸値は摂取した食事・飲酒により変動するため，検査前3日間は高プリン体食（レバー，白子，エビなど）・飲酒を制限してから行うのが望ましい．腎負荷型は尿中尿酸排泄量 0.51 mg/kg/時以上であり，尿酸排泄低下型は CUA，または CUA/Ccr で判定する．両病型基準に合致すれば，混合型と判定する．しかし，外来診療では 24 時間蓄尿が困難なため，検査当日早朝より絶食した後，飲水負荷し 60 分間採尿を行うか，それも困難な場合は随時尿の尿中尿酸濃度と尿中クレアチニン濃度の比を計算して大まかな鑑別を行うことができる．

■ 表1 ■　CUA，CUA/Ccr および尿中尿酸排泄量の算出法

- 尿中尿酸排泄量＝尿中尿酸濃度(mg/dL)×60分間尿量(mL)/100×体重(kg)
  正常値: 0.496 (0.483〜0.509) mg/kg/時
- 尿酸クリアランス (CUA) ＝ {尿中尿酸濃度 (mg/dL)×60分間尿量 (mL)/血漿尿酸濃度 (mg/dL)×60} × {1.73/体表面積 (m^2)}
  正常値: 11.0 (7.3〜14.7) mL/分
- クレアチニンクリアランス (Ccr) ＝ {尿中クレアチニン濃度 (mg/dL)×60分間尿量 (mL)/血漿クレアチニン濃度 (mg/dL)×60} × {1.73/体表面積 (m^2)}
  正常値: 134 (97〜170)
- CUA/Ccr＝ { {尿中尿酸濃度 (mg/dL)×血漿クレアチニン濃度 (mg/dL)} / {血漿尿酸濃度 (mg/dL)×尿中クレアチニン濃度 (mg/dL)} } ×100 (％)
  正常値: 8.3 (5.5〜11.1) ％

(日本痛風・尿酸核酸学会ガイドライン改訂委員会，編．高尿酸血症・痛風の治療ガイドライン 第3版．東京：診断と治療社；2018．p.96[1])

2．尿中尿酸測定の分類に基づいた治療

　多くは原発性（一次性）で明確な原因が認められないことが多いが，基礎疾患や薬物投与など明らかな原因が見出される二次性高尿酸血症も存在するため，二次性の可能性についても検討する．治療はまず，過食，高プリン・高脂肪・高蛋白食，常習飲酒，運動不足などの生活習慣を改善する．痛風関節炎を繰り返す患者や痛風結節を認める患者は薬物治療の適応となり，血清尿酸値を6.0 mg/dL 以下に維持するのが望ましい．無症候性高尿酸血症への薬物治療導入は，血清尿酸値を8.0 mg/dL 以上を目安とする．しかし，血清尿酸値は慢性腎臓病（chronic kidney disease: CKD）や心血管（cardiovascular disease: CVD）の発症や進展と関係し，また一般集団において高尿酸血症は腎不全の危険因子であることから，適切な治療が求められる．測定結果を用いて，尿酸排泄低下型には尿酸排泄促進薬（ベンズブロマロン，プロベネシド，ドチヌラド），尿酸産生過剰型には尿酸生成抑制薬（アロプリノール，フェブキソスタット，トピロキソスタット）を選択することを基本原則とする．しかし中等度以上［Ccr・推算糸球体濾過量（glomerular filtration rate: GFR）30 mL/分/1.73 m^2以下，または血清クレアチニン値 2.0 mg/dL 以上］の腎機能障害では尿酸生成抑制薬を選択する．アロプリノールは，腎機能低下時には血中濃度上昇により重篤な副作用が生じやすくなるため投与量を減量する必要があり，胆汁からも排泄され腎機能が低下しても比較的安全に使用できるフェブキソス

タット，トピロキソスタットの方が使用しやすい．ただし，メルカプトリン，アザチオプリンを使用中の症例では，尿酸生成抑制薬がこれらの血中濃度を上昇させ，骨髄抑制などの副作用を増強させる可能性があり併用禁忌であるため注意が必要である．また尿路結石の既往ないし合併症がある場合も尿酸生成抑制薬を選択する．尿酸排泄促進薬を使用する場合は尿路結石の発現に注意し，飲水励行（1日約2,000 mL程度），尿アルカリ化薬（クエン酸カリウム・クエン酸ナトリウム水和物：ウラリットU）を併用する．

　2020年に選択的尿酸再吸収阻害薬ドチヌラドが使用可能となった．ベンズブロマロンで問題があった肝障害の副作用が少なく，使用禁忌も過敏症のみである．軽度〜中等度の腎機能障害のある患者でも用量調節が必要なく，尿酸産生過剰型にも尿酸排泄低下型にも等しく有効であったとの報告もあり，今後の展開が期待される．

3．低尿酸血症

　低尿酸血症は，産生低下型と排泄亢進型に分類される．他の原因による尿細管障害を認めないにもかかわらず，腎臓における尿酸動態の異常により尿酸排泄が亢進し，低尿酸血症を示す病態を腎性低尿酸血症という．原因として，近位尿細管において尿酸再吸収方向に働くトランスポーターの欠損があり，これまでURAT1/SLC22A12遺伝子変異およびGLUT9/SLC2A9遺伝子変異が報告されている．有病率はおおよそ男性0.2%，女性0.4%と推定される[2]．多くは無症状で，健康診断などで偶然発見されることが多い．合併症として尿路結石症と運動後急性腎障害があるが，正確な頻度は不明である．少年〜青壮年期の男性が多く，強度の高い（無酸素運動）運動後に突然の腹痛や腰背部痛，悪心，嘔吐などで発症する．一時的な透析が必要なこともあるが，短期予後は良好で，腎機能は回復することが多い．尿検査では，FE_{UA}(CUA/Ccr)の上昇を認める．低尿酸血症に対する治療は不要であるが，急性腎障害となりやすいので十分な飲水と経過観察が必要である．

4．異常値の出るメカニズムと臨床的意義

　食餌性のプリンと体内で代謝されるプリンの分解過程でグアニンはキサンチンに，アデニンはヒポキサンチンに変換され，キサンチンオキシダーゼによりキサンチン，さらに尿酸まで代謝される．ヒトでは尿酸オキシダーゼ（ウリカー

ゼ）を欠損し，尿酸がアラントインまで代謝されない．尿酸はアラントインに比べ水に対する溶解度が低いので，肉・魚の摂取量増加に伴い尿酸が大量に生成され，尿中排泄が低下すると血中の尿酸濃度が上昇し，尿酸結晶の沈着で痛風関節炎や腎障害などを発症する．

健常者では 1,200 mg の生体内尿酸プールがあり，1 日 700 mg の尿酸が産生され，腎より 500 mg が排泄され，腎外性処理（消化液・汗）により 200 mg が排泄される．

尿酸輸送は，①糸球体濾過，②近位尿細管再吸収（95％），③分泌（50％），④分泌後再吸収（40％）の 4 段階からなり，10％が尿中に排泄される．

尿酸の再吸収はナトリウムの再吸収に間接的に連動していると考えられ，利尿薬による組織灌流液低下に引き続いて生じるアンジオテンシン II やノルアドレナリン産生増加により，近位尿細管でのナトリウム・水の再吸収が亢進し，最終的に尿酸の再吸収が増加する．その結果，尿酸排泄低下と血中尿酸値上昇がみられる．

尿酸トランスポーターの urate transporter 1（URAT1）は近位尿細管の管腔膜に存在する尿酸/アニオン交換輸送体であり，乳酸，ニコチン酸，ケトン体などの有機アニオンの細胞外へ向かう外向き濃度勾配により尿酸の再吸収に関与する．GLUT9（glucose transporter 9）が近位尿細管の基底膜に存在し，血中に尿酸を輸送する．ベンズブロマロンは URAT1 と GLUT9 の阻害薬であり，尿酸の再吸収を抑制する．ドチヌラドは ABCG2 を介した分泌には影響を及ぼさず，選択的に URAT1 を阻害し尿酸の再吸収を抑制する．

異常値の機序としては，尿酸産生異常と腎からの排泄異常がある．尿酸産生異常としてプリン代謝酵素の異常，薬物による代謝酵素活性の変化，悪性腫瘍の細胞崩壊（白血病・骨髄腫・悪性腫瘍の化学療法後など）による大量の核酸遊離などがあり，重症肝疾患では産生低下がある．

腎での排泄機能低下としては腎機能低下，細胞外液量減少（脱水，尿崩症，利尿薬など）による再吸収の亢進，高尿酸血症（アルコール摂取，妊娠高血圧症候群など）による尿酸再吸収の亢進，ケトン体増加（糖尿病性ケトアシドーシス，飢餓など）による尿酸再吸収の亢進，薬剤（ピラジナミド，エタンブトール，利尿薬，少量アスピリン，L-ドパ，シクロスポリンなど）による尿酸再吸収の亢進，レニン-アンジオテンシン-アルドステロン系の亢進（Bartter 症候群，腎血管性高血圧，高アルドステロン血症など）による排泄低下などがある．

腎からの排泄亢進としては，遺伝性低尿酸血症1型（URAT1の遺伝子異常）および2型（GLUT9の遺伝子異常）やFanconi症候群，薬剤（テオフィリン，ミゾリビン，リバビリンなど）による尿酸再吸収低下がある．

　アルコール摂取はエタノール代謝に伴うATPの分解による尿酸産生の増加と乳酸産生による腎での尿酸排泄の低下により血中尿酸濃度が上昇するので，検査時はアルコール摂取を控える．特にビールはプリン体含有量が多い．

B　尿素窒素（urea nitrogen：UN）

基準値：4〜13.8 g/日（蓄尿）．

　腎機能障害のスクリーニングのために行う．減少（3 g/日以下）するもので高頻度のものは肝不全（肝硬変末期など），高度腎不全，低蛋白食，妊娠などがある．増加（15 g/日以上）するもので高頻度のものは高蛋白食，蛋白異化亢進する病態（悪性腫瘍，感染，外傷，手術など）がある．薬剤ではコルチコステロイド，利尿薬，テトラサイクリンなどで増加する．

1．異常値の出るメカニズムと臨床的意義

　組織蛋白や食事蛋白の分解により生じたアミノ酸の分解産物であるアンモニアが，肝臓の尿素サイクルで代謝されて尿素となる．分子量60 Daで糸球体を自由に通過するが，近位および遠位尿細管において水とともに再吸収される．集合管での再吸収は抗利尿ホルモン（antidiuretic hormone：ADH）の存在下で亢進する．

　したがって，組織蛋白の異化が亢進する場合には血中尿素窒素が上昇し，尿中にも排泄され増加する．食事蛋白の摂取過多でも尿中の排泄は増加する．それに対し肝疾患や蛋白制限時（十分なエネルギー摂取時）には，肝での尿素生成が低下するためUNの排泄も低下する．1日の蛋白摂取量を推定する場合には，蓄尿の結果から，蛋白摂取量(g/日)＝〔1日尿中窒素排泄量(g/日)＋0.031(g/kg)×体重(kg)〕×6.25（Maroniの式）で計算できる．蓄尿ができない患者や個々を経時的に評価する場合は，血清尿素窒素（serum urea nitrogen：SUN）/血清クレアチニン（Pcr）比を参考にすることもできる．

　尿素は糸球体を自由に通過した後に尿細管で再吸収されるため，尿素窒素クリアランスは実際のGFRの35〜65％となる．腎機能が低下すると尿素の尿細

管での再吸収量が低下し，クレアチニンの尿細管からの分泌量が増加する．そのため腎機能低下時には尿素窒素クリアランスとクレアチニンクリアランスの平均が真の GFR に近い値となるといわれている．

　急性腎障害の鑑別に尿中尿素窒素濃度（UUN）と血清尿素窒素濃度（PUN）の比を用いることがある．腎前性急性腎障害では，BUN の再吸収が増加するため UUN/PUN は 20 以上となり，腎性急性腎障害（急性尿細管壊死）では 20 未満となる．FE_{UN}〔{尿中 UN 濃度(mg/dL) × 血漿クレアチニン濃度(mg/dL)}/{血漿 UN 濃度(mg/dL) × 尿中クレアチニン濃度(mg/dL)} × 100(％)〕＜35％は腎前性急性腎障害を示唆する．ADH が上昇する病態では尿素の再吸収が増えるためである．

C 尿ケトン体（urine ketone body）

　基準値：陰性（アセト酢酸として 15 mg/dL 以下），1＋～4＋（陽性）．

　試験紙法（ランゲ反応）で随時尿を用いて糖利用低下状態（糖尿病，ケトアシドーシスなど）のスクリーニングに行う．高頻度のものとしては，糖代謝異常（糖尿病，ケトアシドーシス），運動，飢餓，嘔吐，下痢，周期性嘔吐，ケトン性低血糖がある．他の原因には高脂肪食，内分泌疾患（甲状腺機能亢進症，先端肥大症，褐色細胞腫など）がある．

1．異常値の出るメカニズムと臨床的意義

　グルコースがエネルギー源として利用されない場合，脂肪および蛋白質がエネルギー源として利用され，その分解が亢進したときにケトン体が生成される．ケトン体とはアセト酢酸，アセトン，β-ヒドロキシ酪酸の総称である．試験紙法で測定可能なのは前 2 者のみであるが，アセトンは揮発性が高くロスしやすいことから尿中へ排出するケトン体は主としてアセト酢酸である．

　コントロール不良の糖尿病では，体内にケトン体が蓄積され，アセト酢酸・β-ヒドロキシ酪酸が増量しケトアシドーシスをきたすが，この病態では主として産生されるのは β-ヒドロキシ酪酸であるため，試験紙法では検出できず，総ケトン体排泄は過小評価されがちである．したがって，アセト酢酸が増加しない場合，偽陰性となることがある．L-ドパ，セフェム系薬剤，SH 基を含む薬剤，代謝産物で偽陽性を示すことがある．

糖尿病患者で尿糖，尿ケトン体陽性なら糖尿病性ケトアシドーシスをきたしている可能性を考え，血糖・動脈血分析・血清電解質を測定する．診断後インスリン投与と水分補給を行う．その他の場合，原疾患の治療を行う．

　早朝空腹時には尿ケトン体は陽性になりやすいので，糖尿病のコントロール状態を判断するには早朝空腹時に採尿する．

　糖質の豊富な食事を摂取しても尿ケトン体が消失しない場合は，インスリン不足が高度であると判断してインスリンを増量する．小児では周期性嘔吐やケトン性低血糖でも尿中ケトン体は陽性となる．

■ 文献

1) 日本痛風・尿酸核酸学会ガイドライン改訂委員会，編．高尿酸血症・痛風の治療ガイドライン 第3版．東京：診断と治療社；2018．
2) 日本痛風・核酸代謝学会，編．腎性低尿酸血症診療ガイドライン．東京：メディカルレビュー社；2017．
3) 大谷　浩，他．尿素窒素（BUN），クレアチニン．臨床医．2002；28（増刊）：976-8．
4) 日高秀樹，他．尿ケトン．臨床医．1993；19：625-6．

〈福田裕光〉

1章 尿検査総論

12 尿中の電解質とアニオンギャップの評価と意義

　腎臓は適宜，体液環境に応じて，体に必要な場合は尿中への排泄を減らし，不要な場合は増加させることにより電解質の排泄量を調節している．したがって，尿中への電解質の排泄量に決まった一定の正常値は存在せず，患者の臨床状況と関連づけて評価をする必要がある．本稿では尿中ナトリウム，尿中カリウム，尿中カルシウム，尿中リンについてと尿アニオンギャップの評価と意義について解説する．

A　尿中ナトリウム

　ナトリウムは細胞外液中の陽イオンの大半を占め，血清ナトリウム濃度の異常は血清浸透圧や循環血液量の影響を大きく受ける．ナトリウムのバランスは主としてレニン-アンジオテンシン-アルドステロン系，抗利尿ホルモンや心房性ナトリウム利尿ペプチドなどを介して，腎尿細管におけるナトリウムの再吸収量を調節し維持されている．健常人においてはこれらの調節により，摂取されたナトリウム量と尿中排泄量はほぼ等しくなる．尿中ナトリウム濃度は尿量により大きく変動を受けるが，成人では通常は 20 mEq/L 以上である．ナトリウムの排泄には日内変動があり，日中に多く，夜間に少ない．24 時間蓄尿における尿中ナトリウム排泄量の年齢別基準値を表 1 に示す．

　腎糸球体で濾過されたナトリウムのうち，最終的な尿中に排泄される割合が何％であるかを表す値として fractional exretion of sodium（FE_{Na}：ナトリウム排泄率）があり，尿細管におけるナトリウム再吸収率の指標となる．FE_{Na} の計算式を表 2 に示す．FE_{Na} は尿量を考慮しなくてよいため，尿中ナトリウム濃度よりも正確性が増すと考えられているが，判断となる指標は腎糸球体濾過量に大きく依存している．急性腎不全状態でありながら，FE_{Na} が低値の場合は腎前

■ 表1 ■ 24時間蓄尿における尿中ナトリウム排泄量の年齢別基準値

年齢	mEq/kg/日
生後1日	0.11〜0.39
生後7日	0.0〜4.4
乳児期	0.0〜3.5
幼児・学童期	6.0〜10
成人	5.6〜17

(木全貴久, 他. In: 金子一成, 他編. こどもの身体の基準. 東京: 中外医学社; 2014. p. 219-20)[1]

■ 表2 ■ ナトリウム排泄率（FE_{Na}）の計算式

$FE_{Na}(\%) = 100 \times (U_{Na} \times S_{Cr}) / (S_{Na} \times U_{Cr})$
U_{Na}: 尿中ナトリウム濃度
S_{Na}: 血清ナトリウム濃度
U_{Cr}: 尿中クレアチニン濃度
S_{Cr}: 血清クレアチニン濃度

性腎不全（循環血液量の低下）を考える．急性腎性腎不全（急性尿細管壊死など）では尿細管のナトリウム再吸収量が低下するためFE_{Na}は高値となる（1%以上）．

1. 異常値が出た場合に想定するべき疾患

尿中ナトリウム排泄量は前述したように，摂取したナトリウム量の影響を強く受ける．したがって尿中ナトリウム濃度のみで異常と判断することはできない．体内の水分量や分布異常を呈する疾患や病態の鑑別に用いる．特に低ナトリウム血症の鑑別に尿中ナトリウム排泄量は有用である．

a. 低ナトリウム血症の鑑別

低ナトリウム血症を認めた場合の鑑別フローチャートを図1に示す．

1）尿中ナトリウム排泄量が低下した低ナトリウム血症

腎外性ナトリウム喪失による体液量減少型の低ナトリウム血症か，浮腫を伴う低ナトリウム血症であるかを考える．前者は下痢，嘔吐，火傷や発汗などにより腎外性に水分とナトリウムが喪失している状態で，水だけの補給あるいはナトリウム濃度の低い補液がされている場合に認める．この場合は低張性脱水となり，脱水症状を著明に認め血清尿酸値や血清尿素窒素が上昇している．

後者の場合は全身のナトリウム量は増加しているが，それ以上に水分が貯留している状態であり，うっ血性心不全，肝硬変やネフローゼ症候群の場合に認める．全身の水分量は増加しているにもかかわらず，有効循環血液量が減少し，腎糸球体濾過量の低下ならびにレニン-アンジオテンシン-アルドステロン系と

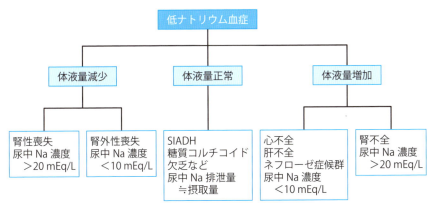

図1 ▶ 低ナトリウム血症の鑑別フローチャート

尿中 Na：尿中ナトリウム，SIADH: syndrome of inappropriate secretion of antidiuretic hormone（バソプレシン分泌過剰症）
(小野崎彰, 他. 臨床研修プラクティス. 2006; 3: 88-92[2]より改変)

抗利尿ホルモンの分泌の亢進を認め水分とナトリウムが貯留する．

2）尿中ナトリウム排泄が低下しない低ナトリウム血症

低ナトリウム血症にもかかわらず，尿中ナトリウム濃度が 20 mEq/L 以上となっている状態で，腎性ナトリウム喪失による体液減少型低ナトリウム血症か体液量の変化しない低ナトリウム血症であるかを考える．前者の場合は低ナトリウム血症とともに脱水症状を認める．慢性腎不全，多嚢胞腎や間質性腎炎などに合併するナトリウム喪失性腎症において認める．利尿薬を長期使用した場合も認める．後者は脱水も浮腫も認めないバソプレシン分泌過剰症が代表的である．その他には糖質コルチコイド欠乏，甲状腺機能低下症や低張性輸液の使用などで認める．

B 尿中カリウム

尿中カリウム排泄量は，カリウムの摂取量，アルドステロンの作用や血中カリウム濃度により様々に変化する．腎糸球体で濾過されたカリウムはほぼすべて近位尿細管と Henle 上行脚で再吸収され，尿中へのカリウム排泄量は遠位尿細管でのカリウム分泌と遠位部に到達する尿量により調節されている．前者は主にアルドステロンにより影響を，後者は抗利尿ホルモンや尿中ナトリウム量

表3 24時間蓄尿における尿中カリウム排泄量の年齢別基準値

年齢	mEq/kg/日
新生児	0.3〜0.7
1〜12カ月	1〜3.6
2〜20歳	0.4〜5.2
成人	26〜63 mEq/日

(大森さゆ,他.小児内科.2005;37(増刊号):30-3[3]より改変)

表4 カリウム排泄分画(FE_K)の計算式

FE_K (%) = $100 \times (U_K \times S_{Cr})/(S_K \times U_{Cr})$
U_K: 尿中カリウム濃度
S_K: 血清カリウム濃度
U_{Cr}: 尿中クレアチニン濃度
S_{Cr}: 血清クレアチニン濃度

と浸透圧物質の影響を受ける.

24時間蓄尿における尿中カリウム排泄量の年齢別基準値を表3に示す.

ナトリウムと同様に腎臓からのカリウム排泄能を示す指標としてFE_Kがある.FE_Kは腎糸球体で血液中から濾過されたカリウム量と最終的に尿中に排泄されたカリウムの比率を示す値である.FE_Kの計算式を表4に示す.FE_Kの基準値は10〜20%である.

1. 異常値が出た場合に想定するべき疾患

低カリウム血症で尿中カリウムが0〜10 mEq/Lのときは腎臓外からのカリウムの喪失を,10 mEq/L以上のときは腎臓からのカリウムの喪失を考える.またFE_Kを使用することで血清カリウム値が異常値を示したときの疾患鑑別を行うことができる.

FE_Kが低値の場合はカリウム摂取量の低下,下痢・嘔吐によるカリウムの喪失,低アルドステロン血症や偽性低アルドステロン血症I型を考える.

FE_Kが高値の場合はカリウム摂取量の増加,尿細管性アシドーシス,利尿薬の使用や腎不全を考える.

C 尿中カルシウム

カルシウムの代謝は,副甲状腺ホルモンをはじめとする液性調節因子による腸管,骨や腎臓などでの吸収と排泄のバランスにより保たれている.尿中カルシウム排泄は,血清カルシウム値の他に遠位尿細管における再吸収によっても

表5　尿中カルシウム排泄量の年齢別基準値

蓄尿	
年齢	尿中カルシウム
成人	100〜200 mg/日
小児	1〜4 mg/kg/日
随時尿のカルシウム/クレアチニン比（mg/mgCr）	
12 カ月以下	<0.8
1〜3 歳	<0.53
3〜5 歳	<0.4
5〜7 歳	<0.3
7 歳以上	<0.2
高カルシウム尿症の定義	>0.25
カルシウム結石のリスク	>0.5

(木全貴久, 他. In: 金子一成, 他編. こどもの身体の基準. 東京: 中外医学社; 2014. p. 221-2)[4]

調節されている．尿中カルシウム排泄量の年齢別基準値を表5に示す．

尿中カルシウム濃度は尿量によって左右されるため，同一尿検体で尿中クレアチニン濃度も測定し，尿中カルシウム/クレアチニン比（mg/mgCr）を求め補正を行う．

1．異常値が出た場合に想定するべき疾患

高カルシウム尿症を認め，高カルシウム血症を伴う疾患として副甲状腺ホルモンの過剰分泌をきたす原発性副甲状腺機能亢進症，ビタミンDの作用の亢進によるビタミンD中毒，サルコイドーシス，高カルシウム尿性低リン血症性くる病を考える．

高カルシウム尿症を認め，血清カルシウム値が正常の疾患として特発性高カルシウム尿症，遠位型尿細管性アシドーシス，Bartter症候群，Cushing症候群などを考える．

低カルシウム尿症を認め，低カルシウム血症を伴う疾患として副甲状腺ホルモン作用が低下する副甲状腺機能低下症，偽性副甲状腺機能低下症やビタミンDの作用が低下するビタミンD欠乏症，ビタミンD依存症を考える．

低カルシウム尿症を認め，血清カルシウム値が正常の疾患として甲状腺機能

低下症,アルカローシス,サイアザイド系利尿薬の投与,カルシウム摂取不足やリン摂取過剰を考える.

D 尿中リン

通常の食事には1日約1gのリンが含有されている.その約70%が吸収されて,同量のリンが腎臓から排泄されることにより生体内のバランスが保たれている.24時間蓄尿における尿中リン排泄量の基準値を表6に示す.リンの排泄

表6 尿中リン排泄量の年齢別基準値

年齢	
新生児	0〜0.7 mg/日
〜2歳	〜200 mg/日
それ以降	15〜20 mg/kg/日または0.4〜1.3 g/日

(大森さゆ,他.小児内科.2005;37(増刊号):30-3)[3]

表7 リン再吸収率(%TRP)の年齢別基準値と計算式

年齢	%
2〜5週	94.5±1.0
6週〜12カ月	89.6±3.0
1〜3歳	87.3±3.0
4〜6歳	91.5±1.0
7〜9歳	91.9±1.1
10〜12歳	91.3±1.0
13〜15歳	91.6±1.0
16〜18歳	91.5±1.3
成人	85〜95

%TRP 計算式
%TRP (%) = $\{1 - (S_{Cr} \times U_p)/(S_p \times U_{Cr})\} \times 100$
[U_p:尿中リン濃度,S_p:血清リン濃度,
U_{Cr}:尿中Cr濃度,S_{Cr}:血清Cr濃度]
(大森さゆ,他.小児内科.2005;37(増刊号):30-3[3],
辻 章志,他.In:金子一成,他編.こどもの身体の基準.
東京:中外医学社;2014.p.205-6[5]より改変)

調節は主として近位尿細管での再吸収により行われているが，近位尿細管におけるリンの再吸収率を評価する方法として尿細管リン再吸収率（%tubular reabsorption of phosphate：%TRP）がある．%TRP の計算式と年齢別基準値を表 7 に示す．

1．異常値が出た場合に想定するべき疾患

%TRP が低下する疾患として副甲状腺機能亢進症，慢性腎不全，先天性・続発性の腎尿細管機能異常症，ビタミン D 欠乏症，ビタミン D 依存症，骨軟化症や高リン食を考える．

%TRP が上昇する疾患として副甲状腺機能低下症，偽性副甲状腺低下症，ビタミン D 中毒や低リン食を考える．

E　尿アニオンギャップ

アニオンギャップが正常である代謝性アシドーシスは，腎外からの重炭酸（HCO_3^-）の喪失か，腎臓における酸排泄障害が原因となる．この鑑別には尿中のアンモニウムイオン（NH_4^+）の排泄を評価することが有用となる．しかし，尿中の NH_4^+ の測定は一般の検査室ではルーチンでは行っていないため尿アニオンギャップ（urine anion gap：UAG）を用いて推測する．UAG の計算式を表 8 に示す．

1．異常値が出た場合に想定するべき疾患

通常，NH_4^+ は Cl^- とともに排泄されるため，NH_4^+ 排泄が増加すれば UAG はマイナスの値となる（例：下痢などの消化液の喪失による代謝性アシドーシス）．一方，遠位尿細管性アシドーシスやⅣ型尿細管性アシドーシスの場合は NH_4^+ の排泄が低下しているため，代謝性アシドーシス状態であっても UAG は

表 8　尿アニオンギャップの計算式

$$UAG = U_{Na} + U_K - U_{Cl}$$

UAG：urine anion gap（尿アニオンギャップ），U_{Na}：尿中ナトリウム濃度，U_K：尿中カリウム濃度，U_{Cl}：尿中クロール濃度

プラスの値となる．

　血液中の電解質異常を認めたときは，尿中電解質の測定が必須となる．尿中電解質の測定は非侵襲的で容易であり，特別な測定装置を必要としない．随時尿における電解質を測定し，臨床症状や他の検査所見と組み合わせて病態を把握することにより適切な治療方針を決定することができる．

■文献

1) 木全貴久, 金子一成. 尿中ナトリウム. In: 金子一成, 他編. こどもの身体の基準. 東京: 中外医学社; 2014. p.219-20.
2) 小野崎 彰, 加藤哲夫. 輸液をマスターする　できると非常に役立つデータ解析　尿中電解質の分析のしかた. 臨床研修プラクティス. 2006; 3: 88-92.
3) 大森さゆ, 粟津　緑. 尿量, 尿比重, 尿浸透圧, 尿pH, 尿電解質. 小児内科. 2005; 37（増刊号）: 30-3.
4) 木全貴久, 金子一成. 尿中カルシウム排泄量. In: 金子一成, 他編. こどもの身体の基準. 東京: 中外医学社; 2014. p.221-2.
5) 辻　章志, 金子一成. 尿細管リン再吸収率（％TRP）. In: 金子一成, 他編. こどもの身体の基準. 東京: 中外医学社; 2014. p.205-6.

〈辻　章志〉

1章 尿検査総論

13 試験紙検査の評価と意義

　尿試験紙検査は尿中に排泄された蛋白，潜血，ケトン体やブドウ糖などの様々な成分を非侵襲的かつ簡便に定性または半定量的に測定できる検査で，腎疾患・尿崩症・糖尿病などの有無を短時間で知ることができる．本稿では尿試験紙検査の測定原理について述べ，異常を認めた場合に考えるべき病態や尿試験紙検査の偽陰性と偽陽性について解説する．

A 尿試験紙検査の測定項目と原理

　尿試験紙法には尿に試験紙の判定部を完全に浸した後に標準色調表と比較して判定する目視法と機械法がある．機械法は尿試験紙への尿の点着から結果判定まで自動で行う全自動型と尿試験紙に尿を浸す作業は人が行い，結果判定は自動で行う半自動型がある．尿試験紙による測定項目と原理について表1に示

表1　尿試験紙検査の測定原理

測定項目	測定原理
比重	尿中陽イオン（主として Na^+）を測定
pH	pH指示薬法
蛋白	pH指示薬の蛋白誤差反応（主としてアルブミンが反応）
潜血	ヘモグロビンのペルオキシダーゼ様作用を用いた酸化還元反応
白血球	白血球（好中球）のエラスターゼ反応
細菌 （亜硝酸塩）	細菌による硝酸塩の還元
ビリルビン	ジアゾ反応
ケトン体	ニトロプルシド反応
ブドウ糖	酵素法（グルコースオキシダーゼ/ペルオキシダーゼ法）

（文献1，2，3より一部改変）

した．尿試験紙を用いた尿定性検査は随時尿を用いる．初尿は採尿時に尿道口付近や外陰部に存在する常在菌や細胞成分が混入するため中間尿を採取して検査をする．保存により変化する成分が多いため，採尿後は速やかに検査を実施する．

B 異常値が出た場合に想定するべき疾患

a．比重

比重の基準値は1.005から1.030である．比重高値の場合は脱水，糖尿病やネフローゼ症候群などを，また比重低値を常に認める場合には腎機能障害，尿崩症や間質性腎炎を考える．尿比重で異常値を認めた場合には尿浸透圧検査，血漿浸透圧検査，抗利尿ホルモンの測定などを考慮する．

b．pH

pHの基準値は5.0〜7.5である．健常状態では尿pHは弱酸性を示すが体内pHを維持するために変動する．持続的に強度の酸あるいはアルカリ性を示すときは酸塩基平衡の異常を考える．病態については動脈血液ガス検査項目のpHとの関係で判断する．pHの異常値を認めたときには塩化アンモニウム負荷試験や重炭酸負荷試験などを考慮する．

c．蛋白

通常は陰性である．陽性の場合は腎糸球体で濾過される低分子蛋白の過剰産生（多発性骨髄腫，単球性白血病，溶血，マクログロブリン血症など）による腎前性と腎糸球体障害や尿細管障害（腎炎，ネフローゼ症候群，Fanconi症候群，Dent病，Lowe症候群など）による腎性と尿路感染症，腎結石・腫瘍，性器の炎症などによる腎後性を考える．蛋白尿が陽性となった場合は1日蛋白尿量の定量，体位性蛋白尿と病的蛋白尿の鑑別目的に早朝起床時尿と随時尿との比較，血算生化学検査，画像検査や腎生検を考慮する．

d．潜血

通常は陰性である．陽性の場合は腎尿路結石，腎尿路腫瘍や先天性腎尿路異常などの泌尿器科疾患，各種腎炎や尿路感染症を考える．溶血疾患，薬物中毒や不適合輸血などによるヘモグロビン尿，横紋筋融解症や重症の筋挫傷を認めたときのミオグロビン尿に対しても潜血反応は陽性となる．尿潜血陽性の場合は尿沈渣を施行して赤血球の出現の有無と形態および赤血球円柱の存在を確認

する．また溶血に関連した検査として血清ビリルビン値，乳酸脱水素酵素，網赤血球の測定を考慮する．筋障害が疑われる場合は血清クレアチンキナーゼやミオグロビンを測定する．

e．白血球

尿中白血球は通常陰性である．検査結果が陽性の場合は尿路感染症の存在を疑う．尿沈渣検鏡法と比較すると，一般的に白血球（好中球）5～15個/HPF以上で尿白血球反応は陽性となる．尿中白血球陽性の場合に追加する検査項目として尿沈渣（白血球や細菌の確認），尿培養（小児の場合はカテーテル採尿して行う），血中白血球数測定，CRPを含めた炎症反応の測定を考慮する．

f．細菌（亜硝酸塩）

通常は陰性である．陽性の場合は尿路感染症を疑い，尿中白血球陽性のときと同じく尿沈渣や尿培養の施行を考慮する．ただし，後述の通り偽陰性も多いため本検査が陰性でも尿路感染症を否定することはできない．

g．ビリルビン

通常は陰性となる．血中抱合型（直接型）ビリルビンが増加したときに陽性となる．陽性の場合は胆道閉鎖症，胆道系腫瘍や結石による閉塞性黄疸，肝炎や肝硬変による肝実質性黄疸，体質性黄疸を考える．尿中ビリルビン陽性の場合は血清ビリルビン値（直接・間接）測定，アスパラギン酸アミノトランスフェラーゼ，アラニンアミノトランスフェラーゼやアルカリホスファターゼなどの肝胆道系酵素測定，肝炎ウイルス抗原・抗体価測定や肝臓画像診断（肝臓エコー検査，腹部CT・MRI）を考慮する．

h．ケトン体

通常は陰性である．陽性の場合は胃腸炎，脱水，アセトン血性嘔吐症，ケトン血性低血糖や摂食障害などによる糖質の摂取不足，インスリン依存性糖尿病などの糖質の利用障害や糖原病，有機酸代謝異常や脂肪過剰摂取を考える．尿ケトン陽性の場合に追加する検査項目として血中ケトン体，血糖，尿糖，血液ガス分析の測定を行い糖代謝異常の把握やアンモニア，乳酸，ピルビン酸，アミノ酸分析や尿中有機酸分析を行い有機酸代謝異常の有無の検索を考慮する．

i．ブドウ糖

通常は陰性である．陽性の場合は高血糖（糖尿病）あるいは尿細管での糖再吸収閾値の低下（腎性糖尿）を考える．追加する検査項目として血糖値，ヘモグロビンA1cの測定，ブドウ糖負荷試験を考慮する．

C 尿試験紙法の偽陽性と偽陰性

尿試験紙法には偽陽性や偽陰性を認めることがあるため，その原因について理解をしておく必要がある．

a．比重
尿蛋白や尿糖が存在するとそれぞれの物質 1 g/dL につき，0.003，0.004 比重が増加する．また pH 7 以上のアルカリ尿で低値となり，pH 6 以下の酸性尿では高値となる．

b．pH
採尿後時間が長期に経過するとアルカリ化する．そのため採尿後速やかに測定する．

c．蛋白
試験紙法の原理が pH 指示薬の蛋白誤差法であるため，緩衝能を超える強度のアルカリ尿の場合は偽陽性となることがある．また不整脈治療薬のシベンゾリンコハク酸塩，利尿薬のアセタゾラミド，防腐剤や殺菌消毒剤などによっても偽陽性を示すことがある．確認試験として20％スルホサリチル酸法を使用する．一方，尿試験紙法は主としてアルブミンと反応するため Bence Jones 蛋白やグロブリンとの反応性は低く，これらの蛋白が多い場合は蛋白定量値や 20％スルホサリチル酸法と比べて検出感度が低いため偽陰性となる．

d．潜血
アスコルビン酸（ビタミン C）を多く含む食餌を摂取している場合は，偽陰性となる．高比重尿，高蛋白尿，抗パーキンソン薬であるレボドパの内服，解毒薬であるチオ硫酸ナトリウムの内服でも偽陰性を起こす．一方多くの細菌，白血球を含む尿にはペルオキシダーゼの影響により偽陽性を示す．その他にヘモグロビン尿，ミオグロビン尿や次亜塩素酸ナトリウムなどの酸化剤の混入により偽陽性となる．

e．白血球
抗菌薬のイミペネム，メロペネムやクラブラン酸の使用やホルムアルデヒドによる影響で偽陽性となる．また尿路感染症以外のアレルギー性疾患，膠原病，薬物中毒，放射線照射による炎症，尿路結石，腫瘍などの存在で偽陽性となる．高比重尿，高蛋白尿，尿中トリプシンインヒビターの存在，セフェム系抗菌薬やアミノグリコシド系抗菌薬などのエラスターゼ反応を阻害する物質などによ

る影響で偽陰性となる．

f．細菌（亜硝酸塩）

　腸球菌やB群溶血性連鎖球菌などの硝酸塩還元能のない細菌が存在する場合は偽陰性となる．その他に嘔吐や空腹時などによる硝酸塩の減少，アスコルビン酸などの薬剤の影響により偽陰性となる．また尿の膀胱貯留時間が短く，硝酸塩還元菌と尿中硝酸塩との接触時間が不十分で検出感度以上の亜硝酸塩が産生されない場合は偽陰性となる．尿中硝酸塩の還元には時間がかかるため，最低でも4時間は膀胱に尿が貯留している必要がある．尿路鎮痛薬のフェナゾピリジンなどの尿を赤色に着色する薬剤の使用や空気中の亜硝酸塩の混入による着色で偽陽性となる．また採尿から検査までに時間がかかりすぎると細菌増殖による偽陽性を示す．

g．ビリルビン

　ビリルビンは酸化剤の添加や，放置などにより容易にビリベルジンに酸化されるため新鮮な尿で測定する必要がある．アスコルビン酸の大量投与で偽陰性となる．一方，サリチル酸，フェノチアジン系薬剤，抗不安薬，抗ヒスタミン薬などにより尿色調が赤褐色を呈する薬剤や非ステロイド性解熱鎮痛薬であるエトドラク（尿所見は無色から淡黄色を呈する），アルドース還元酵素阻害薬であるエパルレスタット（尿所見が黄褐色から赤褐色を呈する）などにより偽陽性となる．

h．ケトン体

　尿中ケトン体のうち，アセト酢酸とアセトンは揮発性であるため新鮮尿で検査する必要がある．レニン-アンジオテンシン系降圧薬であるアラセプリルやカプトプリル，グルタチオン製剤などはSH（sulfhydryl）基を含む薬剤であるため偽陽性を示す．その他，L-ドーパやセフェム系抗菌薬により偽陽性を示す．

i．ブドウ糖

　高比重尿やアスコルビン酸投与による影響で偽陰性を示す．一方，過酸化水素，次亜塩素酸ナトリウムや酸化剤の混入で偽陽性を示す．

　尿試験紙法による尿定性検査は簡便で短時間に多項目の測定ができるため腎泌尿器疾患のスクリーニング検査として最適である．ただし，偽陰性や偽陽性も多いため検査の結果と臨床症状が合わない場合は他の検査方法を用いて正確な評価が必要である．

■ 文献
1) 菊池春人. 尿定性検査（尿試験紙検査）. Medicina. 2015; 52（増刊号）: 28-30.
2) 鈴木優治. 試験紙法による尿比重測定における各種塩類の反応性に関する検討. 医学検査. 2014; 63: 602-8.
3) 脇田 満. 尿定性検査. 検査と技術. 2017; 45（増刊号）: 182-9.

〈辻 章志〉

14 尿細管障害のバイオマーカーの評価と意義

　尿細管障害には，尿細管上皮が直接傷害を受ける一次性障害と，虚血や炎症による糸球体障害に続発して受ける二次的障害がある．また，原因（表1）や障害部位により現れる症状はさまざまであり，バイオマーカーのみでは尿細管障害の原因や傷害部位を厳密に特定することは難しい．一方，尿細管障害は糸球体障害と比べて腎機能とよく相関するとされており，腎機能低下を早期に認知するために尿細管障害のバイオマーカーの有用性は高い．

　よく用いられる尿細管障害のバイオマーカーとしては，近位尿細管上皮細胞からの逸脱酵素であるNAG（N-acetyl-β-D-glucosaminidase：NAG，110〜140 kDa）や尿中低分子量蛋白（分子量40 kDa以下）であるα_1ミクログロブリ

表1　尿細管障害をきたす主な原因

原因	代表的な疾患，病態
全身性疾患	慢性腎臓病，膠原病，糖尿病，腎移植後の拒絶反応
遺伝性疾患	Dent病，Fanconi症候群，Wilson病など
感染症	ウイルス感染症，上部尿路感染症，腎結核
代謝・電解質異常	高カルシウム血症，痛風腎
血液・腫瘍性疾患	骨髄腫腎（cast nephropathy，アミロイドーシス，免疫グロブリン軽鎖沈着症）
薬剤性	抗菌薬，非ステロイド性抗炎症薬，造影剤，抗てんかん薬，抗がん薬（シスプラチン，免疫チェックポイント阻害薬など），漢方薬（アリストロキア酸含有など），免疫抑制薬（シクロスポリンなど）
重金属中毒	リチウム，鉛，カドミウム，水銀
急性尿細管壊死	敗血症，腎虚血（心血管術後，ショック）

（湯澤由紀夫，他．日内会誌．2008；97：63-70.[1] より，一部改変）

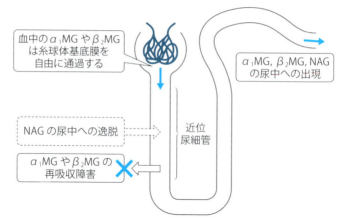

図1▶近位尿細管障害による低分子量蛋白（α_1MG・β_2MG）および NAG の尿中排泄までの過程

NAG は近位尿細管からの逸脱酵素である．α_1MG および β_2MG は糸球体基底膜を自由に通過した後の再吸収障害による尿中排泄である．末期腎不全状態で尿細管間質が荒廃化した場合，最終的に NAG は低下するが，α_1MG と β_2MG の尿中排泄は持続する．

ン（α_1-microglobulin: α_1MG, 33 kDa），β_2ミクログロブリン（β_2-microglobulin: β_2MG, 11.8 kDa）がある．いずれも尿細管障害の際には尿中排泄が増加する（図1）．その他，尿中好中球ゼラチナーゼ結合性リポカリン（neutrophil gelatinase-associated lipocalin: NGAL）や，尿中肝型脂肪酸結合蛋白（liver-type fatty acid binding protein: L-FABP）も尿細管障害の指標として有用とされるが，これらについては他稿に譲る．

A 尿中 NAG（N-acetyl-β-D-glucosaminidase: NAG）[1,2]

a．測定法
PNP-GlcNAc 基質法

b．単位
U/L＝U/L（SI 単位）

c．基準値
蓄尿: ＜7.0 U/L
随時尿: 0.9〜2.4 U/gCr

部分尿（成人）：男性 0.9～6.2 U/L，女性 0.7～4.9 U/L

d．当該検査の目的と意義

　NAG は細胞内ライソソーム（lysosome）に含まれる糖蛋白質分解酵素の 1 つであり，細胞中に取り込んだ末端非還元性の 2-アセトアミド-2 デオキシ-β-D-グルコース（acetamidodeoxygluco-hydrolase）残基を加水分解する．体内に広く分布しているが，特に近位尿細管上皮細胞や前立腺に高濃度に局在する．正常では近位尿細管上皮細胞からエキソサイトーシス（exocytosis）により極少量が尿中排泄される．分子量は 110～140 kDa と大きく，糸球体基底膜を通過しないため，糸球体障害がなければ血中 NAG が尿中排泄されることはない．イオン交換クロマトグラフィによる尿中 NAG アイソザイム分析では，NAG-B（basic）型，NAG-A（acid）1 型，NAG-A2 型に分類されるが，患者尿では NAG-A2 型が主なピークである[3]．

　尿中 NAG は尿細管障害の程度の軽い時期，すなわち試験紙法で検出される顕性蛋白尿が陰性の時期から上昇する．

e．当該検査を行うべき症候・症状・所見

　腎疾患，上部尿路感染症，膠原病，糖尿病，腎移植後の拒絶反応が疑われるとき，腎機能正常にもかかわらず検尿異常を認めるとき，あるいは，全身性の基礎疾患があり，二次的な尿細管障害が疑われるときに測定する．

f．当該検査で異常値が出た場合に想定すべき疾患や病態

　表 2 に高値・低値をきたす疾患・病態をあげる．尿中 NAG は原因によらず尿細管が障害された状態で尿中排泄が増加するため，疾患特異性は低い．

g．当該検査で異常値が出た場合に追加実施するべき関連検査項目

　近位尿細管障害に対する尿中 NAG の感度は優れているが，糸球体障害などの場合でも上昇することがある．そのため，尿中 α_1MG，尿中 β_2MG も同時に測定し，これらの上昇も同時に認めた場合には尿細管障害を強く疑う．

h．偽陽性や偽陰性

　若干の日内変動があり，早朝で高く日中から夜間にかけて低くなるため 1 日蓄尿が望ましい．随時尿では尿中クレアチニン濃度で補正して評価する[2]．pH 8 以上のアルカリ尿および pH 4 以下の酸性尿では失活するため，見かけ上低値になる．検体保存に際しては，室温保存では 3 日で活性が半減するため，冷蔵または冷凍保存が必要である．男性では精液（前立腺液）にも含まれるので，これらの混入で高値となることがある．

表2 尿中 NAG，尿中 α_1MG，尿中 β_2MG が高値・低値をきたす疾患と病態

	高値	低値
尿中 NAG	尿細管障害：表1に準ずる 糸球体障害：糸球体疾患（急性/慢性糸球体腎炎，ネフローゼ症候群，糖尿病性腎症，ループス腎炎など），腎硬化症，慢性腎臓病，腎結石 その他：高血糖，精液混入（男性）	高度腎機能障害（血清クレアチニン 3 mg/dL 以上） pH 8 以上の強アルカリ尿 pH 4 以下の強酸性尿
尿中 α_1MG	血中 α_1MG 増加による糸球体濾過量の増加 尿細管障害：表1に準ずる 糸球体障害：糸球体疾患，慢性腎臓病	—
尿中 β_2MG	血中 β_2MG 増加による糸球体濾過量の増加 尿細管障害：表1に準ずる 糸球体障害：糸球体疾患，慢性腎臓病	pH 5.5 以下の酸性尿

（湯澤由紀夫, 他. 日内会誌. 2008; 97: 63-70.[1] より引用，一部改変）

i．当該検査の検査値における年齢・性別による差異の有無[1]

成人では部分尿による尿中NAGの基準値にわずかに男女差があるとされる．

B 尿中 α_1MG（α_1-microglobulin：α_1MG）[2,4]

a．測定法
LPAI, EIA, RIA

b．単位
mg/L×1＝mg/L（SI 単位）

c．基準値
新生児期：5〜10
乳幼児期：2.4±1.7
学童期：2.4±1.3
成人期：男性 1.0〜15.5，女性 0.5〜9.5

d．当該検査の目的と意義
α_1MG は分子量 33 kDa の低分子量蛋白で，糖質を 20% 含有する糖蛋白であり，リポカリン・スーパーファミリーに属する．主に肝臓およびリンパ球にて産生・分泌され，体液中に広く分布する．血中 α_1MG は IgA と結合しており，

低分子遊離型と高分子 IgA 型とがほぼ同率で存在している．このうち低分子遊離型のみが糸球体基底膜を自由に通過し，近位尿細管で再吸収され異化される[5]．したがって正常では尿中にはほとんど排泄されないが，尿細管での再吸収が障害された場合に尿中排泄が増加する．

e．当該検査を行うべき症候・症状・所見
腎機能は正常であるが尿蛋白陽性を認める場合，全身性の基礎疾患があり二次的な尿細管障害が疑われる場合，尿細管障害をきたす可能性のある薬剤使用歴がある場合に測定する．

f．当該検査で異常値が出た場合に想定すべき疾患や病態（表2）
高値の場合には尿細管機能障害のほか，全身性疾患による血中 α_1MG の濃度が増加する疾患，低値の場合には肝疾患を鑑別する．

g．当該検査で異常値が出た場合に追加実施するべき関連検査項目
尿中 NAG，尿中 β_2MG などの他の尿細管機能検査や糸球体機能検査（クレアチニン，シスタチン C，各種腎クリアランス），血中 α_1MG 濃度測定，ウイルス抗体検査，悪性腫瘍に関する検査，自己免疫検査に関する検査，腹部超音波検査による腎尿路の構造異常の有無の確認などを行う．低値では肝疾患の鑑別のために血中の肝逸脱酵素（AST，ALT など）の肝機能評価や，血中でリガンドとなる血清 IgA 濃度を測定する．

h．偽陽性や偽陰性
尿中 α_1MG は，きわめて安定な物質であり，尿 pH に影響されず凍結・融解の影響もほとんど受けない．

i．当該検査の検査値における年齢・性別による差異の有無
成人では男性の方が女性よりも高値を示す．日内変動はないが，立位では臥位よりも 1〜2 mg/L 高値となる．また測定法によって基準値が異なる（RIA による測定では，LPAI や EIA よりも 1〜3 mg/L 程度高値となる）．なお，基準値から外れた場合であってもその振り幅が小さいことにも留意する．

C 尿中 β_2MG（β_2-microglobulin：β_2MG）[2,4]

a．測定法
LPAI, EIA, RIA

b．単位

μg/L×1＝μg/L（SI 単位）

c．基準値

新生児期：4,000 μg/L 以下

乳児期以降：250 μg/L 以下

成人期：150 μg/L 以下

尿β_2MG/尿クレアチニン比による小児の基準値（μg/mg・Cr）[6]

3〜5 歳：0.5 未満

6〜11 歳：0.35 未満

12〜17 歳：0.30 未満

d．当該検査の目的と意義

　β_2MG は全身の有核細胞に分布する 99 個のアミノ酸からなる非糖低分子蛋白で，MHC（major histcompatibility complex 主要組織適合抗原）class Ⅰ の一部を構成している．特にリンパ球，単球などに豊富に存在し，免疫応答に重要な役割をはたす．分子量 11.8 kDa の低分子量蛋白であるため，細胞表面から遊離した β_2MG は糸球体を自由に通過し，近位尿細管でメガリンを介し 99％ が再吸収されアミノ酸にまで分解される．したがって尿細管障害がない場合は，尿中排泄はほとんどない．一方，近位尿細管が傷害を受けると再吸収が低下し，尿中排泄が増加する．尿細管障害があれば，血清クレアチニンが上昇していない時期から上昇する．なお，血中 β_2MG は糸球体を自由通過することから血中から大量の糸球体濾過が生じれば，必然的に尿中 β_2MG は増加する．そのため尿中 β_2MG の評価の際には，血中 β_2MG 濃度と尿細管再吸収能を総合的に評価しなければならない．

e．当該検査を行うべき症候・症状・所見

　尿中 α_1MG に準ずる．

f．当該検査で異常値が出た場合に想定すべき疾患や病態（表2）

　多くの腎疾患を含む糸球体障害とそれによる腎機能障害でも上昇するため，尿細管障害の特異的マーカーではないことに留意する．

g．当該検査で異常値が出た場合に追加実施するべき関連検査項目

　尿中 NAG，尿中 α_1MG などの他の尿細管機能検査や糸球体機能検査（クレアチニン，シスタチン C，各種腎クリアランス），血中 β_2MG 濃度測定，ウイルス抗体検査，悪性腫瘍に関する検査，自己免疫検査に関する検査，腹部超音波検

査による腎尿路の構造異常の有無の確認などを行う．ウイルス感染，悪性腫瘍，自己免疫疾患など全身性疾患に伴って血中 β_2MG が増加する他の要因が否定されれば，尿細管障害を強く疑う．

h．偽陽性や偽陰性

日内変動はないが，尿中への排泄は夜間に比べ昼間に多い．また運動後や妊娠中に増加する．β_2MG は pH 5.5 以下の酸性尿中では酸性蛋白分解酵素（プロテアーゼ）の影響により変性しやすく偽性低値を示す．前述のように，血清 β_2MG が上昇する全身性疾患の存在下では糸球体で濾過される量も増加（血中からの over flow）しているために当然，尿中 β_2MG も増加する．

i．当該検査の検査値における年齢・性別による差異の有無

新生児期（特に早産児）は，尿細管機能が未成熟であるため高値（4,000 μg/L 程度まで）となることがある．以降は年齢や性差による変動はない．

■ 文献

1) 湯澤由紀夫, 伊藤　功. 尿中 β_2 ミクログロブリン―尿細管障害・AKI とバイオマーカー. 日内会誌. 2008; 97: 63-70.
2) 木全貴久, 金子一成. 尿中 β_2 マイクログロブリン（β_2MG），α_1 マイクログロブリン（α_1MG），尿中 N-アセチル-β-D-グルコサミニダーゼ（NAG）. In: 金子一成, 他編. こどもの身体の基準. 東京: 中外医学社; 2014. p.223-8.
3) 軽部美穂, 山田　明. II尿検査　10 尿中 NAG. 検査値から読む病態と診断計画. 臨床医. 2002; 28 増刊号: 916-7.
4) 島本雅史, 望月俊雄. B. 診断と検査の基本を学ぶ尿検査. In: 木村健二郎, 富野康日己, 編. 講義録腎臓学. 東京: 廣済堂; 2004. p.92-9.
5) Ronald J, Maggio F, Leemreis J, et al. Biomarkers of acute renal injury and renal failure. Shock. 2006; 26: 245-53.
6) 第 2 章小児腎臓病における検査, 1 尿検査. 学校検尿のすべて令和 2 年度改訂. 東京: 日本学校保健会: 2021. p.2633.

〈西﨑直人〉

1章 尿検査総論

15 急性腎障害のバイオマーカーの評価と意義

急性腎障害（acute kidney injury: AKI）を診療する際に，非侵襲的に評価できる尿中のバイオマーカーを用いた研究がこれまで多数行われてきた．AKIのバイオマーカーに求められる役割は，AKIの障害部位の同定，その障害の程度の予測，AKIの早期診断などである．現在，尿量や血清クレアチニン（creatinine: Cr）値に基づいた，AKIの診断基準が確立されている．しかし，AKIでは血清Cr値の上昇は糸球体濾過量（glomerular filtration rate: GFR）の低下から約24～48時間遅延することが報告されており，血清Cr値のわずかな上昇でも死亡率・腎予後に及ぼす影響が大きいことなどから，現行の基準を用いてAKIと診断したときは，治療介入の時期としてはすでに遅いという指摘がなされてきた．AKIを診断するために，α_1-microglobulin（α_1MG），β_2-microglobulin（β_2MG），N-アセチル-β-D-グルコサミニダーゼ（N-acetyl-β-D-glucosaminidase: NAG）などの尿細管マーカーが使用されてきたが，感度・特異度が十分ではなかった．そこで，AKIを早期発見するための新規尿中バイオマーカーの開発が精力的に進められてきた．近年，新規尿中バイオマーカーとして，好中球ゼラチナーゼ関連リポカリン（neutrophil gelatinase-associated lipocakin: NGAL），肝臓型脂肪酸結合蛋白（liver-type fatty acid-binding protein: L-FABP），KIM-1（kidney injury molecule-1），IL-18（interleukin-18），アンジオテンシノーゲン（angiotensinogen: AGT）などの有用性が多数報告され，NGAL，L-FABPについてはわが国の保険適用も認められるようになった．また，近年では，tissue inhibitor of metalloproteinases-2（TIMP-2）やinsulin-like growth factor-binding protein 7（IGFBP7）の有用性が注目されている．さらに，最近，C-C motif chemokine ligand 14（CCL14），dickkopf-3（DKK3），proenkephalin Aが新たなAKIのバイオマーカーの候補として報告されている．本稿では，これらのバイオマーカーについて概説する．

A 代表的な急性腎障害の尿中バイオマーカーとその特徴

1. α_1MG[1]

α_1MGは，肝臓やリンパ球で産生される分子量約30 kDaの糖蛋白であり，肝機能の低下（α_1MGが肝臓で産生されるため）や高IgA血症（α_1MGの約50%以上が血中でIgAに結合しているため）の場合にα_1MGの血中濃度が低下し，尿中排泄は減少する．α_1MGはpHに影響されず，凍結・融解の影響もほとんど受けないため安定しているが，濃度の変動幅が小さいこと，測定法により測定値のばらつきがあることなどから，バイオマーカーとして使用しにくい．

2. β_2MG[1]

組織適合抗原であるヒト白血球型抗原（human leukocyte antigen: HLA）class Iを構成する分子量11.8 kDaの蛋白であり，ウイルス感染，悪性腫瘍，膠原病などのリンパ球の活性化が認められる疾患で血中濃度が上昇し，血中濃度が4.5 mg/L以上となった場合，尿中排泄が増加する．近位尿細管再吸収能が低下した結果として，相対的に尿中で増加する．尿中β_2MGはpH 5.5以下の酸性尿では蛋白分解酵素の作用により破壊されるため不安定であり，保存安定性にも問題がある．

3. NAG[1]

有核細胞のリソソームに存在する分子量140 kDaの蛋白であり，酸性加水分解酵素の1つで生体内に広く分布するが，血中では肝臓で速やかに代謝されるため，糸球体の障害があっても尿中排泄は増加しない．腎においては，近位尿細管上皮細胞（renal proximal tubular epithelial cells: PTECs）のリソソームに多く存在するため，尿中NAGはPTECs障害の指標となるが，尿細管障害が進行するとむしろ尿中濃度が低下すること，前立腺液や精液の混入により高値を示すこと，pH 4以下あるいはpH 8以上で失活するなど，安定性に問題がある．

4. NGAL[2-5]

1993年に，好中球分泌顆粒中でゼラチナーゼBと共有結合する分泌蛋白として同定された．リポカリンスーパーファミリーに属する分子量25 kDaの蛋白

であり，虚血や炎症に速やかに反応して，Henle 上行脚や集合管で発現し尿中や血中に分泌されると同時に，活性化した好中球，肝臓においても発現・分泌される．腎障害における尿細管細胞増殖，感染防御などの作用を有するとされている．成人領域において，心臓手術後，敗血症性，薬剤性などの AKI の尿中バイオマーカーとしての有用性が報告されており，小児例でも心臓手術後，早産児，固形腫瘍の抗癌剤による薬剤性 AKI の早期発見に有用であるとされている．ただし，NGAL は細菌感染や炎症でも上昇するため，疾患特異性に注意しなければならない．また，本邦では 2017 年 2 月から保険診療が可能となったが，算定可能回数は，診断時の 1 回と AKI に対する一連の治療につき 3 回が上限となることに留意する必要がある．

5．L-FABP[2-5]

　1991 年に発見されたリポカリンスーパーファミリーに属する分子量約 14 kDa の脂肪酸結合蛋白であり，肝臓，小腸，腎臓の PTECs の細胞質に存在する．L-FABP は再吸収された遊離脂肪酸と結合し，エネルギー産生や恒常性の維持に関与している．すなわち PTECs 内のエネルギーの枯渇や高血糖，蛋白尿，高血圧，虚血などによって生じる酸化ストレスが，遊離脂肪酸を細胞毒性の強い過酸化脂質に変換させると，L-FABP はこの過酸化脂質と強く結合し，尿細管腔内へ排出することにより腎に対して保護的に作用すると考えられている．しかし一方で，L-FABP は肝臓に圧倒的に発現し，血中から糸球体を濾過してメガリンによって PTECs に再吸収される経路があり，その再吸収障害で尿中逸脱が亢進することを忘れてはならない．成人において，心臓手術後，敗血症性，薬剤性などによる AKI の尿中バイオマーカーとしての有用性が報告されており，小児では人工心肺を用いた心血管術後に AKI を合併した患児で，血清クレアチニンよりも有意に尿中 L-FABP が上昇したと報告されている．わが国では 2011 年から保険適用となっているが，算定可能回数は，3 カ月に 1 回限りという点に注意が必要である．

6．KIM-1[3-5]

　1998 年に同定されたイムノグロブリン様ドメインとムチンドメインで構成される分子量 90 kDa の蛋白である．正常状態の腎ではほとんど発現していないが，腎虚血後の PTECs の管腔側においてその発現が特異的に亢進し，KIM-

1 の細胞外ドメインが，メタロプロテアーゼにより切断され，尿中に排泄される．KIM-1 は，AKI 後の壊死した尿細管細胞を認識することで，残存する壊死していない尿細管細胞がその死細胞を貪食することを促し，虚血再還流後の腎修復の役割をはたしている．成人では，心臓手術後の AKI の尿中バイオマーカーとして有用であることが報告されている．一方，小児では，心臓手術後の AKI だけでなく，著明な虚血状態が惹起される新生児仮死による AKI において，生後 48 時間以内の早期に KIM-1 が上昇するとされている．ただし，尿中 KIM-1 は，前述のように AKI の回復に寄与していると考えられ，NGAL や L-FABP よりも遅れて上昇することが多い．また，酸性尿で安定性が著しく低下するという報告があり，今後の検討課題である．

7．IL-18[3-5)]

IL-1 ファミリーに属する分子量 22 kDa の炎症性サイトカインで，単球やマクロファージ以外にも PTCEs 内でカスパーゼ 1 依存性に産生が亢進し，様々なリガンドに結合することで炎症反応を惹起させる．虚血時にも PTCEs 内のカスパーゼ 1 により切断されることで活性型 IL-18 となり，尿中に分泌される．成人においては，心臓手術後や敗血症性の AKI の早期診断に，また，小児では心臓手術後や早産児における AKI の早期診断のバイオマーカーとして有用であると報告されている．しかし，KIM-1 と同様に，NGAL，L-FABP よりも数時間遅れで上昇するという報告が散見される．また，IL-18 は炎症性サイトカインであるため，敗血症や悪性腫瘍患者で高値となることから，AKI 以外の臓器合併症があると特異度が低下することが課題である．

8．AGT[2,6)]

レニン-アンジオテンシン系（renin-angiotensin system：RAS）は，全身の血圧・水分・電解質を調節する重要な調節機構の 1 つであるが，近年，このような全身性 RAS とは独立して作用する，腎局所における RAS（腎内 RAS）が注目されている．腎では RAS の構成成分がすべて存在しており，腎臓内で RAS が完結している．ヒト由来の AGT をマウスに投与しても，マウスの尿中にヒト由来の AGT が検出されないことや，ヒトの AGT 遺伝子をマウスに発現させると，ヒトの AGT は主として PTECs に発現し，マウスの尿中に大量にヒト AGT が検出されるものの，血中にはほとんど検出されないことなどから，

尿中の AGT は腎内 RAS 由来（PTECs で産生され，尿中へ分泌）と考えられている．近年，成人の高血圧患者，IgA 腎症患者，2 型糖尿病患者において尿中 AGT がその発症と進展のバイオマーカーとして有用であることが報告されている．最近では入院している成人の非代償性心不全患者において，尿中 NGAL よりも早期に AKI を診断できることが報告されている．小児における AKI での報告はまだないが，1 型糖尿病患者，早産児の腎障害，乳幼児の有熱性尿路感染症後の腎瘢痕の発症に関して，尿中 AGT が感度の高いバイオマーカーになり得ることが報告されており，今後小児領域における AKI 診療への応用が期待される．

B 近年，注目されている AKI の尿中バイオマーカー・TIMP-2 と IGFBP7 について[2-5,7]

　TIMP-2 は 4 つのサブクラスから構成される TIMP ファミリーに属する分子量 21 kDa の蛋白で，cyclin-dependent kinase inhibitor $p27^{kip1}$の発現を亢進させることで，G1 細胞周期を停止させる．一方，IGFBP7 は IGFBP スーパーファミリーに属する 29 kDa の蛋白で，TIMP-2 と同様に細胞周期停止マーカーとしての働きをもつが，p21 や p53 の発現を促進させることで，G1 細胞周期が停止される点が TIMP-2 とは異なる．TIMP-2，IGFBP7 はいずれも，腎障害により PTECs 内で発現が誘導され，尿中に分泌されると推測されている．これらは，細胞障害のきわめて早期に誘導され，G1 細胞周期を停止させることで，細胞死を抑制し，腎保護的に作用すると考えられている．尿中 TIMP-2 と IGFBP7 は，成人の ICU 入室症例において，敗血症，心臓手術後，外傷など様々な疾患における AKI の発症予測において，優れたバイオマーカーであることが報告されている[7]（表 1）．さらに，TIMP-2 と IGFBP7 の積が，上述の既存のバイオマーカーと比較して，AKI 発症予測に最も優れているという報告が相次いだため，2014 年にアメリカ食品医薬品局で，AKI リスク評価のバイオマーカーとして承認された．本邦においても，保険適用に向けて臨床治験が進行中である．小児領域では，心臓手術後患者の術後 AKI の発症予測に TIMP-2 × IGFBP7 が NGAL と同程度に有用で，KIM-1 よりも優れていることが報告されている．

■ 表1 ■ 各バイオマーカーのAKI発症予測に関するAUC-ROC

	AUC	95％信頼区間
尿		
NGAL	0.71	0.66-0.76
L-FABP	0.66	0.60-0.72
KIM-1	0.69	0.63-0.75
IL-18	0.76	0.71-0.81
TIMP-2	0.79	0.75-0.84
IGFBP7	0.78	0.72-0.83
[TIMP-2]・[IGFBP7]	0.80	0.75-0.84
血清		
cystatin C（mg/L）	0.63	0.57-0.69

初回採血から12時間後のAKIのKDIGO分類stage 2, stage 3の発症予測能.
AUC-ROC；area under the receiver operating characteristics curve
(Kashani K, et al. Crit Care. 2013；17：R25[7])をもとに作成）

C 最近, 報告された新規のAKIの尿中バイオマーカーとその特徴

1. CCL14[4,5)]

　CCL14は，組織の損傷や修復プロセスに関与しているケモカインである．CCL14は，単球/マクロファージ誘導の重要なケモカインであり，慢性関節リウマチ，全身性エリテマトーデスなどの疾患における炎症の誘発性や走化性と関連している．AKIにおけるCCL14の役割と性質についてはほとんど明らかになっていないが，単球/マクロファージの誘導は，腎組織の損傷と腎機能障害の発症に関与していると考えられているため，CCL14も何らかの関連があると推測されている．尿中CCL14の上昇は，重度AKI症例のAKIの持続や進行を予測しうることが報告されている．

2．DKK3[4,5]

DKK3は，持続的な尿細管細胞ストレスが加わった際に発現してWnt/β-カテニンシグナル伝達を調節する，分子量46 kDaの糖蛋白質である．Wnt/β-カテニンシグナル伝達はAKIからCKDへ移行する際に起こる尿細管間質線維化の過程における重要な分子経路である．尿中DKK3は，腎尿細管ストレスの指標として，心臓手術患者におけるAKI発症と腎機能喪失のリスクを予測することができると報告されている．

3．Proenkephalin A[4,5]

Proenkephalin Aは，内因性オピオイドであるエンケファリンの前駆体であるpre-proenkephalin Aの一部として存在する．シスタチンCと同様に蛋白と結合せず，100％糸球体で濾過され，尿細管で再吸収・分泌されない．また，proenkephalin Aは半減期が長く，安定したペプチドで，年齢や性別による影響が少ないことから，血清Crよりも鋭敏にGFRの変化を検出できると考えられている．

2020年に開かれたAcute Dialysis Quality Initiativeコンセンサス会議では，現在のAKI診断基準の限界を踏まえて，上記の尿中バイオマーカーを取り入れることで，AKIの診断基準を見直す動きがあった．血清Cr値や尿量基準を満たさないもののバイオマーカー陽性によって腎臓の組織障害が示唆される症例は，subclinical AKIとよばれ，AKIの定義に含めることが提唱されている．一方で，本邦のAKI診療ガイドライン2016では，NGAL，L-FABPはAKIの早期診断マーカーとしての有用性が示唆されるものの，従来の血清Cr値上昇による診断に基づいたAKIへの介入と，これらのバイオマーカーによる診断に基づいたAKIへの介入を比較した研究がないため，真に有用であるか否かは，今後の検討課題であると結論付けられている．

■文献
1) 山内壮作, 木全貴久, 北尾哲也, 他. 腎傷害の尿中バイオマーカー：メガリンの可能性を中心に. 日小児泌尿会誌. 2018; 27: 3-7.
2) 真弓健吾, 吉田輝彦, 土井研人, 他. Annual Review 腎臓 2016. 東京：中外医学社；2016. p.60-6.
3) 堀野太郎. AKIに対する新たな診断アプローチ：新規AKI診断バイオマーカー.

医学のあゆみ. 2017; 261: 719-24.
4) 小丸陽平. subclinical AKI（バイオマーカー AKI）と AKD. INTENSIVIST. 2023; 15: 497-507.
5) 海野太郎, 寺田典生. AKIバイオマーカーのアップデート. Medical Practice. 2023; 40: 1187-93.
6) 木全貴久, 北尾哲也, 山内壮作, 他. 腎内局所レニン・アンジオテンシン系と新たなバイオマーカー尿中アンジオテンシノーゲン. 日小児泌会誌. 2017; 26: 23-8.
7) Kashani K, Al-Khafaji A, Ardiles T, et al. Discovery and validation of cell cycle arrest biomarkers in human acute kidney injury. Crit Care. 2013; 17: R25.

〈山内壮作〉

1章 尿検査総論

16 Kova Slide 法の評価と意義

発熱した乳児における尿路感染症の頻度は約5％といわれている．一般的に尿路感染症を疑った場合，尿沈渣鏡検法による膿尿の有無の検索がよく行われているが，膿尿を認めても本当に尿路感染症である可能性（陽性一致率）は約80％に過ぎない．これは，膿尿の診断精度が低いことに加えて，尿路感染症とほぼ同じ頻度で他の原因によって膿尿がみられるためである．尿路感染症の診断は，尿中に有意な数の病原性細菌を認めることであるが，尿培養は結果判明までには1日以上の時間を要すため迅速な診断は困難である．

乳幼児の尿路感染症，特に腎盂腎炎は，膀胱尿管逆流などの尿路異常が30〜40％に認められ，感染を反復すると恒久的な腎障害を残す可能性があり早期診断治療が必要である．しかし，乳幼児の尿路感染症は特異的な症状がないため尿検体から迅速に診断する方法が求められる．ここで紹介するKova Slideを用いた検鏡法（Kova Slide法）は，非遠心尿が1滴あれば，白血球だけでなく細菌も確認できるため簡便かつ迅速に尿路感染症を診断できる尿沈渣法にかわる診断法である．

A 膿尿と細菌尿

膿尿の定義は，尿沈渣法で5/HPF（400倍1視野）以上の白血球を認めることである．これは，無遠心尿で白血球数10/μL 以上に相当する．尿沈渣法は，新鮮尿10 mLを500Gで5分間遠心して上清を除去し，沈渣量を0.2 mL残してよく撹拌し，スライドガラスに15 μL 乗せカバーガラスを落として400倍で検鏡する．乳児において10 mLを採尿することが困難であること，手技の工程が多いため誤差が生じやすく，結果が不正確となる可能性がある．尿路感染症の診断には，尿培養が必須であるが，後述するように結果が判明するまで時間

表 1 尿路感染症の診断精度

	感度（％）	特異度（％）
尿沈渣検鏡法	80	85
Kova Slide 法	91	98

を要すため，実際の臨床の場では，膿尿の有無を手掛かりに尿路感染症を疑うことが多い．しかし，この方法での尿路感染症の診断精度は，感度約80％，特異度約85％と満足できるものではない（表1）．すなわち，尿沈渣法における膿尿の診断精度が低いだけでなく，膿尿を認めても，尿路感染症とは限らず，他の原因（川崎病，虫垂炎など）で膿尿を認めることがあることに起因する．

細菌尿の定義は，無菌的に採取した尿検体を用いた尿培養で，10^5個/mL 以上の細菌のコロニーが観察されることである．

尿路感染症の診断は，膿尿を認めることではなく，尿培養で有意な数の細菌を認めることである．そのため尿培養検査は必須の検査であるが，細菌培養は結果判明までには時間を要すため，尿路感染症の迅速診断に用いることは困難である．

B Kova Slide 法（図1）

ディスポーザブルの計算盤である Kova Slide を用いた検鏡法は，非遠沈尿を1滴用いて尿中の細菌数と白血球数を検鏡にて算定するものである．約1分間で尿中の細菌数と白血球数を算定できるためきわめて迅速に尿路感染症を診断できる．さらに尿培養で確認された尿路感染症に対する診断精度は，感度91％，特異度98％であり満足できるものである（表1）[1]．

C Kova Slide 法の原理[2,3]

Kova Slide は，1枚に10検体分の計算盤が含まれており，1つの計算盤には，1 mm 四方の大区画が縦横3つずつ，合計9個含まれている（図2）．100倍で検鏡するとこの$1 mm^2$の大区画が1つ観察できる．深さが0.1 mm であるため，この大区画の容量は$0.1 \mu L$となる．すなわち，この大区画の中に白血球を1個以上認めれば，白血球は$10/\mu L$以上となり，膿尿の定義を満たすこととなる．

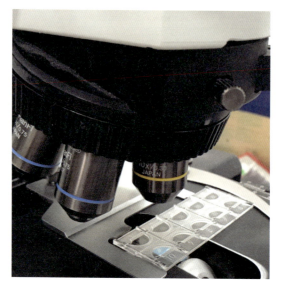

図1 ▶ Kova Slide 法

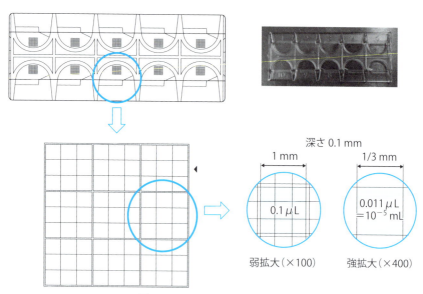

図2 ▶ Kova Slide 10G® 計算盤

次に，400倍で検鏡すると小区画が1つ観察できる．小区画は，$1/3mm^3$で，この中には，$0.1\mu L \div 9 = 0.011\mu L$（$\fallingdotseq 10^{-5}$ mL）の尿が含まれる．すなわち，小区画に1個以上の細菌を認めれば，10^5/mL以上の細菌の存在を意味し細菌尿の定義を満たすことになる．

D Kova Slide法による尿路感染症の診断手順[3]

カテーテル採尿などで採取した新鮮尿を遠心せず1滴をKova Slideに入れる．まず100倍ですべての大区画（9区画）を観察し，白血球数を算定する．9区画の平均で，1区画に1個以上の白血球を認める場合（図3）は，$10/\mu L$以上の白血球となり膿尿ありと診断する．

次に400倍で観察すると，1視野に1個の小区画が含まれ，9つの小区画を観察し10個以上の細菌を認めると，10^5/mL以上となり有意な細菌尿と診断できる．

尿路感染症の起炎菌の大部分を占める *E. coli* は，桿菌であり菌数も多く，多数の白血球も認めるためKova Slideでの診断は容易である．時に針状の結晶が桿菌のように見えることもあるが，結晶は動かず，桿菌は伸縮しながら動くた

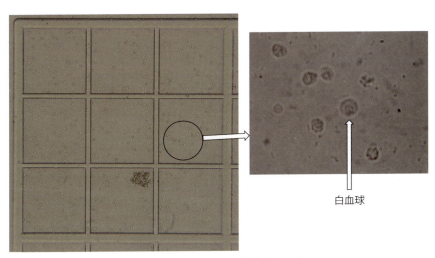

図3 ▶ Kova Slide　弱拡大（×100）
白血球を認める．

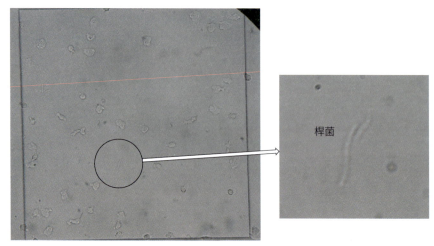

図4▶Kova Slide　強拡大（×400）
桿菌（E. coli）を認める.

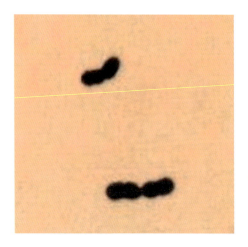

図5▶グラム染色
グラム陽性の連鎖状球菌（腸球菌: E. faecalis）を認める.

め鑑別可能である（図4）. 一方で球菌の場合は, 大多数が腸球菌（E. feacalis）である. 菌数が少なく, 膿尿も少ないため注意して観察する必要がある[4]. 腸球菌は, 連鎖状（数珠状）に並んでいる. しかし, 結晶が集簇し数珠状に見える場合は鑑別が困難であり, グラム染色を行い確認する（図5）.

　Kova Slideは, 1滴の尿が採尿できれば, 約1分で, 尿路感染症の早期診断が可能となる. また培養結果を待たずとも, 桿菌であればE. coliを起炎菌と想

定し，セフェム系抗菌薬を選択し，球菌であればセフェム系抗菌薬耐性の *E. feacalis* を想定しペニシリン系抗菌薬を治療開始時に選択することも可能となる[3,5]．

■文献

1) Hiraoka M, Hida Y, Tsuchida S, et al. Diagnosis of urinary tract ibfection by urine microscopy using adisposable counting chamber. Scand J Clin Lab Invest. 1993; 53: 705-9.
2) 平岡政弘．Kova Slide を用いた尿路感染症の迅速診断法．臨床検査．2007; 51: 205-7.
3) 平岡政弘．小児尿路感染症の外来診療マスターブック．東京: 医学書院; 2003. p. 1-164.
4) 木全貴久，磯崎夕佳，木野 稔．他．膿尿を認めない上部尿路感染症患者の臨床的特徴に関する検討．日本小児腎臓病学会雑誌．2009; 22: 91-6.
5) 木全貴久，辻 章志，金子一成．小児尿路感染症に関する最近の考え方．日小児腎臓病学会雑誌．2014; 27: 105-16.

〈木全貴久〉

2章 小児の尿検査

1 小児の採尿法

　採尿は，日常的に行われる手技の一つであるが，乳幼児の場合，適切な尿検体の採取が困難であることも多い．適切な尿検体とは，前日の就寝直前に排尿を済ませ，翌日の起床直後に排尿した際の尿（早朝第1尿）である．早朝第1尿は，弱酸性で，濃縮され，成分が安定し，尿定性・半定量検査，尿沈渣検査に適している．随意排尿が困難な乳幼児の場合，まず随時尿でスクリーニング検査を行い，異常を認めた場合は早朝第1尿を再検査する．排尿が自立している場合は，通常自然排尿を採取する．出始めの尿を捨て，中間尿を採取する．排尿が自立していない場合は，採尿バッグを使用することが多いが，この方法は，細菌の混入などを起こしやすいことから，尿細菌培養に用いる検体には適していない．排尿が自立していない場合の尿細菌培養に用いる検体はカテーテル採尿を行う必要がある．

A 小児の採尿方法

1．洗浄採取法による中間尿（クリーンキャッチ尿）[1,2]

　2歳以上の乳児・学童で随意排尿が可能な場合が適応となり，非侵襲的な採尿法である．排尿開始時と排尿終末時の尿は採取せず捨て中間尿のみを採取する．乳幼児の場合は，医療スタッフが滅菌手袋を着用し介助を行うことが望ましい．また，検体容器に前もって氏名を記入するか，記名されたラベルを張り付け，誤りのないことを保護者にも確認し検体の取り違えに注意する．

a．必要な物品
- 消毒液（0.02％ヒビテングルコネート液など）
- 滅菌蒸留水
- 綿球

- 消毒用の綿球をつまむための鑷子または滅菌手袋
- ハルンカップ
- 滅菌済みのガラスまたはプラスチック製容器（尿細菌培養を提出する場合）

b．手順（方法）

① 男児の場合には，包皮を可能な範囲で後退させ外尿道口を露出させる．女児の場合は，便器もしくはオマルに座らせる．
② 消毒液をしみ込ませた綿球を用いて外尿道口とその周囲を消毒する．
③ 滅菌水をしみ込ませた綿球ですすぐ．
④ 排尿開始直後の尿は捨て，その後の中間尿のみをハルンカップや滅菌容器に採取する．

2．採尿バッグによる採尿法[1,2]

　随意排尿ができない場合（2歳以下，または精神発達遅滞の小児）が適応となる．採尿バッグによる尿検体は，細菌培養結果の85％が偽陽性となると報告[2,3]されており，尿路感染症の診断を目的とする場合には行ってはならない．包茎の男児では偽陽性となる率がより高くなる．非侵襲的な採尿法であるが，テープによる接触性皮膚炎の既往のある児や，重度のおむつ皮膚炎がある児には，皮膚炎を悪化させる恐れがあるため行わない．注意点としては，おむつ皮膚炎があると，尿中に白血球が混入し，結果が不正確となる．また，軟膏やベビーパウダーが付着しているとバッグが剝がれやすくなるので，よく落としてから貼付する．

　また，乳幼児に採尿バッグを使用するときは，15分おきに排尿を確認してもらうなど，保護者の理解と協力が大切であるため，具体的に指導が必要である．長時間の貼付は接触性皮膚炎を起こすことがあるので，採尿できたらすみやかに剝がす．皮膚炎を起こしたら，洗浄の上，非ステロイド系抗炎症性外用薬を塗布する．

a．必要な物品

- 消毒液（0.02％ヒビテングルコネート液など）
- 滅菌蒸留水
- 綿球
- 消毒用の綿球をつまむための鑷子または滅菌手袋
- 滅菌採尿バッグ（市販のディスポーザブルのもの．男女兼用の物と女児専用

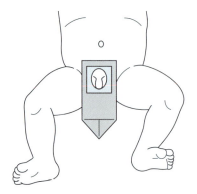

図1 ▶ バッグ採尿（男児）

の物があるが，女児は尿が漏れやすいため女児専用の物を用いたほうがよい）．

- ハルンカップ

b．手順（方法）

① 患児を仰臥位にしてしっかり固定する．
② 男児では，包皮を後退させて亀頭を露出し，外尿道口を確認する．
③ 外尿道口を中心として亀頭および包皮を十分消毒する．
④ その後，陰嚢，大腿内側，肛門周囲の順に消毒範囲を広げ，綿球を交換して消毒する．
⑤ 消毒した部位を滅菌蒸留水で洗い流す．
⑥ 女児では大陰唇を十分に開いて外尿道口を確認し，そこを中心とし小陰唇から大陰唇，および会陰部を消毒した後に，腟前庭，大腿内側，肛門周囲の順に消毒範囲を広げ，男児と同様に消毒したあと，滅菌蒸留水で洗い流す．
⑦ 皮膚を十分に乾燥させる．採尿バッグの密着をよくするため，滅菌ガーゼを軽く押し当ててもよい．
⑧ バッグをつまみ，中に空気を入れて開口部の保護紙を剥がしたら，便が混入しないように肛門より上部に貼付する．
⑨ 男児ではバッグの開口部から陰茎全体をバッグ内に入れ，陰茎根部から貼付する（図1）．女児では外陰部の上部が開口部に入るようにして周囲を絆創膏で補強する．
⑩ 装着後はおむつを当ててもよいが，少なくとも15分おきには排尿の有無を確認し，排尿がみられたらただちにハルンカップへ移し，すみやかに尿検査を

行う.

3. カテーテル（導尿）による採尿法[1,2]

　尿路感染症を診断する目的であり，かつ，前述のクリーンキャッチ尿が採取できない場合（随意排尿ができない2歳以下，または精神発達遅滞児）や，脊髄髄膜瘤などによる神経因性膀胱の患児が適応となる．採尿を目的としたカテーテル挿入は留置を目的としたカテーテル挿入とは異なるため，閉塞のリスクよりも尿道損傷や疼痛軽減を考慮して，極力小さいサイズを選ぶ．また挿入が困難な場合は，1 Fr細いカテーテルに変更するとよい．尿道手術の既往がある場合や，尿道損傷が疑われる場合には，カテーテル挿入前に泌尿器科医に相談する．

　必要な人員として，術者以外に導尿の介助者1名と患児を固定する介助者1名が必要となる．患児をしっかり固定し，常に無菌的操作を心がけ，外尿道口をしっかり確認してからカテーテルの挿入を行う．女児の場合，カテーテル挿入は比較的容易であるが，尿道口の判別が困難な場合がある．腟内にカテーテルが挿入されると尿の流出はみられないので，確認が必要である．

　患者家族には尿路感染症を確定診断するために必要であること，採尿後に血尿を伴うことがあることを事前に十分説明しておく．

　また，年長女児に導尿を行う場合は，女性医師が行うか女性看護師に介助してもらう必要がある．カテーテル挿入前の啼泣時に排尿してしまうことが多いため，前もって会陰部の消毒も行い，滅菌カップを用意し，いつでも中間尿を採取できるよう準備しておく．

a. 必要物品
- 栄養チューブ，またはネラトンカテーテル
   カテーテルのサイズ：新生児（3〜5 Fr），乳幼児（4〜6 Fr），学童（6〜10 Fr），成人（14〜16 Fr）
- 消毒液（0.02%ヒビテングルコネート液など）
- 綿球
- カテーテルの先端，および綿球をつまむための攝子，または滅菌手袋
- 潤滑剤（キシロカインゼリーなど）
- ハルンカップ
- 滅菌済みのガラス，またはプラスチック製容器（尿細菌培養を提出する場合）

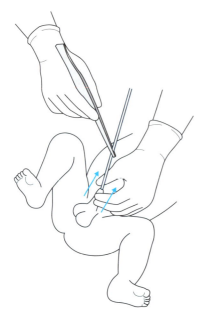

図2▶カテーテル採尿の際のカテーテル挿入法（男児）

b．手順（方法）
①乳幼児は仰臥位にし，膝と股関節を屈曲し，下肢を外転させた状態で介助者に固定してもらう．
②男児の場合，包皮を後退させ尿道口を露出させる．
③術者が右利きの場合，左手で陰茎をほぼ垂直に保持し，外尿道口を中心に亀頭を消毒する（図2）．
④カテーテルの他方を，もう一人の介助者に保持してもらう．攝子または滅菌ゴム手袋をした右手でカテーテルの先端から2～3 cmのところをつまみゆっくりと外尿道口からカテーテルを挿入していく．カテーテル先端が外尿道括約筋に達すると抵抗を感じるので，このとき陰茎を軽く臍方向に牽引するとカテーテルの先端が通過しやすい．
⑤呼気時の始まりに最も尿道括約筋が弛緩するので，そのタイミングを見計らって通過させるのがよい．
⑥カテーテルから尿が流出したら，ハルンカップや滅菌プラスチック容器（尿培養提出用）に採尿する．
⑦女児の場合は，左手第1指と第2指で大陰唇および小陰唇を開いて外尿道口

を確認し，そこを中心に外陰部を広く消毒する．あとは男児の場合と同様に挿入する．
⑧新生児や乳幼児で外尿道口が確認できない場合，処女膜付着部前縁の正中部にカテーテルをあてて，尾側に滑らせるようにすると挿入できる．

4．経皮的膀胱穿刺による採尿法[1,2]

2歳以下の乳児の尿路感染症の診断目的で，確実に起炎菌を検出したい場合は，本法で採尿した検体での細菌培養の結果が最も信頼性が高いと考えられている．しかし，尿路感染症の確定診断（尿細菌培養検体の採取）目的で採尿を行う場合でも，米国小児科学会のテクニカルレポートによれば，「尿細菌培養結果陽性をコロニー形成単位（CFU）$>10^3$/mL と定義すると，カテーテル採尿による尿検体は感度95％，特異度99％」と膀胱穿刺による尿検体とほとんど差はないとされている[3]．そのため，カテーテル採尿で十分との考えで，現状では本邦では膀胱穿刺による採尿はほとんど行われていない．

出血傾向が強いときや，穿刺部付近に感染がある場合は禁忌である．合併症としては，顕微鏡的血尿・肉眼的血尿（一過性のことが多い），腸管穿刺，腹壁感染などが起こりうる．

術者の他に，穿刺の介助者および患児を固定する介助者が必要である．穿刺前に超音波で膀胱内に十分尿が溜まっていることを確認し，膀胱の内壁を損傷するおそれがあるので，針先は垂直方向にのみ動かし，水平方向には動かしてはいけない．採尿できない場合には穿刺は，1～2時間後に再度試みる．しばしば，消毒中や穿刺時に排尿を認めるため，前もって会陰部の消毒も行い，滅菌カップを用意し，いつでも中間尿を採取できるよう準備しておく．

患者家族には，尿路感染症を確定診断するために必要であること，実施後に血尿を伴うことがあることを事前に十分に説明する．

a．必要物品
- 滅菌手袋
- イソジン液
- 22G注射針（新生児の場合は23G）
- 10 mL注射針
- 滅菌済みのガラス，またはプラスチック製容器（尿細菌培養を提出する場合）
- 超音波検査機器

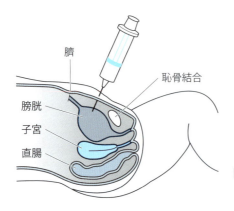

図 3 ▶ 経皮的膀胱穿刺による採尿

b．手順（方法）

① 前回の排尿から少なくとも 1 時間以上経過しており，超音波検査で膀胱内に十分に尿がたまっていることを確認する．

② 患児を仰臥位とし，両膝を屈曲し，股関節を開き，腰部が動かないよう，介助者にしっかり固定してもらう．

③ 恥骨結合直上部を中心にイソジン液で消毒し，術者は滅菌手袋を着用する．

④ 10 mL の注射器に 22G，または 23G の注射針をつけ，正中線上で恥骨結合上線より頭側へ 1〜2 cm の位置を垂直に穿刺する（図 3）．

⑤ 皮膚穿刺後，注射器の内筒を引いて陰圧をかけながら針を進め，尿が流入してくるところで固定し，採尿する．

⑥ 採尿後は素早く注射針を抜去してイソジン綿球で圧迫し，数分後に滅菌ガーゼをあてる．

⑦ 採取した尿をすみやかに滅菌容器に移す．

B 尿検体の保存方法

時間の経過で尿中化学成分の変化（揮発，酸化，失活，融解）と尿の性状の変化（比重，pH）をきたす可能性があるため，採尿後は速やかに検査を行うことが望ましい．しかし，実際は検査までに時間を要することも多い．その場合は，何らかの防腐処理が必要となる．一般検尿と尿沈渣の場合は，4℃の冷所に保存することで 24 時間程度の保存が可能となる．24 時間蓄尿を行う場合は，遮光したうえで冷蔵保存あるいは，尿検体 100 mL あたり 1 mL のホルマリンを

添加することが推奨される．尿沈渣の固定が目的の場合は，1％のグルタルアルデヒド固定が望ましい[4]．

■文献

1) 金子一成．小児の採尿．In: 五十嵐隆，水口　雅，編著．小児臨床検査ガイド．東京: 文光堂; 2006. p.18-23.
2) 木全貴久．導尿・採尿法．In: 五十嵐隆，他編．小児科研修医ノート．改訂第2版．東京: 診断と治療社; 2009. p.426-30.
3) Downs SM. Technical report: Urinary tract infections in febrile infants and young children. Pediatrics. 1999; 103: e54.
4) 戸松弘明，小寺恵美子，西岡淳二，他．尿検体保存のポイント．検査と技術．2010; 38: 1047-52.

〈木全貴久〉

2章 小児の尿検査

2 乳幼児検尿の意義と実際

　わが国で小児が初めて受診する腎臓検診としては，3歳児健康診査（以下，3歳児健診）のタイミングで行われる集団検尿（以下，3歳児検尿）がある．3歳児検尿は1961年に健診に付随するモデルケースという形で取り入れられ，現在はほぼすべての自治体で実施されている．集団検尿の目的としては将来的に腎不全に陥る可能性のある腎疾患を早期発見することであるが，多くの慢性糸球体腎炎の好発年齢は学童期以降（学校検尿の対象年齢）であることを考えると，3歳児検尿は腎炎よりはむしろ先天性腎尿路異常（以下，congenital anomalies of kidney and urinary tract: CAKUT）の発見を目的としている．しかし当初から検尿方法や事後措置については統一されたルールや規則がなかったため，自治体や地域の特性に配慮する形で個々に実施されていた．

　このような背景のもと，2007年に行われた日本小児腎臓病学会による実態調査から当時の3歳児検尿では「有用なスクリーニング効果が得られているとは言えない」との結論が公表された．以降，種々の検討を経て，より効果の高い検尿方法・システムが確立しつつある．その1つとして日本小児腎臓病学会主導の「小児の検尿マニュアル」[1]の出版・改訂やその中に示された「3歳児検尿（腎臓）フローチャート」（図1）や「幼稚園検尿（腎臓）フローチャート」が普及したことがあげられる．本稿では，乳幼児検尿の代表として，3歳児検尿について解説する．

A　3歳児検尿の目的

　3歳児検尿では主にCAKUTの発見を目的としている．CAKUTには腎形成異常（一側腎欠損，低形成腎，多囊胞性異形成腎など），尿路通過障害（男児における後部尿道弁，膀胱尿管移行部通過障害，腎盂尿管移行部通過障害など），

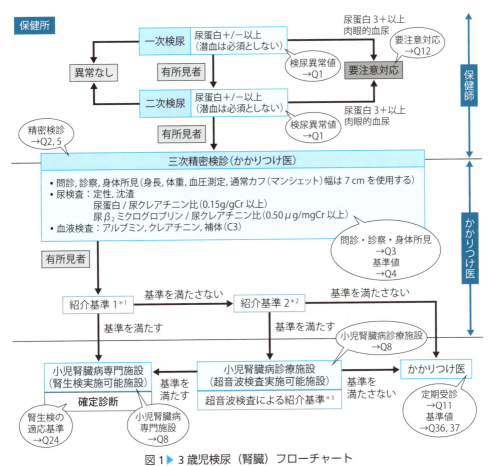

図1 ▶ 3歳児検尿（腎臓）フローチャート

図内の吹き出し（Q）の詳細については，引用元の原文をご参照頂きたい．
(日本小児腎臓病学会，編．小児の検尿マニュアル．検尿にかかわるすべての人のために．改訂第2版．東京：診断と治療社；2022[1])

膀胱尿管逆流症，重複尿管などが含まれる．これらCAKUTが小児期における慢性腎臓病や末期腎不全の原因の50％以上を占めることから重要とされている[2,3]．さらには成人期に末期腎不全に至る症例も含めると発見すべきCAKUT患者は推定人口1万人あたり1〜5.5人と考えられている[4,5]．またCAKUT以外では稀ではあるがAlport症候群やWilms腫瘍などの発見契機となる場合がある．

B 3歳児検尿における有所見の頻度

柳原らの複数の自治体（沖縄県，長崎市，横浜市，秦野市・伊勢原市，千葉市，秋田市）の後向き調査[6]によると，1回目の検尿における血尿陽性者率は8.16%，蛋白尿陽性率は1.20%，白血球尿陽性率は1.01%であった．これらの陽性者は2回目の検尿でそれぞれ1.24%，0.05%，0.18%と減少し，軒並み1/6〜1/20の頻度まで減少していた．これらの陽性者の3回目の精密検診の結果は，血尿（微小血尿＋血尿）0.48%，蛋白尿0.02%であり，学校検尿で報告されている小学生のデータと同程度かやや少ない結果であった．血尿＋蛋白尿陽性者に関しては0.03%で小学生のデータよりもやや多い結果であった．3歳児検尿の主たる目的であるCAKUTは0.01%発見され，CAKUTとも関連する尿路感染症は0.05%が発見されていた．

以上の結果から，3歳児検尿では偽陽性が非常に多く，一次検尿のみで精密検診にまわる患者は全受診数の7〜10%と著しく高い．これに対して2回連続で検尿を行うことで精密検診受診者の割合を減じられる．特に血尿と白血球尿の偽陽性者が多い理由としておむつ使用者の採尿方法の煩雑さや（特に女児において）外陰部が不潔になりやすく，皮膚に炎症があれば白血球や血液成分が混入してしまうことが想定される．

C 3歳児検尿における尿採取

採尿方法に統一された決まりはないが，トイレットトレーニングが終了している児では清潔な紙コップを用い，検診当日の早朝第1尿（出始めの尿は避け，途中の中間尿）を採った後，採尿用容器へ移し替える方法が一般的である．採尿量はプラスチック容器の半分程度でよい．自立排尿が確立していない児では，採尿用容器での採尿が困難な場合が多いため，採尿袋を貼付しての採尿や，おむつ内にラップなどを敷いて清潔なガーゼやコットンなどに尿を吸収させ，提出する容器に絞って採尿する方法を試す．その際に，便の混入や外陰部の汚染により検尿結果が不正確となる可能性に留意する．

D　3歳児検尿の判定

　一般的には保健所などで試験紙を用いて行われている．自治体によって判定基準が多少異なる場合もあるが，前述の「小児の検尿マニュアル」[1]に従えば，有所見者の判定基準は尿蛋白「±以上」を陽性と判定する．なお，潜血の有無は判定に必須としない（ただし肉眼的血尿を認める場合には，要注意として別途対応する）．実際に試験紙を用いて尿蛋白の判定を行う際は，以下の点に注意する．

① 試験紙の中央部分の呈色で判定する
② 基準色調表と比較し，満たす色調の最大濃度を採用するが基準を満たさない限りは切り上げない
③ 判定は十分明るい場所（1,000ルクス以上の光源下）で行う

　3歳児検尿で尿蛋白「±以上」を陽性と判定する理由としては，筋肉量の少ない乳幼児の場合，尿中クレアチニン濃度が低いため，スクリーニングとしての感度・特異度から考えると尿蛋白定性は「1+」（30 mg/dL）よりも「±」（15 mg/dL）のほうが妥当と考えられているためである[1]．これはつまり，蛋白尿偽陰性（尿蛋白定性の結果が陰性であっても，蛋白尿が存在する可能性）を見逃さないようにするためでもある．なお，試験紙の尿蛋白検出の感度は2006年より日本臨床検査標準協議会（JCCLS）によって統一されているが，品質が担保されているのは「尿蛋白（1+）＝30 mg/dL」のみである．

　二次検尿での有所見者はフローチャートに従い，三次精密検診（かかりつけ医）を受診することになるが，高度の尿異常所見を認める場合には，緊急受診に準じて「要注意対応」と規定し，医療機関の早期受診を勧めるようにする．

E　三次精密検診以降の対応

　三次精密検診（かかりつけ医）では，問診，診察，身体所見（身長，体重，血圧測定），尿検査：定性，沈渣，尿蛋白/尿クレアチニン比（0.15 g/gCr以上），尿$β_2$ミクログロブリン/尿クレアチニン比（0.50 μg/mgCr以上），血液検査：アルブミン，クレアチニン，補体（C3）の精査をすすめる．

　三次精密検診で異常を認めた場合は，紹介基準1（表1），紹介基準2（表2）を参考に，それぞれの小児腎臓病専門施設（腎生検可能施設）または小児腎臓

表1　紹介基準1

1. 早朝第1尿の尿蛋白/クレアチニン比（g/gCr）（または尿蛋白定性）が
   0.15〜0.4の場合は6〜12カ月程度（1＋程度）
   0.5〜0.9の場合は3〜6カ月程度（2＋程度）
   1.0〜1.9の場合は1〜3カ月程度（3＋程度）
   が持続する場合（尿蛋白/クレアチニン比を優先して判定）
   上記を満たさない場合でも，下記2〜6の所見がある場合は，早期に小児腎臓専門施設に紹介する．
2. 肉眼的血尿（遠心後肉眼的血尿を含む）
3. 低アルブミン血症（<3.0 g/dL）
4. 低補体血症（C3<73 mg/dL）
5. 高血圧（男児107/62 mmHg，女児108/66 mmHg以上）
6. 血清クレアチニン（>0.38 mg/dL）

（日本小児腎臓病学会，編．小児の検尿マニュアル．検尿にかかわるすべての人のために．改訂第2版．東京：診断と治療社；2022[1]）

表2　紹介基準2

1. 白血球尿　50個/HPF以上が2回以上連続
2. 赤血球尿　50個/HPF以上が2回以上連続
3. 尿β_2ミクログロブリン/尿クレアチニン比が0.5 μg/mgCr以上

（日本小児腎臓病学会，編．小児の検尿マニュアル．検尿にかかわるすべての人のために．改訂第2版．東京：診断と治療社；2022[1]）

病診療施設（超音波可能施設）に紹介する．なお，これら高次医療機関とは，公的に標榜された施設があるわけではなく，地域の実情に応じて任意に決められた施設となる．

　紹介基準1は糸球体腎炎を疑う基準で，紹介基準2はCAKUTを含む先天性腎疾患や結石，腫瘍などを疑う紹介基準になる．一方，紹介基準を満たさない場合であっても，引き続きかかりつけ医での定期受診を続ける．

表3　超音波による紹介基準2

1. SFU*分類3度以上の水腎症
2. どちらか一方の腎臓の長径が-2 SD以下，左右差1 cm以上
3. 腎実質輝度の上昇
4. 結石を疑わせる輝度の上昇と音響陰影
5. 腎臓・尿管の異常（1側腎欠損，囊胞，腫瘍，上部尿管拡張など）
6. 中等度以上の尿充満時，膀胱壁肥厚や不整，膀胱後面の下部尿管拡張

*The Society for Fetal Urology
（日本小児腎臓病学会，編．小児の検尿マニュアル．検尿にかかわるすべての人のために．改訂第2版．東京：診断と治療社；2022[1]）

■文献

1) 日本小児腎臓病学会，編．小児の検尿マニュアル―検尿にかかわるすべての人のために．改訂第2版．東京：診断と治療社；2022.
2) Ishikura K, Uemura O, Ito S, et al. Pre-dialysis chronic kidney disease in children: results of a nationwide survey in Japan. Nephrol Dial Transplant. 2013; 28: 2345-55.
3) 服部元史，佐古まゆみ，金子徹治，他．本邦小児末期腎不全患者の疫学調査報告　とくに透析療法に関して．透析医学会誌．2014; 47: 167-74.
4) 高橋昌里．3歳児検尿の検査法の検討―evidenceに基づくCAKUTのスクリーニング目標値の設定と尿中 β_2MG/クレアチニン比の有用性―に関する研究．平成24年度厚生労働科学研究事業　分担研究報告書．効率的・効果的な乳幼児腎疾患スクリーニングに関する研究（主任研究者本田雅敬）．
5) 村上睦美．先天性腎尿路異常の超音波を用いたスクリーニングに関する研究．小児難治性腎尿路疾患の病因，病態の解明，早期発見，管理・治療に関する研究．平成12年度厚生科学研究分担研究報告書（主任研究者：伊藤拓）．
6) 柳原　剛．3歳児検尿と尿異常．日医大医会誌．2016; 12: 86-91.

〈西﨑直人〉

2章 小児の尿検査

3 学校検尿の意義と実際

　学校検尿は学校保健法（2009年より学校保健安全法に改正）に基づき，1974年に世界に先駆けて導入された集団検尿システムである．本事業の成果としてIgA腎症をはじめとした慢性糸球体腎炎の約7割が学校検尿を契機に発見されていることがあげられる[1]．加えて1983～1999年の末期腎不全患者の年齢別原疾患に関する米国との比較では，わが国の透析導入患者の年齢は米国に比して高齢であり，1999年にはわが国の45歳未満の慢性糸球体腎炎による透析導入患者数は減少していた[2]．つまり学校検尿を受けた世代の慢性糸球体腎炎による透析導入患者数の減少は，学校検尿が慢性糸球体腎炎の早期発見に貢献していることを裏付けている．

　学校検尿に関しては「小児の検尿マニュアル」[3]や「学校検尿のすべて」[4]に詳しく解説されており，定期的な改訂もされているためご一読されたい．

A　学校検尿の目的

　最大の目的は腎疾患の「早期発見・診断確定・早期治療」であり，将来的な腎機能悪化を未然に防ぐことである．特に小学生以降の年齢層は，ちょうど慢性糸球体疾患の好発年齢と重なることから，主に慢性糸球体腎炎の発見に寄与している．

B　学校検尿の方法

　通常，学校において年1回の頻度で試験紙法による一次検尿と二次検尿が行われる．一次・二次検尿とも早朝第1尿で尿試験紙を用い，尿蛋白，尿潜血ともに判定基準を「1＋」以上とする．一次検尿で「尿蛋白1＋以上」または（か

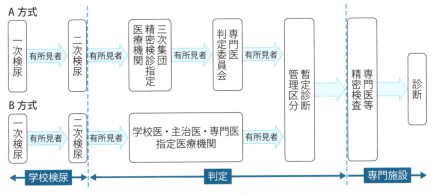

図1 ▶ A方式とB方式のフロー

A方式は費用とマンパワーが必要であり,主に東京都をはじめとした都市部で施行されている.B方式は全国の約8割の自治体で採用されている方式であるが,フォローアップの質の担保や有所見者が実際に医療機関を受診したかどうかの把握が難しい.
(日本学校保健会,編.学校検尿のすべて 令和2年度改訂.東京:日本学校保健会;2021[4]) p.6より改変)

つ)「尿潜血1+以上」を認めた場合は別日に二次検尿を施行する.

　二次検尿でも異常を認めた場合は,1カ所に集まって集団で診察・血液検査を行う「A方式」,またははじめから医療機関が介入する「B方式」のどちらかによって三次精密検診を受診する(図1).一般に,A方式では三次(集団)精密検診までが公費で行われ,B方式では二次検尿までが公費で行われる.このため,A方式は費用がかかり,決められた期間内に集団で行う必要があるため,運用できる地域が限られるなどのデメリットがあるものの,検尿陽性者の追跡や管理指導は的確に行えるというメリットがある.一方,B方式は約8割の自治体で導入されているなじみのある方法であるものの,二次検尿以降のフォローアップの質の均てん化の問題や,実際に有所見者が医療機関を受診したかどうかの把握がしにくいなどのデメリットがある.

C 学校検尿(腎臓)フローチャート[3,4]

　血尿や蛋白尿を認める場合には,フローチャート(図2)に従って診療を進める.三次精密検診(かかりつけ医または集団検診)を受診した有所見者に対して,暫定診断と管理指導表を作成し,有所見者はかかりつけ医などで引き続

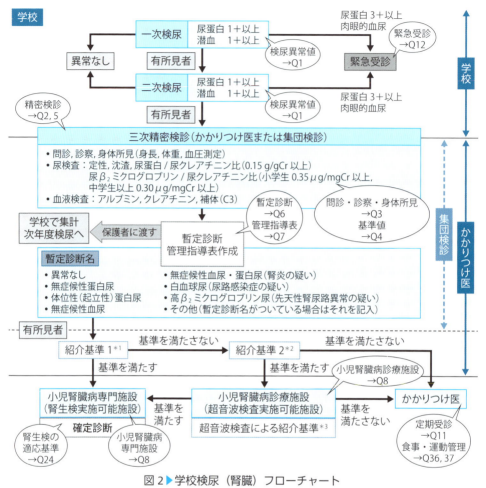

図 2 ▶ 学校検尿（腎臓）フローチャート

図内の吹き出し（Q）の詳細については，引用元の原文をご参照いただきたい．
（日本小児腎臓病学会，編．小児の検尿マニュアル．検尿にかかわるすべての人のために．
改訂第 2 版．東京：診断と治療社；2022[3]）

き診察してもらうために紹介する．かかりつけ医は紹介基準 1（表 1），紹介基準 2（表 2）を参考に，それぞれの小児腎臓病専門施設（腎生検可能施設）または小児腎臓病診療施設（超音波可能施設）に紹介する．なお，これら高次医療機関は，公的に標榜された施設があるわけではなく，地域の実情に応じて任意に決められた施設が役割を担う．

表1　紹介基準1

1. 早朝第1尿の尿蛋白/クレアチニン比（g/gCr）（または尿蛋白定性）が
   - 0.15〜0.4の場合は6〜12カ月程度（1＋程度）
   - 0.5〜0.9の場合は3〜6カ月程度（2＋程度）
   - 1.0〜1.9の場合は1〜3カ月程度（3＋程度）

   が持続する場合（尿蛋白/クレアチニン比を優先して判定）
   上記を満たさない場合でも，下記2〜6の所見がある場合は，早期に小児腎臓専門施設に紹介する．

2. 肉眼的血尿（遠心後肉眼的血尿を含む）
3. 低アルブミン血症（3.0 g/dL）
4. 低補体血症（C3＜73 mg/dL）
5. 高血圧
6. 腎機能障害

なお，5．高血圧，6．腎機能の基準値については，文献3を参照いただきたい．
（日本小児腎臓病学会，編. 小児の検尿マニュアル―検尿にかかわるすべての人のために．改訂2版．東京：診断と治療社；2022[3]より改変引用）

表2　紹介基準2

1. 白血球尿　50個/HPF以上が2回以上連続
2. 赤血球尿　50個/HPF以上が2回以上連続
3. 尿β_2ミクログロブリン/尿クレアチニン比が
   - 小学生　0.35 μg/mgCr以上
   - 中学生　0.30 μg/mgCr以上

（日本小児腎臓病学会，編. 小児の検尿マニュアル―検尿にかかわるすべての人のために．改訂2版．東京：診断と治療社；2022[3]より引用）

　紹介基準1は糸球体腎炎を疑う基準で，紹介基準2は先天性腎尿路異常（以下，congenital anomalies of the kidney and urinary tract：CAKUT）を含む先天性腎疾患や結石，腫瘍などを疑う紹介基準になる．したがって，対象疾患には急性糸球体腎炎や慢性糸球体腎炎，またはそれら腎炎の急性増悪，ネフローゼ症候群，およびCAKUTまで含まれており，緊急性はさまざまであることに留意する．一方，紹介基準1または2を満たさない場合であっても，かかりつけ医での定期受診は続ける．

表3　超音波による紹介基準2

1. SFU*分類3度以上の水腎症
2. どちらか一方の腎臓の長径が−2 SD 以下，左右差1 cm 以上
3. 腎実質輝度の上昇
4. 結石を疑わせる輝度の上昇と音響陰影
5. 腎臓・尿管の異常（1側腎欠損，囊胞，腫瘍，上部尿管拡張など）
6. 中等度以上の尿充満時，膀胱壁肥厚や不整，膀胱後面の下部尿管拡張

*The Society for Fetal Urology
（日本小児腎臓病学会，編．小児の検尿マニュアル—検尿にかかわるすべての人のために．改訂2版．東京：診断と治療社；2022[3]より引用）

　CAKUT を念頭に紹介基準2によってかかりつけ医を受診した有所見者の場合，さらに超音波による紹介基準（表3）を満たすかどうか診療する．超音波による紹介基準を満たした場合には，フローチャートに従い小児腎臓病専門施設（腎生検可能施設）へ紹介する．紹介基準を満たしていなくてもかかりつけ医での定期受診を続ける．

D　暫定診断と学校生活管理指導表について

　学校検尿の有所見者に対しては，学校生活管理指導表を作成する．指導表の管理区分は暫定診断も添えて記入する．管理指導表は小学生用，中学・高校生用の2つに分かれている．具体的な記入の際の注意点や判定基準の詳細については他書[3,4]を参照いただきたい．基本的に小児の腎疾患では厳格な食事制限を必要とする場合は非常に少なく，運動制限に関しても腎疾患を改善させるエビデンスには乏しいとされている．そのため，小児腎臓病専門施設に紹介する基準を満たさない程度の有所見者には原則，管理区分を「E（普通生活）」とするなど，過度な制限をしないように心がける．一方，小児腎臓病専門施設へ紹介を必要とする有所見者に対しては，指導区分の決定をこれら高次医療機関における診断確定後に委ねてもよい．

E　緊急受診が必要な場合

　学校検尿の判定と管理区分決定までにA方式，B方式とも約1〜2カ月の時

間を要する場合がある．しかしながら重篤な腎疾患に早期に対応するために，一次・二次検尿の結果，尿蛋白が（3＋）以上あるいは肉眼的血尿がみられる場合は，緊急受診の対象とする．この場合，検査機関より学校長を介して保護者

緊　　急

保護者様
　学校検尿の結果，お子様の尿に高度の異常が認められました．緊急を要する病気の可能性がありますので，至急（できるだけ2日以内に）小児科医を受診してください．受診後，下の受診証明書を医療機関に記入してもらい学校に提出してください．

〈検査結果〉

	尿蛋白	尿潜血	尿糖
月　日			

受診証明書

患者氏名 _____

診断名（暫定診断）
今後の治療
　・治療不要
　・当院でフォロー
　・紹介（　　　　　　　　　病院）

管理指導区分

学校生活	A 在宅医療・入院が必要	B 登校はできるが運動は不可	C 軽い運動は可	D 中等度の運動まで可	E 強い運動も可
運動部活動	管　理　不　要					
	（　　　　　）部　　可（ただし，　　　　　　　）・禁				
その他注意点					

医療機関名 _____　　　年　　月　　日

図3 ▶ 緊急受診システムで使用される用紙の例

過去に医療機関で管理されている児の場合は学校から保護者への連絡を緊急で行わない地域もある．

に連絡を取り，速やかに医療機関の受診を勧める．以下，一般的な緊急受診システムの概要を示す．

＜緊急受診システムの流れ＞[3]

① 一次もしくは二次検尿の結果，上記の受診基準を満たすと判明した時点で迅速に検査実施機関から各学校（または都道府県・市町村教育委員会）に通知を行う．

② 学校は至急，各家庭に連絡をとり，速やかに医療機関を受診するよう勧める．その際，緊急受診用紙（図3）などを使用してもよい．ただし，すでに医療機関で管理されていることが把握されている場合は，かかりつけ医と受診の要否について相談してもらう．

③ なるべく早く，かかりつけ医や専門医を受診し，精密検査・診断を受け，必要な場合は治療に入る．

④ 受診勧奨から3, 4日をめどに学校は保護者と連絡をとり，緊急受診が済んだことを確認する．未だ受診していない場合には，あらためて受診を勧める．また，医療機関から精密検診結果報告などを受け，検尿システムに沿った学校での健康管理に反映させる．

■ 文献

1) 本田雅敬．「学校検尿のすべて」の改訂について．日本小児腎臓病学会雑誌．2012; 25: 116.
2) Yamagata K, Takahashi H, Suzuki S, et al. Age distribution and yearly changes in the incidence of ESRD in Japan. Am J Kidney Dis. 2004; 43: 433-43.
3) 日本小児腎臓病学会，編．小児の検尿マニュアル―検尿にかかわるすべての人のために．改訂2版．東京: 診断と治療社; 2022.
4) 日本学校保健会，編．学校検尿のすべて　令和2年度改訂．東京: 日本学校保健会; 2021.

〈西﨑直人〉

2章 小児の尿検査

4 血尿を呈する小児疾患

A 血尿の定義と分類

　血尿とは尿中に赤血球が存在している状態で，その程度によって肉眼的血尿と顕微鏡的血尿に分けられる．肉眼的血尿は，尿が鮮紅色〜暗赤色を示し，尿1L中に血液を1mL以上含むものをいう．顕微鏡的血尿は，肉眼では確認できないが尿沈渣検査法にて赤血球5個/HPF以上，もしくは無遠心尿を用いるフローサイトメトリー法では20個/μL以上認めるものをいう．血尿のスクリーニング検査としては，試験紙法が一般的に用いられており，尿潜血（1+）以上を陽性とし，（1+）はヘモグロビン濃度 0.06 mg/dL または赤血球数20個/μLに相当する．尿試験紙法は簡便であるが，偽陽性（尿潜血は陽性だが，赤血球5個/HPF未満）と偽陰性（尿潜血は陰性だが，赤血球5個/HPF以上）の存在に注意する[1,2]（表1）．

　臨床的には血尿の由来，すなわち糸球体性か，非糸球体性かを鑑別することが重要である．尿沈渣にて，変形赤血球（dysmorphic: こぶ状，断片化，標的状など）が40%以上，または有棘状赤血球が10%以上，細胞性円柱（赤血球円柱，顆粒円柱）が存在する場合は糸球体性血尿の可能性が高い．一方，赤血球

表1 尿試験紙法における尿潜血の偽陽性・偽陰性の原因

偽陽性	偽陰性
・ヘモグロビン尿	・アスコルビン酸（ビタミンC）過剰摂取
・ミオグロビン尿	・薬剤（カプトプリルやブシラミンなど）
・細菌尿	・検体の放置
・低比重尿	・高比重尿
・酸化剤の混入	・高度蛋白尿
	・試験紙の劣化

■ 表 2 ■ 小児の血尿の原因疾患

糸球体性
- 無症候性血尿（良性家族性血尿，菲薄基底膜病を含む）
- 感染後急性糸球体腎炎（溶連菌感染後急性糸球体腎炎を含む）*
- 一次性慢性糸球体腎炎（IgA 腎症**，膜性増殖性糸球体腎炎，C3 腎症，膜性腎症など）
- 二次性慢性糸球体腎炎（ループス腎炎，紫斑病性腎炎（IgA 血管炎関連腎炎：IgAVN），抗好中球細胞質抗体〔ANCA〕関連血管炎など）
- 遺伝性腎炎（Alport 症候群**など）
- 溶血性尿毒症症候群*

非糸球体性
- 無症候性血尿
- 尿路感染症*
- 高カルシウム尿症
- ナットクラッカー現象*
- 尿路結石*
- 出血性膀胱炎（アデノウイルス，BK ウイルス，薬剤性など）*
- 外傷（尿道カテーテル挿入や腎生検を含む）*
- 先天性腎尿路異常〔CAKUT〕（水腎症，囊胞性腎疾患）
- 腎梗塞*
- 腎動脈/静脈血栓*
- 泌尿生殖器の形態異常（膀胱尿管逆流，後部尿道弁，腎盂尿管移行部狭窄，尿管膀胱移行部狭窄，尿管瘤，尿道下裂など）
- 血管走行異常*
- 悪性腫瘍（Wilms 腫瘍，腎細胞癌，横紋筋肉腫）*
- 出血傾向（特発性血小板減少性紫斑病，血友病，薬剤性など）*
- 月経血混入*

＊肉眼的血尿をきたしやすいもの
＊＊感冒罹患時に肉眼的血尿をきたしやすいもの
（血尿診断ガイドライン改訂委員会，編. 血尿診断ガイドライン 2023. 東京：ライフサイエンス出版；2023[3)] p.45, 表 6）

が均一（isomorphic）であれば，下部尿路出血など非糸球体性血尿の可能性が高い．肉眼的血尿の色調において，糸球体性血尿は暗赤色（赤褐色，緑褐色，コーラ色）であるが，非糸球体性血尿では鮮紅色（明るい赤，ピンク色）となり，凝血塊が混ざることもある．小児の血尿の原因疾患と問診の要点を表 2，3[3)] に示すが，小児の血尿では各種検査を行っても原因が特定できない「無症候性血尿」が多い．

表3　小児の血尿患者に対する問診項目と鑑別すべき疾患

問診項目	鑑別すべき疾患
糸球体性血尿	
過去1カ月以内の溶連菌感染症の既往（咽頭・扁桃炎，膿痂疹）	溶連菌感染後急性糸球体腎炎（APSGN）
上気道感染症に伴う肉眼的血尿の有無	IgA腎症，Alport症候群
家族歴（血尿，蛋白尿，腎不全，難聴）	良性家族性血尿*，Alport症候群
皮疹，関節痛	紫斑病性腎炎（IgA血管炎関連腎炎：IgAVN），全身性エリテマトーデス（SLE），抗好中球細胞質抗体（ANCA）関連血管炎
消化器症状	紫斑病性腎炎（IgAVN），溶血性尿毒症症候群
激しい運動の有無	運動に伴う血尿（運動性血尿）
非糸球体性血尿	
尿路感染症状（頻尿，排尿時痛，残尿感など）	尿路感染症
血尿出現時の疼痛の有無	尿路感染症，尿路結石，水腎症，ナットクラッカー現象，腎梗塞，腎静脈血栓など
尿路結石の既往歴，家族歴	尿路結石
外傷（腎，膀胱，尿道）の有無	外傷性出血（尿道カテーテルなどを含む）
血尿をきたす薬物の使用歴（シクロホスファミド，ビタミンD製剤，抗凝固薬）	薬剤性出血性膀胱炎，高Ca尿症，易出血性
出血傾向を呈する疾患の既往	血小板の異常，血友病など
月経周期	月経血混入

*菲薄基底膜病と考えられる．
（血尿診断ガイドライン改訂委員会，編．血尿診断ガイドライン2023．東京：ライフサイエンス出版；2023[3]．p.47，表7）

B　糸球体性血尿

　乳幼児期から糸球体性血尿を認める場合は，良性家族性血尿（菲薄基底膜病）とAlport症候群の頻度が高く，家族歴を聴取が重要である．良性家族性血尿は常染色体顕性遺伝形式をとるが，Alport症候群は80％がX連鎖性遺伝であり，男性では10代後半から30代前半で末期腎不全に至るが，女性は軽症例が多い．

糸球体性血尿で肉眼的血尿を認める場合は，感染症罹患の有無とタイミングを聴取する．溶連菌感染後急性糸球体腎炎はA群溶連菌による扁桃炎から10日から2週間後に肉眼的血尿を認めるが，IgA腎症やAlport症候群では感染症罹患と同時に肉眼的血尿を呈する．

C 非糸球体性血尿

非糸球体性血尿で頻度が高い疾患は，ナットクラッカー現象，水腎症などの先天性腎尿路異常，尿路結石，高カルシウム尿症などであり，思春期以降の女児では月経血混入も多い．悪性腫瘍としては，きわめて稀にWilms腫瘍や横紋筋肉腫などが見つかる．月経血混入ではない非糸球体性血尿で赤血球50個/HPF以上の場合，超音波検査による原因検索が重要である．ナットクラッカー現象は，思春期の内臓脂肪の少ない痩せ型の児に多くみられ，左腎静脈が腹部大動脈と上腸間膜動脈の2つの動脈で圧排され，左腎がうっ血を起こし左腎杯や尿管からの穿破出血により血尿を呈する機序が考えられている．症状としては反復性の肉眼的血尿や左腰部痛を認めることがあり，体位性蛋白尿の原因となることも知られている．

D 血尿を呈する小児への対応

図1[3)]に示す診断アルゴリズムに則って，診察，身体所見（血圧，身長，体重），問診，検査（尿，血液）を行い，紹介基準を満たす症例は，小児腎臓病専門施設へ紹介する．特に高血圧（表4)[4)]，浮腫，尿量低下を認める場合は緊急性が高い．尿検査では，尿沈渣にて糸球体性か非糸球体性かを鑑別する．血液検査では，腎機能の評価（クレアチニン，尿素窒素，シスタチンC），血算，生化学（血清総蛋白，アルブミン，総コレステロール，電解質，血液ガス，CRP），抗ストレプトリジンO抗体（ASO），免疫グロブリン（IgA，IgG），補体（C3，C4，CH50），抗核抗体，HBs抗原，HCV抗体，抗好中球細胞質抗体（MPO-ANCA，PR3-ANCA）などの測定を行う．超音波は，前述のように非糸球体性血尿の場合は重要であり，腎長径などを評価する．18歳未満の小児の腎長径の予測基準値（cm）は，簡便式（身長(m)×5+2）で算出可能であり，予測基準値から約1cm小さい場合は，低形成腎の可能性がある[2)]．蛋白尿，肉眼的血

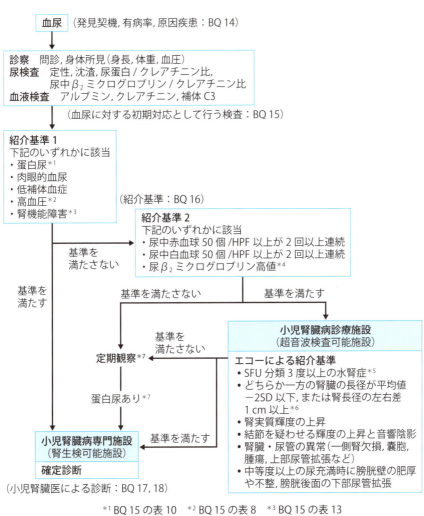

図1 ▶ 小児の血尿診断アルゴリズム（血尿診断ガイドライン改訂委員会，編．血尿診断ガイドライン2023．東京：ライフサイエンス出版；2023[3])p.16)

尿，低補体血症，高血圧，腎機能障害のいずれかを合併する場合は，慢性腎炎を疑って，腎生検可能な小児腎臓病専門施設に紹介する．また，尿中赤血球50個/HPF以上，尿β_2ミクログロブリン高値の場合は，腎尿路の超音波検査が可

■ 表4 ■ 小児の年代別，性別高血圧の診断基準

		収縮期血圧 (mmHg)	拡張期血圧 (mmHg)
幼児		≧120	≧70
小学校	低学年	≧130	≧80
	高学年	≧135	≧80
中学校	男子	≧140	≧85
	女子	≧135	≧80
高等学校		≧140	≧85

(日本高血圧学会高血圧治療ガイドライン作成委員会, 編. 高血圧治療ガイドライン2019. 東京：ライフサイエンス出版；2019[4])p.165, 表11-1)

能な施設へ紹介する．腎尿路の超音波検査にて，高度水腎症（3度以上），低形成腎，結石などを認めた場合は小児腎臓病専門施設へ紹介する．蛋白尿を伴わない血尿単独で超音波や血液検査や身体所見上も異常を認めない場合は，「無症候性血尿」と暫定診断して，定期的な検尿や血圧測定にて経過観察する．検尿の頻度としては，発見1年間は3カ月後ごと，以降は血尿が続く限り，蛋白尿や高血圧の出現に注意して，年1～2回の経過観察を行う．

■ 文献

1) 日本学校保健会, 編. 学校検尿のすべて 令和2年度改訂. 東京：日本学校保健会; 2021.
2) 日本小児腎臓病学会, 編. 小児検尿マニュアル 改訂第2版—検尿に関わるすべての人のために. 東京：診断と治療社; 2022.
3) 血尿診断ガイドライン改訂委員会, 編. 血尿診断ガイドライン2023. 東京：ライフサイエンス出版; 2023.
4) 日本高血圧学会高血圧治療ガイドライン作成委員会, 編. 高血圧治療ガイドライン2019. 東京：ライフサイエンス出版; 2019.

〈藤永周一郎〉

2章　小児の尿検査

5　蛋白尿を呈する小児疾患

A　蛋白尿の定義と分類[1]

　小児では早朝第1尿の蛋白濃度とクレアチニン濃度の比（尿蛋白/尿Cr比）によって，1日の蛋白排泄量を推定することが一般的である．早朝第1尿の採取法に関して，前日の激しい運動は控え，就寝直前に完全排尿し，翌朝の起床後第1尿かつ中間尿を提出する．蛋白尿の基準値上限は年齢により異なっており，0.1〜0.5カ月：0.7，0.5〜1歳：0.55，1〜2歳：0.4，2〜3歳：0.3，3歳以上では成人と同様に0.15 g/gCr以上を異常とみなす．蛋白尿のスクリーニングとしては，試験紙法による尿定性検査が用いられており，乳幼児の3歳児検尿/幼稚園検尿は（±），学校検尿では（1＋）以上を陽性と判断して精査を進める．試験紙法（±）は尿蛋白濃度15〜20 mg/dL，（1＋）は30 mg/dL，（2＋）は100 mg/dL，（3＋）は300 mg/dL，（4＋）は1,000 mg/dL以上に相当する．試験紙法は，アルブミンに対する感度は優れているが，グロブリンや尿細管性蛋白には感度が低く偽陰性を示すことがある．乳幼児，飲水過多，低形成腎，ネフロン癆では，希釈尿（低比重尿）によって試験紙法では，（−）〜（±）と偽陰性となり病的蛋白尿が見逃されることがある（表1）．

表1　試験紙法における尿蛋白の偽陽性・偽陰性の原因

偽陽性	偽陰性
濃縮尿 アルカリ性尿（pH 8.0以上） 判定まで時間をかけすぎた試験紙 高度の血尿，白血球尿，細菌尿 薬剤（硫酸キニーネ，ベリチーム内服など）	希釈尿 酸性尿（pH 3.0以下）

（日本小児腎臓病学会，編．小児の検尿マニュアル　改訂第2版[1]より改変）

■ 表2 ■ 小児の蛋白尿の分類と原因疾患

一過性（機能性）蛋白尿
- 発熱
- 運動
- ストレス

体位性（起立性）蛋白尿
- ナットクラッカー現象

持続性蛋白尿
① 糸球体性
- 特発性ネフローゼ症候群（微少変化型，巣状分節性糸球体硬化症，膜性腎症）
- 原発性慢性糸球体性腎炎（IgA腎症，膜性増殖性糸球体腎炎など）
- 二次性慢性糸球体性腎炎（ループス腎炎，紫斑病性腎炎など）
- 感染後急性糸球体性腎炎（溶連菌感染など）
- 溶血性尿毒症症候群
- ポドサイト関連遺伝子異常症，チアノーゼ性心疾患，早産低出生体重児

② 尿細管性
- Dent病
- Lowe症候群
- Fanconi症候群
- *CUBN*遺伝子異常症
- 嚢胞性腎疾患（多発性嚢胞腎，ネフロン癆など）
- 尿細管間質性腎炎（薬剤，エルシニア感染症，TINU症候群など）
- 中毒性腎症（薬剤，重金属）
- 逆流性腎症
- 先天性腎尿路異常（低形成腎など）

③ 腎前性
- 多発性骨髄腫（Bence Jones蛋白）
- マクログロブリン血症
- 重度の溶血（ヘモグロビン尿）
- 横紋筋融解（ミオグロビン尿）

④ 腎後性
- 尿路感染症
- 尿路結石
- 腎腫瘍

（日本小児腎臓病学会，編．小児の検尿マニュアル 改訂第2版[1]より改変）

小児の蛋白尿は，一過性（機能性）蛋白尿，体位性（起立性）蛋白尿，および持続性蛋白尿に分類される（表2）．持続性蛋白尿は，早朝第1尿で2回以上尿蛋白を認める状態で病的蛋白尿の可能性があり，さらに発症機序から糸球体

表3　小児の蛋白尿患者に対する問診事項

排尿の状況	早朝第1尿（中間尿）か 採尿前の激しい運動はないか 発熱やストレスなどの体調不良はないか 検尿前日の就寝直前に完全排尿をしたか
現病歴	発熱，体重減少や増加，全身倦怠感，腹痛，嘔吐，下痢，血便，紫斑，関節痛
既往歴	蛋白尿の発見時期，いつまで正常だったか 成長障害，発達障害，夜尿症，昼間尿失禁，貧血 溶連菌感染症，IgA血管炎，肝炎（B型，C型） 先天性心疾患 早産・低出生体重児 尿路感染症，膀胱尿管逆流症 ぶどう膜炎，白内障 薬剤（抗菌薬やNSAIDsなど）
家族歴	検尿異常（血尿，蛋白尿） 腎疾患（腎炎，囊胞性腎疾患，慢性腎不全など） 膠原病（全身性エリテマトーデスなど） 高血圧 肝炎（B型，C型） 血族結婚

（日本小児腎臓病学会，編．小児の検尿マニュアル　改訂第2版[1]より改変）

性蛋白尿，尿細管性蛋白尿（別稿参照），溢流性（腎前性）蛋白尿，腎後性蛋白尿に分類される．蛋白尿の原因疾患を推測するための問診の要点を表3に示すが，小児では，病的蛋白尿より一過性や体位性といった生理的蛋白尿の方が多い．

B　体位性蛋白尿

　安静臥床では蛋白尿を認めないが，起き上がって立位になると認めるようになる生理的な蛋白尿のことをいう．早朝第1尿と来院時尿（随時尿）で検査を行い，来院時尿のみ陽性で早朝第1尿が陰性であれば，体位性蛋白尿を考える．思春期，痩せ型の児に多くみられ，立位によって腹部大動脈と上腸管膜動脈に左腎静脈が挟まれ，左腎静脈還流障害から蛋白の尿漏出を生じる機序が考えら

れている．画像検査にて，ナットクラッカー現象と同様の左腎静脈の圧排像がみられることもある．

C 糸球体性蛋白尿

糸球体性蛋白尿は，腎糸球体の上皮細胞（ポドサイト）やスリット膜の障害，基底膜の障害によって，主に高分子蛋白（アルブミンやグロブリン）が出現する．特発性ネフローゼ症候群や腎炎（通常，糸球体性血尿を伴う）などを疑うが，ポドサイト関連遺伝子異常症，チアノーゼ性心疾患，早産低出生体重児も蛋白尿の原因となることが知られている．

D 溢流性（腎前性）蛋白尿

多発性骨髄腫（Bence Jones 蛋白），マクログロブリン血症などでは，血中で高濃度となった蛋白が糸球体から過剰濾過され，それが尿細管再吸収の閾値を上回るため溢流性蛋白尿が出現する．

E 腎後性蛋白尿

尿路感染症などの腎盂以下の下部尿路病変によって分泌性，滲出性に生じる尿蛋白をいう．通常，尿蛋白の排泄量は少量である．

F 蛋白尿を呈する小児への対応[1]

2回以上の尿検査にて持続性蛋白尿を確認したら，病的蛋白尿を疑い，血液検査（Cr，尿素窒素，シスタチンC，血算，総蛋白，アルブミン，総コレステロール，電解質，血液ガス，CRP，ASO，IgA，IgG，補体，抗核抗体，HBs抗原，HCV抗体，ANCA など）や腎尿路の超音波検査を行う．ネフローゼ症候群（高度蛋白尿，浮腫，低アルブミン血症）や急性腎炎症状（肉眼的血尿，高血圧，浮腫，腎機能障害，低補体血症）を認める場合は，緊急で小児腎臓病専門施設へ紹介する．糸球体性血尿を伴う場合は慢性腎炎の可能性が高いため，蛋白尿は軽度でも早期に腎生検可能な小児腎臓病専門施設へ紹介する．ネフ

表4　小児腎臓病専門施設への紹介基準

①早朝第1尿の尿蛋白/尿クレアチニン比（蛋白尿単独の場合）
・0.15〜0.4 g/gCr が6カ月〜1年持続
・0.5〜0.9 g/gCr が3〜6カ月持続
・1.0〜1.9 g/gCr が1〜3カ月持続
②肉眼的血尿
③低蛋白血症（血清アルブミン<3.0 g/dL）
④低補体血症
⑤高血圧
⑥腎機能障害

（日本小児腎臓病学会，編．小児の検尿マニュアル　改訂第2版[1]より改変）

ローゼ症候群や腎炎症状がなく，超音波や血液検査でも異常を認めない蛋白尿単独例は，「無症候性蛋白尿」と暫定診断して，定期検尿（月に1回）にて経過観察するが，蛋白尿の程度や持続期間に基づいて小児腎臓病専門施設へ紹介する（表4）．

■文献

1) 日本小児腎臓病学会, 編. 小児の検尿マニュアル　改訂第2版—検尿にかかわるすべての人のために. 東京: 診断と治療社; 2022.

〈藤永周一郎〉

2章 小児の尿検査

6 尿細管性蛋白尿を呈する小児疾患

A 尿細管性蛋白尿の定義と分類[1]

β_2ミクログロブリン（β_2MG: 分子量11.8 kDa）やα_1ミクログロブリン（α_1MG: 分子量33 kDa）のような低分子蛋白（分子量40 kDa未満）は，糸球体を自由に通過するが，近位尿細管においてメガリン・キュビリン受容体介在のエンドサイトーシスによりほとんど再吸収されている．また，高分子蛋白であるアルブミン（分子量66 kDa）も糸球体から少量（0.5〜3 g/日）濾過されているが，低分子蛋白と同様に近位尿細管でほとんど再吸収されるため尿中排泄は150 mg/日以下となる．尿細管性蛋白尿とは，血中の蛋白濃度は正常で，糸球体の透過性にも異常がないにもかかわらず，近位尿細管のエンドサイトーシス機構の障害によって生じる蛋白尿のことを指す．

蛋白尿のスクリーニング検査で用いられている試験紙法による尿定性検査は主にアルブミンに対する反応をみており，β_2MGなどの低分子蛋白尿は感度が低いため偽陰性になることがある．酸性尿（pH6.0以下）では，β_2MGは酸性プロテアーゼによって分解され低値となる．また，腎機能障害や炎症性疾患（感染症，血液腫瘍疾患，自己免疫疾患）などで血中β_2MGが上昇（2〜2.3 mg/L以上）している場合は，オーバーフローにより尿中の排泄も増加するため，尿β_2MGが高くても尿細管障害を意味しないことがある．尿β_2MGの評価には尿β_2MG/Cre比（μg/mg Cre）を用い，小児腎臓病学会小児CKD対策委員の解析によると，その基準値は，3〜5歳: 0.50，6〜11歳: 0.35，12〜17歳: 0.30 μg/mg Cre未満であり，それ以上なら精査が勧められている．α_1MGは，β_2MGと比較して酸性尿中でも安定しているが，小児における明確な基準値はない．

表1に尿細管性蛋白尿を呈する疾患を示す．ネフロン癆や低形成腎は，低分子蛋白尿が主体で尿濃縮力障害による希釈尿を呈するため試験紙法では異常が

表1 小児の尿細管性蛋白尿の分類と原因疾患

中毒性
- 薬剤（アミノグリコシド，シスプラチンなど）
- 重金属（水銀，カドミウムなど）

遺伝性
- ネフロン癆
- 多発性嚢胞腎
- Dent 病
- Lowe 症候群
- CUBN 遺伝子異常

先天性腎尿路異常
- 逆流性腎症
- 低形成腎

自己免疫性
- 全身性エリテマトーデス
- Sjögren 症候群
- TINU 症候群

感染症
- 腎盂腎炎
- 間質性腎炎（エルシニア，サルモネラなど）

表2 各CKDステージにおける先天性腎尿路異常の患児陽性率

CKDステージ	尿蛋白/Cr比　＞0.15	尿β_2MG/Cr比　＞0.34
2	44.4%	73.9%
3	75.6%	96.2%
4	96.1%	97.6%
5	86.0%	100.0%

（日本小児腎臓病学会，編．小児の検尿マニュアル改訂第2版[1]より引用）
（本田雅敬：効率的・効果的な乳幼児腎疾患スクリーニングに関する研究［H24-特別・指定-016］．平成24年度　厚生労働科学特別研究．総括・分担研究報告書［研究代表者：本田雅敬］〔http://mhlw-grants.niph.go.jp/project/20814〕〈閲覧日 2022.1.8〉より作成）

検出されにくい．先天性腎尿路異常の早期発見には，尿蛋白/Cr比よりも尿β_2Mg/Cr比の測定の方が優れるため（表2），「小児の検尿マニュアル改訂第2版」において，尿β_2MG/Cr比は3歳児検尿や学校検尿などの三次精密検診で最

低限行うべき検査項目となっている．男児で尿 β_2MG が 10,000 μg/L を超える場合は，Dent 病や Lowe 症候群が疑われ，X 連鎖性遺伝性疾患であるため，母親の尿 β_2MG の測定も重要である．近年，RAS 阻害薬が無効な尿細管性のアルブミン尿（尿 β_2MG 濃度は正常）を呈する症例において，*CUBN* 遺伝子異常が発見されるようになり注目を集めている．

B　ネフロン癆[2]

　ネフロン癆は，一次繊毛の異常によって尿細管間質障害と囊胞形成を認める常染色体潜性疾患である（表3）．現在まで *NPHP* 遺伝子など 25 種類以上の原因遺伝子が同定されているが，実際に遺伝子変異が検出されるのは 30〜60％ 程度と報告されており，腎囊胞も診断時には認められないことがある．臨床症状としては，尿濃縮力障害を反映した多飲多尿，夜尿症などであり，いずれもネフロン癆に特異的なものではなく，前述のように学校検尿で発見されにくいため，貧血や成長障害など，すでに腎不全が進行した状態で見つかることも少なくない．ネフロン癆は，本邦の小児期末期腎不全患者の 10％ を占めており，基本的には 30 歳までに末期腎不全に至るが，その進行時期によって乳児，若年性，思春期ネフロン癆とよばれている．一次繊毛は全身の細胞に存在するため，腎外症状（網膜色素変性症，眼球運動失調，発達遅滞，小脳虫部低形成，てんかん，骨格異常，多指症，肝線維症など）を高率（10〜50％）に合併し，症状の組み合わせによって様々な症候群（Joubert 症候群，Senior-Loken 症候群など）に分類されている．これらはネフロン癆関連 ciliopathy（繊毛病）と総称されるが，各症候群の臨床症状はオーバーラップも多く，腎外症状から原因遺伝子を特定することは困難である．現時点でネフロン癆の根本治療は存在せず，腎不全や腎外症状に対する対症療法が主体となる．末期腎不全に至った場合は腎移植や透析の適応となる．

C　Dent 病[3]

　Dent 病は，著明な低分子蛋白尿（10,000 μg/L 以上），腎石灰化や尿路結石，高カルシウム尿症（4 mg/kg/日，または尿中カルシウム/Cre 比が 0.25 g/g Cre 以上），進行性腎機能障害を呈する X 連鎖性遺伝性腎疾患である（表4）．一般

表3　ネフロン癆の診断基準

＜診断基準＞
Definite および Probable を対象とする.
A．症状
　　1．多尿
　　2．夜尿または昼間尿失禁
　　3．低身長（＜－2 SD）
　　4．高血圧
B．検査所見
　　1．必須所見
　　　　腎画像検査で囊胞性病変
　　2．尿検査
　　　　早朝尿比重≦1.010
　　　　尿中β_2ミクログロブリン/尿クレアチニン≧300 μg/gCr
　　　　早朝尿糖陽性
　　3．血液検査
　　　　血中ヘモグロビン値＜10 g/dL
　　4．画像検査
　　　　小脳虫部低形成
　　5．腎病理所見
　　　　腎髄質を中心とする尿細管の囊胞様拡張
　　　　尿細管基底膜の不規則性変化
　　（比較的高頻度に認められる腎病理の参考所見）
　　硬化糸球体，尿細管・間質への細胞浸潤，尿細管・間質線維化
C．腎外合併症
　　網膜色素変性症
　　眼球運動失調
　　発達遅滞
　　骨格異常
　　肝線維症
D．鑑別診断
　　低形成異形成腎，常染色体優性多発性囊胞腎，常染色体劣性多発性囊胞腎，常染色体優性尿細管間質性腎疾患
E．遺伝学的検査
　　ネフロン癆に関連する遺伝子の変異（*NPHP1, INVS, NPHP3, NPHP4, IQCB1, CEP290, GLIS2, RPGRIP1L, NEK8, SDCCAG8, TMEM67, TTC21B, WDR19, ZNF423, CEP164, ANKS6, IFT172, CEP83, DCDC2, MAPKBP1, XPNPEP3, SLC41A1, TRAF3IP1, AH11, CC2D2A*）

＜診断のカテゴリー＞
　Definite：Aのうち1項目以上を満たし，B-1を満たし，Dの鑑別すべき疾患を除外し，Eを満たすもの.
　Probable 1：Aのうち1項目以上を満たし，B-1を満たし，Dの鑑別すべき疾患を除外し，B-5のいずれか1項目（参考所見は除く）を満たすもの.
　Probable 2：Aのうち1項目以上を満たし，B-1を満たし，Dの鑑別すべき疾患を除外し，B-2，B-3，B-4およびCの中から2項目以上を満たすもの．ただし，B-2は記載の所見3つのうち1つ以上を満たせば1項目と数え，Cはそれぞれを独立した1項目と数える.
　Possible：Aのうち1項目以上を満たし，B-1を満たし，Dの鑑別すべき疾患を除外したもの.

〔厚生労働省　難治性疾患政策研究班：ネフロン癆（指定難病 335）．難病情報センター（https://www.nanbyou.or.jp/entry/22438）〕

表4 Dent病の診断基準

1. 著しい低分子蛋白尿の存在
2. 男児である（極めてまれに女児例が存在する）
3. ほかの疾患によるFanconi症候群を否定できる
4. 診断をより確実にする症状，検査
   a. 高カルシウム尿症，腎石灰化の存在
   b. *CLCN5*, *OCRL1* のいずれかに変異を認める

1～4aを満たせば臨床的にDent病と考えてよい
4bの遺伝子診断で変異があれば確定
（平本龍吾. Dent病. 小児内科 増刊号. 2021; 53: 584-7[3]）

に女性は非常に軽症であり，尿β_2MGは中央値で1,500 μg/L程度と男性の数十分の1程度である．*CLCN5*（Dent病1型：約60％）または*OCRL1*（Dent病2型：約25％）遺伝子異常によりメガリン・キュビリンシステムが不活性化され，近位尿細管における低分子蛋白の再吸収障害が生じる．欧米の報告では，緩徐に進行し成人期（30～50歳）に30～80％は末期腎不全に至るとされているが，本邦では，末期腎不全の報告は少なく，腎石灰化を認めない軽症例が多い．これは本邦のDent病の多くは，3歳児検尿や学校検尿など幼小児期に無症候性蛋白尿として早期発見されることが多く，長期観察例が少ないことに起因する可能性がある．尿細管性蛋白尿に対して，アンジオテンシン変換酵素阻害薬やアンジオテンシンⅡ受容体拮抗薬などのRAS阻害薬は無効であり，現時点でDent病の腎保護に有効とされる特異的な治療法は存在しない．高カルシウム尿症や腎石灰化の是正が腎保護につながるというエビデンスは乏しいが，尿中カルシウム排泄を減少させる目的で塩分制限やサイアザイド系利尿薬が用いられることもある．成人期以降，近位尿細管機能障害（Fanconi症候群）を呈する割合が高くなり，低リン血症や低カリウム血症の合併例には，それらの補充を行う．

D Lowe症候群[4]

Lowe症候群は，眼・脳・腎症候群（OCRL: oculocerebrorenal syndrome of Lowe）ともよばれ，先天性白内障，精神運動発達遅滞，近位尿細管機能障害（Fanconi症候群）を3主徴とするX連鎖性遺伝性疾患であり，患者はほぼ男

表 5　Lowe 症候群の診断基準

A　症状
　1．先天性白内障
　2．中枢神経症状（精神運動発達遅滞）
B　検査所見
　1．尿中 β_2 ミクログロブリン 5,000 μg/L 以上
C　鑑別診断
　Dent 病，ミトコンドリア異常症，ガラクトース血症，遺伝性果糖不耐症，Fanconi-Bickel 症候群
D　遺伝学的検査
　1．*OCRL1* 遺伝子の変異
＜診断のカテゴリー＞
Definite：Aの2項目すべて＋Bの1項目を満たしCの鑑別すべき疾患を除外し，Dを満たすもの
Probable：Aの2項目すべて＋Bの1項目を満たしCの鑑別すべき疾患を除外したもの

（三浦健一郎．尿細管性蛋白尿を有する遺伝性疾患の全国調査．厚生労働科学研究費補助金難治性疾患政策研究事業，平成 28 年度総括・分担研究報告書，2016．）

性に限られる（表5）．原因遺伝子は，Dent 病2型と同様の *OCRL1* だが，それぞれ遺伝子変異の違いによって異なった表現型を呈する．腎症状としては，新生児〜乳児期早期にみられる Fanconi 症候群であり，近位尿細管性アシドーシス，低リン血症，くる病，低カリウム血症を呈しうる．高カルシウム尿症や腎石灰化も多くの症例で合併する．Lowe 症候群は Dent 病2型と比較して腎機能の低下速度は速く，本邦の疫学調査では，30〜40 歳代で末期腎不全に至る症例が多いことが示されている．現在，Lowe 症候群の腎機能障害の進行を抑制する治療は確立されておらず，Fanconi 症候群に対する対症療法（アシドーシスの補正，リンやカリウムの補充，活性型ビタミンD投与）が治療の中心となる．腎代替療法に関しては，腎外合併症の程度や家族の希望に応じて個々の対応が必要である．

E　*CUBN* 遺伝子異常症

　CUBN は，近位尿細管でのアルブミンの再吸収や回腸でのビタミン B_{12} 吸収に関わるキュビリンをコードしており，これまでは尿細管性蛋白尿と巨赤芽球性貧血を呈する Imerslund-Gräsbeck 症候群の原因遺伝子として知られてい

た．近年，幼少児期より無症候性蛋白尿（アルブミン尿）を呈するが，腎糸球体の異常所見の乏しい症例（微小変化）において，常染色体潜性遺伝性疾患である *CUBN* 遺伝子異常症が報告されている[5]．一方，低分子蛋白はメガリンに結合して再吸収されるため，*CUBN* 遺伝子異常を認めても尿 β_2MG 濃度は正常である．また *CUBN* 遺伝子異常によるアルブミン尿は，糸球体障害ではなく近位尿細管の再吸収障害で起こる尿細管性蛋白尿であり，RAS 阻害薬は無効である．しかし蛋白尿の再吸収に伴う尿細管障害は逆に起こりにくくなるため，現時点で *CUBN* 遺伝子異常症の腎機能予後は良好と考えられている．

■**文献**

1) 日本小児腎臓病学会，編．小児の検尿マニュアル 改訂第 2 版―検尿にかかわるすべての人のために．東京：診断と治療社；2022．
2) 奥田雄介，石倉健司．ネフロン癆．新薬と臨床．2022；71：627-32．
3) 平本龍吾．Dent 病．小児内科 増刊号．2021；53：584-7．
4) 藪内智朗，三浦健一郎，服部元史．ロウ（Lowe）症候群．小児科診療．2018；81：1739-43．
5) 横田俊介，櫻谷浩志，野津寛大，他．無症候性蛋白尿から CUBN 遺伝子異常と診断した 2 小児例．日腎会誌．2023；65：604．

〈藤永周一郎〉

2章 小児の尿検査

7 小児のCKDの尿検査異常

A 慢性腎臓病（chronic kidney disease：CKD）について

　CKDとは2002年に米国で成人領域で提唱された疾患概念で，現在では世界中に普及している．従来の慢性腎不全という概念をより拡大し，明確に定義されたものである．CKDは末期腎不全へと進展する危険因子であるだけでなく，心血管疾患（cardiovascular disease：CVD）発症の危険因子でもある．
　CKDの定義と重症度分類は，米国腎臓財団（National Kidney Foundation：NKF）の提唱するK/DOQI（腎臓病予後改善対策，Kidney Disease Outcomes Quality Initiative）のガイドラインで初めて示された[1]．その後CKDが世界共通の健康上の大きな脅威であるとの認識から，2003年に国際組織としてKDIGO（Kidney Disease：Improving Global Outcome）が設立され，K/DOQIのガイドラインの一部改訂を行ってCKDの定義・分類を作成した[2]．

B CKDの定義

　（成人領域において）CKDは，下記の①と②のいずれかが3カ月以上持続している場合とK/DOQIで定義された[1]．
　①腎障害の存在が明らか
　　a. 蛋白尿の存在，または
　　b. 蛋白尿以外の異常病理，画像診断，検査（尿・血液）などで腎障害の存在が明らか
　②糸球体濾過量（glomerular filtration rate：GFR）が60 mL/min/1.73 m^{2}未満（＝腎機能が半分未満）
　KDIGOはこの定義を踏襲し，その後の見直しを経て，2011年に改訂が行わ

れ[3]，下記の①と②のいずれかが 3 カ月以上持続している場合とした．

①腎障害のマーカーの異常を 1 項目以上認める
- a. 尿アルブミンが 30 mg/日以上，あるいは，尿アルブミン/クレアチニン比が 30 mg/gCr 以上
- b. 尿沈渣の異常
- c. 尿細管障害による電解質やその他の異常
- d. 腎病理組織の異常
- e. 画像検査による形態学的異常
- f. 腎移植の既往

②GFR が 60 mL/min/1.73 m^2 未満

本邦では，保険診療において尿中アルブミンの定量測定が糖尿病性腎症に限られていることから，尿蛋白の併記を行い，「尿蛋白が 0.15 g/日以上，あるいは，尿蛋白/クレアチニン比が 0.15 g/gCr 以上」とした[4,5]．

C CKD の重症度とステージング

2002 年の K/DOQI のガイドラインでは，CKD の重症度は GFR によりステージ 1〜5 に分けられた[1]（表 1）．

しかしながら KDIGO は 2012 年に，原因疾患（Cause: C）・腎機能（GFR: G）・アルブミン尿（Albuminuria: A）の 3 点より末期腎不全への進行および死亡のリスクが細分類された CGA 分類を提唱し[6]，以後，成人領域では広く使われている．原因疾患は，糖尿病性腎症，慢性腎炎など診断が確定しているものはそれを記載し，不明な場合は不明と記載する．腎機能は K/DOQI のガイド

表 1 CKD のステージ分類（K/DOQI のガイドライン，2002 年）

CKD ステージ	説明	GFR (mL/min/1.73 m^2)
1	腎障害はあるが，GFR は正常または亢進	≧90
2	腎障害があり，GFR は軽度低下	60〜89
3	GFR が中等度低下	30〜59
4	GFR が高度低下	15〜29
5	末期腎不全	<15（または透析）

(National Kidney Foundation. Am J Kidney Dis. 2002; 39: S1-266)[1]

表2　本邦成人のCKDの重症度分類

原疾患	蛋白尿区分		A1	A2	A3
糖尿病関連腎臓病	尿アルブミン定量 (mg/日)		正常	微量アルブミン尿	顕性アルブミン尿
	尿アルブミン/Cr比 (mg/gCr)		30 未満	30〜299	300 以上
高血圧性腎硬化症 腎炎 多発性嚢胞腎 移植腎 不明 その他	尿蛋白定量 (g/日)		正常	軽度蛋白尿	高度蛋白尿
	尿蛋白/Cr比 (g/gCr)		0.15 未満	0.15〜0.49	0.50 以上
GFR区分 (mL/分/ 1.73 m^2)	G1	正常または高値	≧90		
	G2	正常または軽度低下	60〜89		
	G3a	軽度〜中等度低下	45〜59		
	G3b	中等度〜高度低下	30〜44		
	G4	高度低下	15〜29		
	G5	高度低下〜末期腎不全	<15		

重症度は原疾患・GFR区分・蛋白尿区分を合わせたステージにより評価する．CKDの重症度は死亡，末期腎不全，心血管死亡発症のリスクを　　のステージを基準に，　，　，　の順にステージが上昇するほどリスクは上昇する．
(KDIGO CKD guideline 2012 を日本人用に改変)
(日本腎臓学会，編．CKD診療ガイド 2024. 東京：東京医学社；2024. p.8)

ラインを踏襲して区分する（G1〜G5）が，それまでステージ3とされてきたGFR 30〜59 mL/min/1.73 m^{2}の患者を，GFR 45〜59 mL/min/1.73 m^2（G3a）とGFR 30〜44 mL/min/1.73 m^2（G3b）に分けた．

　本邦では，前述のように尿中アルブミンの定量測定の保険上の問題もあり，糖尿病性腎症以外では尿蛋白定量あるいは尿蛋白/クレアチニン比を用いた改変CGA分類による重症度分類を導入している[4]（表2）．

D 小児の CKD の定義

小児では CKD の重症度と尿蛋白量の関連の検討が十分でないことより[7]，本邦では 2 歳以上では K/DOQI のガイドラインのものを使用している（表 1）[8]．小児でも成人と同様に腎機能の評価で最も汎用されるのは，血清クレアチニン（Cr）値である．血清 Cr 値は筋肉量に比例し，腎機能に反比例すると考えられており，その筋肉量は思春期までは身長に比例する．1 歳頃血清 Cr は 0.20 mg/dL であるが，4 歳頃に 0.30 mg/dL，8 歳頃 0.40 mg/dL へ増加する．2〜18 歳では，血清 Cr 予測基準値（mg/dL）= 0.30 × 身長（m）である[9]．

より詳細な腎機能の評価は GFR 測定で行う．GFR 測定のゴールドスタンダードはイヌリンクリアランスであるが，測定が煩雑で，特に小児の場合蓄尿が困難なため，1 回の採血で算出できる推定 GFR（estimated GFR: eGFR）を用いることが多い．本邦の 2〜18 歳では下記の 5 次式を用いて eGFR を算出する[7]．

- 身長を Ht（m）としてクレアチニン（Cr）基準値を算出し，それをもとに eGFR を算出する
- eGFR（mL/min/1.73 m^2）= 110.2 × Cr 基準値（mg/dL）/Cr 実測値（mg/dL）+ 2.93
- Cr 基準値
    - 男児: $-1.259 Ht^5 + 7.815 Ht^4 - 18.57 Ht^3 + 21.39 Ht^2 - 11.7 Ht + 2.628$
    - 女児: $-4.536 Ht^5 + 27.16 Ht^4 - 63.47 Ht^3 + 72.43 Ht^2 - 40.06 Ht + 8.778$

本邦では 2 歳未満の児では血清 Cr 値（mg/dL）を用いて CKD ステージ分類[9]をしている（表 3）[8]．

表 3 日本人小児 2 歳未満の血清 Cr 値（mg/dL）と CKD ステージ（男女共通）

年齢	CKD ステージ 3	CKD ステージ 4	CKD ステージ 5
3〜5 カ月	0.41〜	0.81〜	1.61〜
6〜8 カ月	0.45〜	0.89〜	1.77〜
9〜11 カ月	0.45〜	0.89〜	1.77〜
1 歳	0.47〜	0.93〜	1.85〜

（日本腎臓学会，編．エビデンスに基づく CKD 診療ガイドライン 2023．東京: 東京医学社; 2023．p. 207 より転載）[8]

E 小児CKDの疫学と原因

　CKDの成人における頻度は，米国（2000年）では2,561万人（成人人口の13.07%）と推定され，本邦（2005年）では1,329万人（成人人口の12.9%）である[4]．一方，小児を対象とした疫学研究は非常に少なく，欧州からは，CKDステージ2〜5は小児人口100万人当たり8〜14人，ステージ4・5は8人という報告[10]があり，本邦からは，末期腎不全を除く生後3カ月から15歳以下のCKDステージ3〜5は小児人口100万人当たり29.8人と報告[11,12]されている．

　日本腎臓学会による「CKD診療ガイド2012」には，表4のような疾患群が小児のCKDの原因疾患として提示されている[4]．本邦のCKDステージ3〜5の447例の検討[10]では，278例の62%が先天性腎尿路異常（congenital anomalies of the kidney and urinary tract: CAKUT）（このうち，78%が低異形成腎±逆流性腎症である）によることが大きな特徴である．その他は，糸球体腎炎（21例，5%），溶血性尿毒症症候群（4例，1%），遺伝性腎症（62例，11%），囊胞性腎疾患（39例，9%），虚血性腎不全（40例，9%）などである．

　本邦では，1974年から開始された学校検尿と1961年から開始された3歳児検尿が小児のCKDのスクリーニングとして有用である[7]．ともにスポット尿検査が第1段階であるが，学校検尿は主として慢性腎炎をCKDステージ1で早期発見することが目的であり，3歳児検尿はCAKUTを発見することが目的と位置づけられる[7]．

F 小児のCKDの尿検査異常

　表4にあげた各種疾患は，3種類に大別される．すなわち糸球体疾患，尿細管間質疾患，CAKUTである．

a．糸球体疾患にみられる尿検査異常

　尿試験紙によって尿潜血定性が1+以上を異常とし[7]，尿沈渣の評価を行う．沈渣にて赤血球が5個/HPF以上みられれば，血尿があると診断する．顕微鏡による観察で80%以上の赤血球の変形が確認されれば，糸球体由来であると推察される[13]．赤血球円柱の存在も，血尿が糸球体由来であることを示唆する有用な所見である．

　尿沈渣で白血球が5個/HPF以上みられれば異常であり[6]，多く認める場合は

■ 表4 ■ 小児のCKDの原因疾患

	一次性	二次性	遺伝性・先天性
糸球体疾患	微小変化型ネフローゼ症候群 IgA腎症 巣状分節性糸球体硬化症 急性糸球体腎炎 膜性増殖性糸球体腎炎	紫斑病性腎炎 ループス腎炎	良性家族性血尿 Alport症候群 （そのほかの）遺伝性腎炎 先天性ネフローゼ症候群
尿細管・間質ならびに尿路系疾患		Fanconi症候群 （一次性も）	先天性水腎症 膀胱尿管逆流 低形成・異形成腎 多発性囊胞腎 Dent病 ネフロン癆

（日本腎臓学会，編．CKD診療ガイド2012．東京：東京医学社；2012．p.1-146）[4]

尿路感染症を疑うが，急性糸球体腎炎などでは無菌性膿尿が認められる[13,14]．腎炎でも白血球円柱を伴うことが多い．

尿試験紙によって尿蛋白定性が1＋以上を異常[7]とするが，スポット尿における尿の希釈・濃縮の状況を考慮して，尿蛋白/クレアチニン比を検査し，0.15 g/gCr以上であるかを確認する必要がある．

b．尿細管間質疾患にみられる尿検査異常

血糖値の上昇がないにもかかわらず尿糖が陽性であれば，近位尿細管の障害が示唆される[14]．Fanconi症候群，ネフロン癆，尿細管間質性腎炎，Dent病などで尿糖がみられる．

近位尿細管障害によってβ_2ミクログロブリン（β_2MG）とα_1ミクログロブリン（α_1MG）の尿中排泄が増加する[14]．尿細管間質性腎炎，Dent病などで高値となる．

c．CAKUT

前述のように尿沈渣で白血球を多く認める場合は尿路感染症を疑うが，基礎にCAKUTがある可能性を念頭において，必要に応じて各種画像検査を行う．

CAKUTは小児のCKDの原因疾患として重要であるが，その重症例では尿濃縮障害を合併していることが多いため，一般検尿の尿蛋白（アルブミン）の検査ではスクリーニングに漏れることが稀ではない．本邦では，尿β_2MGの検討を行い，そのスクリーニングにおける有用性が確立されている[7]．尿蛋白検

査と同様に，クレアチニン比（尿 β_2MG／クレアチニン）で評価を行う．3 歳では，$0.50\,\mu g/mgCr$ を基準値としている[7]（注：2017 年に厚生労働科学特別研究事業として行われたパイロット研究では，$0.34\,\mu g/mgCr$ を基準値[15]としており，筆者はこの基準を用いて診療を行っている）．

■文献

1) National Kidney Foundation. K/DOQI clinical practice guidelines for chronic kidney disease: evaluation, classification, and stratification. Am J Kidney Dis. 2002; 39: S1-266.
2) Levey AS, Eckardt KU, Tsukamoto Y, et al. Definition and classification of chronic kidney disease: a position statement from Kidney Disease: Improving Global Outcomes (KDIGO). Kidney Int. 2005; 67: 2089-100.
3) Levey AS, de Jong PE, Coresh J, et al. The definition, classification, and prognosis of chronic kidney disease: a KDIGO Controversies Conference report. Kidney Int. 2011; 80: 17-28.
4) 日本腎臓学会, 編. CKD 診療ガイド 2024. 東京: 東京医学社; 2024. p.8.
5) 日本腎臓学会, 編. エビデンスに基づく CKD 診療ガイドライン 2023. 東京: 東京医学社; 2023. p.1-258.
6) KDIGO CKD Work Group. KDIGO clinical practice guideline for the evaluation and management of chronic kidney disease. Kidney Int Suppl. 2013; 3: 1-150.
7) 日本小児腎臓病学会, 編. 小児の検尿マニュアル. 改訂第 2 版. 東京: 診断と治療社; 2022. p.1-106.
8) 日本腎臓学会, 編. エビデンスに基づく CKD 診療ガイドライン 2023. 東京: 東京医学社; 2023. p.207.
9) Uemura O, Honda M, Matsuyama T, et al. Age, gender, and body length effects on reference serum creatinine levels determined by an enzymatic method in Japanese children: a multicenter study. Clin Exp Nephrol. 2011; 15: 694-9.
10) van Stralen KJ, Harambat J, Clayton P, et al. Demographics of CKD and ESRD in children. In: Geary DF, et al. editors. Pediatric Kidney Disease. Berlin Heidelberg: Springer-Verlag; 2016. p.1385-97.
11) Ishikura K, Uemura O, Ito S, et al. Pre-dialysis chronic kidney disease in children: results of nationwide survey in Japan. Nephrol Dial Transplant. 2013; 28: 2345-55.
12) 石倉健司. 小児慢性腎臓病（小児 CKD）. 日児誌. 2017; 121: 667-76.
13) 日本小児腎臓病学会, 編. 小児腎臓病学. 改訂第 2 版. 東京: 診断と治療社; 2017. p.1-434.
14) 五十嵐 隆. 小児腎疾患の臨床. 改訂第 7 版. 東京: 診断と治療社; 2019. p.1-330.
15) 本田雅敬. 平成 24 年厚生労働科学特別研究事業総括研究報告書. 効率的・効果的な乳幼児腎疾患スクリーニングに関する研究（H24-特別-指定-016）総括研究報告書.

〈大友義之〉

2章 小児の尿検査

8 小児腎臓病専門医へ紹介すべき尿検査異常

A 小児におけるCKDのスクリーニング

小児のCKDのスクリーニングとして重要なものは，①胎児・新生児超音波検査，②乳幼児期の尿路感染症の際の画像検査，③3歳児検尿，④学校検尿である．

1．胎児・新生児超音波検査

胎児の膀胱は妊娠12週頃，腎臓は14～15週頃から超音波検査にて観察可能となり，妊娠20週の時点で80％以上の胎児の腎臓の観察が可能となる[1]．胎児超音波検査は，小児のCKDの原因として多くを占める[2]先天性腎尿路異常（congenital anomalies of the kidney and urinary tract: CAKUT）の発見に有用である．CAKUTの頻度を表1に示す[3]．

出生後1カ月の時点での超音波検査で，約0.6％の頻度でCAKUTがみられる[3]ことより，胎児超音波検査で全てCAKUTが発見されるものではないことに留意する必要がある．CAKUTの発見のためには生後6カ月までに超音波スクリーニングをすることが推奨される[3]が，費用とマンパワーの点で実現は難しい．なお，2010年4月のCKD全国疫学調査では，CAKUTが原因疾患であるCKDステージ3以上の児278例の発見契機は，胎児・新生児超音波検査が31.7％，3歳児検尿が3.2％，学校検尿が9.7％であった[4]．

2．乳幼児期の尿路感染症の際の画像検査

CAKUTを有する児では尿路感染症を高率にきたしうる[1]．2004年の北米の50以上の小児腎臓施設での疫学調査にて586例の尿路感染症の基礎疾患の検討が行われたが，78％（457例）がCAKUTを含む非糸球体疾患によるもので，

■ 表1 ■ 主な CAKUT の頻度

疾患名	頻度
閉塞性尿路疾患	1/500〜1,000
両側腎無形成	1/2,500〜5,000
一側腎無形成	1/1,000
矮小腎	1/500
多嚢胞性異形成腎	1/4,300
常染色体劣性多発性嚢胞腎	1/10,000〜40,000
常染色体優性多発性嚢胞腎	1/3,000〜7,000
膀胱尿管逆流	1/10〜100
馬蹄腎	1/400〜500
後部尿道弁（男児）	1/8,000〜25,000

(土屋正己．乳幼児腎臓検診．日本小児腎臓病学会，編．小児腎臓病学．東京：診断と治療社；2012. p. 168 より改変)[3]

このうち，膀胱尿管逆流症（vesicoureteral reflux: VUR）に関連するものと推察される逆流性腎症（87例）と無・低・異形成腎（105例）が42%と最多を占めた[5]．上部尿路感染症の患児でのVUR合併率は62%[1]であることから，尿路感染症をきたした乳幼児においては，VURをはじめとするCAKUTのスクリーニングのための画像検査が必要である．

3．3歳児検尿

3歳児検尿は，本邦の小児が初めて受ける集団の尿スクリーニング検査であり，①CAKUT，②（CAKUTに関連した）無症候性尿路感染症，③（遺伝性腎疾患を含む）腎炎の早期発見に有用とされている[6]．

本スクリーニングは，1961年に児童福祉法の一部改正に伴い3歳児健康診査の一環として尿蛋白検査がモデル的に取り入れられたことから始まった．検査項目は全国的には統一されておらず地域によってさまざまである[7]．2008年に日本小児腎臓病学会が施行した全国アンケートの結果では，一次スクリーニングでは，尿試験紙にて蛋白99.9%，潜血80.3%，糖88.9%，白血球14.7%，亜硝酸塩2.8%の実施状況であった[8]．

尿蛋白のスクリーニングによりCKDステージ3以上の患児の発見が可能[6]とされているが，年長児や成人と比べて尿中クレアチン濃度が低いことより，試

■ 表2 ■ 三次精密検診の尿所見による暫定診断

暫定診断名	尿蛋白/Cr比	尿蛋白定性[※1]	尿潜血	尿沈渣
異常なし	<0.15 g/gCr	(−)〜(±)	(−)〜(±)	赤血球<4個/HPF
無症候性蛋白尿	≧0.15 g/gCr	(+)以上	(−)〜(±)	赤血球<4個/HPF
体位性(起立性)蛋白尿	早朝尿<0.15 g/gCr 随時尿≧0.15 g/gCr	早朝尿(−)〜(±) 随時尿(+)以上	(−)〜(±) (−)〜(±)	赤血球<4個/HPF[※2]
無症候性血尿	<0.15 g/gCr	(−)〜(±)	(+)以上	赤血球≧5個/HPF
無症候性血尿・蛋白尿, 腎炎の疑い	≧0.15 g/gCr	(+)以上	(+)以上	赤血球≧5個/HPF
白血球尿, 尿路感染症の疑い	<0.15 g/gCr	(−)〜(±)	(−)〜(±)	白血球≧50個/HPF
その他	高血圧など他の状態や, 確定診断名が付いている場合記入			

※1 蛋白尿は定性よりも尿蛋白/Cr比の値を優先する.
※2 体位性(起立性)蛋白尿の随時尿には赤血球尿を認める場合がある.
(日本学校保健会. 学校検尿のすべて 令和2年度改訂. 日本学校保健会; 2021. p.1-124[9]より)

験紙にて (±) も陽性と判断することが重要である[6]が, その場合, より偽陽性が増えることが問題となる.

尿異常を認める場合は, CAKUT の検索のために超音波検査が必要である. 最低限, 腎の長径とその左右差, 水腎症の評価を行う[6].

4. 学校検尿

学校検尿は本邦で1974年より開始され小中高校生を対象とし, 小児CKD対策の根幹をなしている[2]. まず一次検尿で尿試験紙にて蛋白・潜血・糖のスクリーニングを行い, 二次検尿の異常者に対して精密検診を集団検診またはかかりつけ医で行う. 精密検診では, ①診察・問診, ②尿検査 (定性, 沈渣, 尿蛋白/クレアチニン比など), ③採血 (蛋白, アルブミン, クレアチニン, 尿素窒素, 補体C3など), ④身体診察 (身長, 体重, 血圧など) を施行し[6], その結果に基づいて, 暫定診断を行う.

暫定診断は，表2[9]に示すように，①異常なし，②無症候性蛋白尿，③体位性（起立性）蛋白尿，④無症候性血尿，⑤無症候性血尿・蛋白尿，腎炎の疑い，⑥白血球尿，尿路感染症の疑い，⑦その他（糖尿病，腎性糖尿，腎不全，高血圧など）となる[9]が，ⅰ浮腫・乏尿・貧血・高血圧（白衣高血圧を除外する）・肉眼的血尿などの腎臓病に由来すると推定される臨床症状がある場合，検査所見で，ⅱ著しい低蛋白血症（血清アルブミン<3.0 g/dL）あるいは大量の蛋白尿（尿蛋白／クレアチニン比が1.9 g/gCr以上），ⅲ腎機能障害，ⅳ低補体血症，ⅴ血清電解質異常などがみられる場合[1,2,6]は小児腎臓病医へ紹介する．

暫定診断にて，①「異常なし」では，経過観察の必要はないが，翌年の学校検尿を確実に受けるように指示する[6]．②「無症候性蛋白尿」では，最初の3カ月は1カ月ごと，その後は2〜3カ月ごとに定期検査を行う[6]．③「無症候性血尿」では，最初の1年間は3カ月ごと，以後は血尿が続く限り年に1〜2回定期検査を行う[6]．④「無症候性血尿・蛋白尿」では，最初の3カ月は1カ月ごと，その後は2〜3カ月ごとに定期検査を行う[6]．⑤「白血球尿，尿路感染症の疑い」では，CAKUTによる症状の可能性があるので，超音波検査などを目的として小児腎臓病医へ紹介を考慮する[6]．

B 小児腎臓病専門医へ紹介すべき尿検査異常

①胎児・新生児超音波検査や，乳幼児期の尿路感染症の際の画像検査にて，CAKUTが疑われた場合には，尿検査異常の有無にかかわらず専門医への紹介を行う．
②3歳児検尿では，
　1）尿蛋白が3＋以上and/or肉眼的血尿が見られた場合は早急に専門医へ紹介すべきである
　2）それ以外の有所見者については，
　　［基準1］
　　ⅰ）早朝第1尿の尿蛋白／クレアチニン比が0.15〜0.4 g/gCrが6〜12カ月程度，0.5〜0.9 g/gCrが3〜6カ月程度，1.0〜1.9 g/gCrが1〜3カ月程度持続する場合
　　ⅱ）肉眼的血尿（遠心後肉眼的血尿を含む）
　　ⅲ）低アルブミン血症（<3.0 g/dL）

ⅳ）低補体血症（C3＜73 mg/dL）

　　ⅴ）高血圧（男児 107/62 mmHg，女児 108/66 mmHg 以上）

　　ⅵ）血清クレアチニン（＞0.38 mg/dL）

　［基準 2］

　　ⅰ）白血球尿 50 個/HPF 以上が 2 回以上連続

　　ⅱ）赤血球尿 50 個/HPF 以上が 2 回以上連続

　　ⅲ）尿 β_2 ミクログロブリン／クレアチニン比が 0.50 μg/mgCr 以上

　［超音波検査にて］

　　ⅰ）SFU（the Society for Fetal Urology）分類 3 度以上の水腎症

　　ⅱ）どちらか一方の腎臓の長径が －2 SD 以下，左右差 1 cm 以上

　　ⅲ）腎実質輝度の上昇

　　ⅳ）結石を疑わせる輝度の上昇と音響陰影

　　ⅴ）腎臓・尿管の異常（一側腎欠損・嚢胞，腫瘍，上部尿管拡張など）

　　ⅵ）中等度以上の尿充満時，膀胱壁肥厚や不整，膀胱後面の下部尿管拡張の場合，専門医へ紹介する[6]．

③学校検尿では，

　1）尿蛋白が 3＋以上 and/or 肉眼的血尿が見られた場合は早急に専門医へ紹介すべきである

　2）それ以外の有所見者については，

　　［基準 1］

　　ⅰ）早朝第 1 尿の尿蛋白／クレアチニン比が 0.15〜0.4 g/gCr が 6〜12 カ月程度，0.5〜0.9 g/gCr が 3〜6 カ月程度，1.0〜1.9 g/gCr が 1〜3 カ月程度持続する場合

　　ⅱ）肉眼的血尿（遠心後肉眼的血尿を含む）

　　ⅲ）低アルブミン血症（＜3.0 g/dL）

　　ⅳ）低補体血症（C3＜73 mg/dL）

　　ⅴ）高血圧

　　ⅵ）腎機能障害

　　［基準 2］

　　ⅰ）白血球尿 50 個/HPF 以上が 2 回以上連続

　　ⅱ）赤血球尿 50 個/HPF 以上が 2 回以上連続

　　ⅲ）尿 β_2 ミクログロブリン／クレアチニン比が，小学生では 0.35 μg/mgCr

以上，中学生では 0.30 μg/mgCr 以上

[超音波検査にて]

前述の3歳児検尿と同様の所見の場合，専門医へ紹介する[6]．

■文献

1) 五十嵐　隆．小児腎疾患の臨床．改訂第7版．東京：診断と治療社；2019．p.1-330．
2) 日本腎臓学会, 編．CKD 診療ガイド 2012．東京：東京医学社；2012．p.1-146．
3) 日本小児腎臓病学会, 編．小児腎臓病学．東京：診断と治療社；2012．p.1-460．
4) Ishikura K, Uemura O, Ito S, et al. Pre-dialysis chronic kidney disease in children: results of nationwide survey in Japan. Nephrol Dial Transplant. 2013; 28: 2345-55.
5) Furth SL, Abraham AG, Jerry-Fluker J, et al. Metabolic abnormalities, cardiovascular disease risk factors, and GFR decline in children with chronic kidney disease. Clin J Am Soc Nephrol. 2011; 6: 2132-40.
6) 日本小児腎臓病学会, 編．小児の検尿マニュアル．改訂第2版．東京：診断と治療社；2022．p.1-106．
7) 柳原　剛．3歳児検尿の位置づけと今後の展望．小児科臨床．2013; 66: 725-30．
8) 柳原　剛，多田奈緒，伊藤雄平，他．乳幼児検尿全国アンケート調査．日児誌．2012; 116: 97-102．
9) 日本学校保健会．学校検尿のすべて　令和2年度改訂．東京：日本学校保健会；2021．p.1-124．

〈大友義之〉

3章 思春期の尿検査異常

1 起立性蛋白尿

尿検査を受けた被検者に腎疾患がない場合でも蛋白尿を認めることがある．これを生理的蛋白尿とよぶ．そのなかでも立位や前弯位をとることで出現し，安静横臥位をとると消失する蛋白尿は「起立性蛋白尿」または「体位性蛋白尿」とよばれる[1]．本稿では「起立性蛋白尿」の呼称に統一して解説する．

A 定義・疫学

起立性蛋白尿とは「臥位においては有意な尿蛋白は認められず，立位や上体を反った体位をとった後においてはじめて尿蛋白を認める現象」とされ，ふたたび安静横臥位をとると消失することと，糸球体疾患などの他の蛋白尿の原因となる病態が除外できるという条件を満たすものを指す．本症の診断にはWatsonの診断基準[2]があり，わが国でもこれに基づいた診断がなされる場合が多い[3,4]（表1）．

起立性蛋白尿は無症候性蛋白尿の大部分を占め，小児期蛋白尿の60％，思春期蛋白尿の75％を占めるとされる[5]．学校検尿における頻度としては対象者1,049名の4.9％に起立性蛋白尿を認めたという報告がある[6]．本症の多くは成

■ 表1 ■ 起立性蛋白尿の診断基準

1. 安静横臥位にて蛋白尿陰性，立位または前弯負荷位にて蛋白尿陽性
2. 一般状態，理学的所見，血液・生化学検査所見に異常を認めない
3. 血圧正常
4. 腎機能正常
5. 腎・心・血管系疾患の既往歴がない
6. 腎尿路形態異常がない

（石本二見男，他．小児科臨床．1985; 38: 969-72[4]より改変）

人期には自然消失し，病的意義は少ないため予後良好と考えられているが，ごく稀に腎疾患の初発症状の場合がある[7]．

B 病因・病態

病因はいまだ解明されていない．現在は，①血行動態異常，②左腎静脈の圧迫狭窄，③過去・現在の糸球体腎炎によるもの，などが想定されている[8]．特に②に関しては起立性蛋白尿の患児ではやせ体型が多く，左腎静脈が腹部大動脈と上腸間膜動脈の間で圧迫されその末梢側が拡張する「ナットクラッカー現象」を伴う頻度が高いことと併せて考えると病因に合致する．

C 検査方法

古典的には，腰椎前弯負荷試験（図1）による診断が広く知られている（表2）．しかし，結果を得るまでに最長120分間を要するデメリットがある．代わりに以下の2つの方法で再現性がある蛋白尿であるか否かを確認してもよい[9]．
①早朝第1尿と来院時尿を比較する方法
②早朝第1尿と就寝前（1日生活や運動を行った後）の尿を比較する方法（就

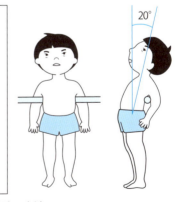

1. 完全に排尿してから就寝する．
2. 翌朝，起床後すぐに早朝第1尿を採取する．
3. 腰椎前弯負荷試験前に完全に排尿させ，尿蛋白陰性を確認する．
4. 尿蛋白陰性ならば，前弯20°で3分間の負荷を行う．
5. 検査開始前の採尿で，蛋白尿陽性であれば2時間の安静臥床後に再度採尿＊する．
   →尿蛋白陰性ならば，前弯20°で3分間の負荷を行う．

＊安静臥床後の採尿でも蛋白尿陽性ならば何らかの腎尿路疾患の存在を疑い，精査を行う．

図1▶腰椎前弯負荷試験の方法
負荷後の安静臥床によって尿蛋白が陰性化することを確認する．
（日本小児腎臓病学会，編．小児の検尿マニュアル－検尿にかかわるすべての人のために．東京：診断と治療社；2015 より改変）

表2　腰椎前弯負荷試験の判定

	早朝第1尿	随時尿	腰椎前弯負荷試験 終了後の尿	判定
蛋白尿	(−)	(+1)	(+1) 以上	起立性蛋白尿
	(−)	(−)	(−)	正常
	(+1) 以上	(+1) 以上	(+1) 以上	腎炎の疑い

寝数時間後や完全起床前に一度排尿しておくとさらに有効）

一方，腹部超音波による腎尿路形態異常の有無の確認，軽度の蛋白尿で発見されることの多いDent病，Fanconi症候群，Wilson病などに認められる尿細管性蛋白尿（低分子蛋白尿）を鑑別するために，尿中α_1ミクログロブリンや尿中β_2ミクログロブリンの測定も考慮する．

D　管理および注意点

原則として治療の必要はなく，運動制限も必要としない．ただし起立性蛋白尿を契機に発見され，1年後に巣状分節性糸球体硬化症を呈した報告[7]もあることから最初の1年間は半年に1回程度の検尿を指示する．また筆者らは起床後にベッドの中で上体を起こした体勢でスマートフォンを約20分間操作したあとに採取した学校検尿で蛋白尿を呈し，のちにスマートフォンを操作した際の体位によると考えられた起立性蛋白尿の症例を経験した[10]．近年，小中学生の間にもスマートフォンが急速に普及している現状を踏まえると，同様の例が起こりうることにも注意する．

起立性蛋白尿自体の病的意義は少ないものの，不適切な採尿による尿蛋白陽性者は，学校検尿をはじめとする検尿スクリーニングの効率を下げてしまう．したがって，できるだけ起立性蛋白尿を混入させないために，採尿前夜の就寝前完全排尿の徹底や，起床したらすぐに早朝第1尿を採尿するように事前に保護者および児童・生徒に指導することが重要である．

■文献

1) 田中征治, 伊藤雄平. 体位性タンパク尿（起立性タンパク尿）. 別冊日本臨牀. 腎臓症候群（第2版）下巻. 新領域別シリーズ. 2012; 8: 846-9.
2) Watson A. Orthostatic albuminuria. A time-saving method of diagnosis. Lancet. 1951; 1: 1196-7.
3) 鈴木好文, 岡田敏夫. 尿蛋白分析より見た体位性蛋白尿. 小児科臨床. 1985; 38: 964-7.
4) 石本二見男, 柴崎敏昭, 村井誠三, 他. 体位蛋白尿─内科医から見た起立性蛋白尿─. 小児科臨床. 1985; 38: 969-72.
5) Dodge WF, West EF, Smith EH, et al. Proteinuria and hematuria in schoolchildren: epidemiology and early natural history. J Pediatr. 1976; 88: 327-47.
6) Park YH, Choi JY, Chung HS, et al. Hematuria and proteinuria in a mass school urine screening test. Pediatr Nephrol. 2005; 20: 1126-30.
7) Berns JS, McDonald B, Gaudio KM, et al. Progression of orthostatic proteinuria to focal and segmental glomerulosclerosis. Clin Pediatr（Phila）. 1986; 25: 165-6.
8) 松山　健, 清水マリ子, 五月女友美子, 他. 核医学的検査から評価した起立性蛋白尿の発症機序. 日児誌. 2000; 104: 577-82.
9) 日本学校保健会, 編: 学校検尿のすべて　令和2年度改訂. 東京: 日本学校保健会; 2021. p.26-30.
10) Nishizaki N, Nakagawa M, Obinata K, et al. Orthostatic proteinuria due to smartphone use in bed. Nephrology（Carlton）. 2018; 23: 797.

〈西﨑直人〉

3章 思春期の尿検査異常

2 ナットクラッカー現象

A 定義・概念

ナットクラッカー症候群（現象）（nutcracker syndrome：以下，NCS）とは，腹部大動脈（Ao）と上腸間膜動脈（SMA）との間に左腎静脈（LRV）が圧排され，LRV 圧の上昇に伴い，左腎内で穿破出血がみられる現象で 1972 年にベルギーの放射線科医である De Schepper が報告したのが最初である[1]．無症候性血尿，肉眼的血尿や，起立性蛋白尿の原因となる．

B 疫学

確立した診断定義が存在しないため，正確な発生頻度は不明である．まとまった報告はアジアで多く，Okada らは無症候性血尿および肉眼的血尿を呈した 85 例の児に対して腹部超音波検査を施行し，無症候性血尿の 17/51（33％）に，肉眼的血尿の 21/23（91％）に NCS が判明したと報告している[2]．また，同様の検討を Korea の Shin らが検討しており，その報告では 216 例の血尿小児患者のうち，72/216（33％）に NCS を認めたと報告している[3]．

本症は，小児から成人までどの年齢層にも起こりうるが，やせ型の若年層（20 代から 30 代）にピークがあると報告されている．

C 病因・病態生理

NCS には anterior NCS と posterior NCS の 2 タイプが存在する．ただし，後者の posterior NCS は，大動脈後左腎動脈，あるいは大動脈周囲左腎静脈などの静脈奇形が基盤にあり，それらが大動脈と椎体に挟まれて NCS となるもの

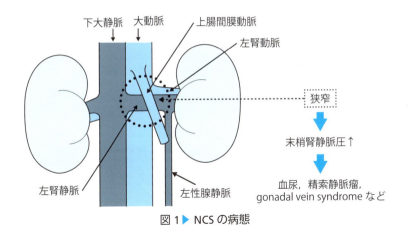

図1 ▶ NCSの病態

であり,過去の報告が19例と非常にまれであるため,本稿では主に前者について説明する.

　LRVは右腎静脈に比べて腎から下大静脈までの距離が約3倍長く,SMAがAoから分岐したすぐ尾側で両動脈間を走行している(図1).それらの間では脂肪組織がクッションの役割をしている.anterior NCSは,このSMAとAoのなす角度が狭い場合,LRVが頭側に位置するか,あるいはSMAがより尾側で分岐する場合,左腎の位置が後方にある場合などにLRVが圧迫されてNCSが起こると考えられている.NCSによってLRV圧は上昇し,左腎やその周囲のうっ血が持続した場合には腎杯または尿管に穿破出血を生じる(図2).

D 臨床症状

　典型的な症状は左側腹部/腰痛を伴った反復性の肉眼的血尿である.ただし,血尿の程度は顕微鏡的血尿から肉眼的血尿まで様々であり,いずれも非糸球体性の血尿である.また,図1のように性腺静脈への側副血行路形成のため,男性では精索静脈瘤とそれに伴う性腺機能低下,女性では卵巣・子宮・腟周囲の静脈瘤と生理異常などを生じる.他によくみられる症状としては起立性蛋白尿があげられる.起立性蛋白尿の正確な機序は不明であるが,LRV圧の持続的な上昇に伴って二次的にアンジオテンシンⅡやノルエピネフリンなどの放出が起こり,腎の循環動態が変化することに起因するのではないかと考えられている.

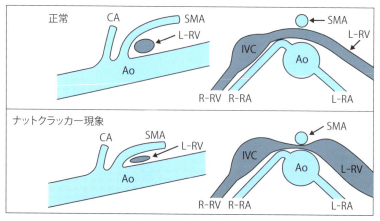

図2 ▶ NCS のシェーマ

Ao：腹部大動脈．CA：腹腔動脈．IVC：下大静脈．L-RA：左腎動脈．L-RV：左腎静脈．R-RA：右腎動脈．R-RV：右腎静脈．SMA：上腸間膜動脈．

E 診断

　NCS を確定診断するためにはドップラーエコー（DUS），CT，MRI などの画像所見が必須である．しかし，画像診断のみで NCS と確定することは困難で，臨床症状の裏付けが必要になる．

　NCS の診断には矢状面での Ao と SMA の角度が重要である．Zhang らは，図3の A の角度が45°未満であることが NCS の診断に必要と報告しており，特に，35°未満であれば確実としている[4]．診断画像ツールとしては先に述べたように，DUS，CT，MRI などがあるが，DUS は非侵襲的，かつ高い感度（69〜90％），および特異度（89〜100％）を有しており，最初に用いる画像診断ツールとしては最適と考えられる．しかし，患者の体位，DUS 施行者の技術に依存

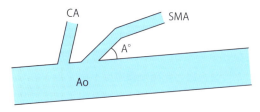

図3 ▶ SMA と Ao の角度（A°）

する部分も多く，問題点も残っている．その他のツールとしてCTおよびMRIがある．CTとMRIはともに解剖学的にAoとSMAにLRVが挟まれている状態，性腺静脈の拡張，さらに腎盂のうっ血を証明することが可能である．しかし，いずれも動的なモダリティではないため，血液の流速や方向を正確には測定し得ない．NCSにおいて，CTで特徴的な所見は，LRVの直径比（hilar to aorto-mesenteric ratio）≧4.9（特異度100％），さらに体軸断面での"the beak sign"である．いずれの所見もAUCが0.903と高い診断精度を持つ[5]．このように，CTは非侵襲的で高い診断精度をもつが，放射線被曝と造影剤によるアレルギーのリスクがあるため，第1には使用できない．そのため，現在ではCTと同程度の精度をもつとされるMRIによる検討が行われている．これらの画像診断ツールをもってしても診断が不明な場合は，現在でも血管造影法（側副血行路の観察），LRVとIVCとの圧力勾配（圧格差3mmHg以上），または血管内超音波がゴールドスタンダードである．侵襲的ではあるが，治療介入に診断が必要な場合には施行する．

F 治療・予後

長期的には，性腺静脈，半奇静脈，腰静脈叢などの側副血行路の発達によって，LRV圧が低下し，血尿が自然消失することが多いと考えられているため，無治療で経過観察することが一般的である．特に，18歳未満の場合には2年間経過観察すると約75％血尿が自然軽快するといわれている．しかし，貧血をきたすような強い血尿，腹痛，腎機能障害が認められる場合や，2年以上症状が続く場合には外科的治療を考慮する．外科的治療には腎静脈バイパス術，変位術，自家腎移植など数多くのバリエーションが存在するが，いずれも腎静脈圧を低下させる目的で行われる．最近では血管内ステントによる治療も行われている．

■文献

1) de Schepper A. "Nutcracker" phenomenon of the renal vein and venous pathology of the left kidney. J Belg Radiol. 1972; 55: 507-11.
2) Okada M, Tsuzuki K, Ito S. Diagnosis of the nutcracker phenomenon using two-dimensional ultrasonography. Clin Nephrol. 1998; 49: 35-40.
3) Shin JI, Park JM, Lee JS, et al. Effect of renal Doppler ultrasound on the detection of nutcracker syndrome in children with hematuria. Eur J Pediatr. 2007; 166: 399-

404.
4) Zhang H, Li M, Jin W, et al. The left renal entrapment syndrome: diagnosis and treatment. Ann Vasc Surg. 2007; 21: 198-203.
5) Kim KW, Cho JY, Kim SH, et al. Diagnostic value of computed tomographic findings of nutcracker syndrome: correlation with renal venography and renocaval pressure gradients. Eur J Radiol. 2011; 80: 648-54.

〈平野大志〉

3章 思春期の尿検査異常

3 月経血の混入

　学校検尿などの集団検尿は前もって定められた日時に検査することが一般的である．しかし初経を迎えた児童・生徒では検査日が月経と重なる場合があり，潜血の判定や蛋白尿の結果に影響を及ぼす可能性がある．

A　月経に対する配慮

　女性の月経発来は通常，10〜15歳までに起こる．しかし月経周期に関しては，初経後1年以内は無排卵周期が約80％を占め，高校3年生にあたる18歳頃でも約30％は無排卵周期のため，月経周期は不規則なことが多い[1]．このため学校検尿の当日に急に月経とあたることも想定される．そこで学校側の配慮として，1回目の検尿日が月経とあたった場合には月経終了後に改めて検尿を行うなど，別日程を設定することが望ましい．実際に栃木県の高校生での検討では前年の学校検尿では一次検尿の潜血反応陽性率2.7％，二次検尿の潜血反応陽性率0.31％であったが明らかに月経血の混入が示唆された例が多かった．そのため次年度から「月経日には検尿を提出しないように」との県の教育委員会から養護教諭へ通達を出してもらったところ，翌年には一次検尿の潜血陽性率は2.0％，二次検尿では0.28％と減少したとする報告がある[2]．

B　月経血と潜血反応

　女子高校において検尿時に月経日であった112名と月経日ではなかった940名の潜血反応の結果を比較した報告[3]によると，一次検尿では月経群の潜血陽性率は56.3％であり，月経中の生徒の半数以上を占めた．一方，非月経群の陽性率は5.7％であり，月経群は非月経群と比べ約10倍の陽性率であった（表

■ 表1 ■ 月経,非月経群の潜血反応陽性数(率)

	一次検尿	二次検尿	二次検尿/一次検尿×100
月経(112名)	63 (56.3%)	3* (2.7%)	4.8%
非月経(940名)	54 (5.7%)	10 (1.1%)	18.5%

*二次検尿のときは月経ではない
(綱島 誠,他.学校保健研究.1980;22:81-6[3]より改変)

1).興味深いのは月経群では二次検尿(この時点では月経ではなくなっている)において,潜血反応が陰性となる率も高い.この結果は当たり前の現象ではあるが,月経血が潜血反応に大きく影響するため,検尿日と月経日があたった場合は検査を回避することが望ましいことを支持する根拠となっている.

C 月経血と尿蛋白

最近,成人女性112名(平均年齢35±9.2歳)の検討において,月経血混入により尿潜血定性が増加するとともに,尿蛋白定量値が有意に増加すると報告された[4].機序は明らかではないが,月経血混入によって潜血のみならず,尿蛋白の評価に影響する可能性がある.

D 月経者の取り扱い

検尿時に月経日である者の取り扱いに関しては今のところ全国統一のルールや規則はない.茨城県の中学校・高校合わせて計140校の養護教諭を対象とした質問紙による「月経者の取り扱い」の実態調査[3]では「(一次検尿が月経日であれば)月経日を避けるために二次検尿のときに回す」や「月経が終わって数日後に養護教諭が別途,尿検査を行う」という回答が多かった.また「月経終了後にどのくらいの間隔を空けるか」については中学校・高校ともに「1~2週間」が約50%と最も多かった.なかには「2~3週間」や「1カ月」といった回答もあったが,月経周期(約28日周期)を考慮した場合,一次検尿を回避した児童・生徒が二次検尿のときに再び月経日とあたることは避けるべきであり,月経終了1~2週間後に別日程を設定し検尿をすることは合理的であると考える.

わが国で広く普及している日本学校保健会の「学校検尿のすべて　令和2年度改訂」[5]には「可能であれば採尿を小・中学生では10日～2週間，高校生では1～3週間延期することが妥当」，「延期が困難な場合には，中間尿を採取して提出させ，所見があった場合には二次検尿や三次精密検診に判定を委ねる」（一部抜粋）と記載されている．このように，別日程の設定は効果的ではあるが，周囲に自身の月経日を知られたくないと思う児童・生徒もいるため，プライバシーに配慮して検尿日の相談ができる環境を整備することも必要となる．

■文献
1) 松本清一．思春期婦人科外来―診療・ケアの基本から実際まで―．東京：文光堂；1995．p.12-44.
2) 加納健一，有坂　治．高校生の学校検尿について．小児科臨床．2007；60：311-5.
3) 綱島　誠，小沼則子，佐竹　毅，他．集団検尿における月経の問題―月経が検査に及ぼす影響と月経者の取り扱いについて―．学校保健研究．1980；22：81-6.
4) 後藤菜津希，長岡由女，知名理絵子，他．尿蛋白検査における月経血混入の影響に関する臨床研究．東京医科大学雑誌．2021；79：48-54.
5) 日本学校保健会，編．学校検尿のすべて　令和2年度改訂．東京：日本学校保健会；2021．p7.

〈西﨑直人〉

3章 思春期の尿検査異常

4 小児の腎臓病の内科への移行

A 定義・概念

1993年に米国思春期学会は,「移行（transition）とは,小児科から内科への転科を含む一連の過程を示すもので,思春期の患者が小児科から内科へ移る際に必要な医学的・社会心理的・教育的・職業的支援の必要性について配慮した多面的な行動計画であり,転科（transfer）はその一部分に過ぎない」と定義した[1]．すなわち移行医療とは,成人への移行（自立支援）と成人施設への移行（転科）の両方を包含していると考えると理解しやすい．本邦の腎臓病分野でも,約10年前から移行プログラムの重要性が認識されるようになり,最近では,「小児慢性腎臓病患者における移行医療についての提言―思春期・若年成人に適切な医療を提供するために―（日本腎臓学会・日本小児腎臓病学会. 2015年）[2]」,「思春期・青年期の患者のためのCKD診療ガイド（日本腎臓学会・日本小児腎臓病学会. 2016年）[3]」など,学会主導で移行医療の啓発・普及活動が活発化してきている．

思春期・青年期の慢性疾患患者を成人診療科に移行することの意義は,成人発症の疾患や妊娠・出産の問題に対応し,また就学や就職の面でも自立できるようにすることにある．ただし,後述するように,転科は十分な準備を行い,社会的・心理的に安定した適切な時期を選択する必要がある．

B 対象疾患

小児医療の進歩に伴い小児期発症の慢性疾患患者の多くが成人期を迎えるようになった．Hattoriらは,本邦において成人期に達した小児腎疾患患者における上位3疾患は,IgA腎症,微小変化型ネフローゼ症候群,低・異形成腎であっ

たと報告している[4].これらの状況を鑑みると,長期寛解が得られていない特発性ネフローゼ症候群,血尿,蛋白尿などの尿異常の残存する慢性糸球体腎炎（IgA腎症,巣状糸球体硬化症など）,さらに低・異形成腎を含む先天性腎尿路異常（congenital anomalies of the kidney and urinary tract: CAKUT）や他の先天性腎疾患（Alport症候群,若年性ネフロン癆など）などは移行の対象となる.さらに,腎移植後の患者や維持透析患者も移行の対象に当然なり得る.

C 移行時期および具体的な移行プログラム

　国際腎臓学会,国際小児腎臓病学会が2011年に発表した提言では,12〜14歳に移行計画の準備をはじめ,発達段階や知的能力に応じて徐々に進めることとしている[5].その上で転科時期は14〜24歳が適切であるとしている.ただし,慢性疾患を成人期に持ち越すと考えられる思春期・青年期の患者,または10歳未満であっても十分に持ち越すことが想定される患者も当然対象になると思われる.具体的な移行についての提言を,文献5を引用・改変して以下に詳しく述べる.

1．転科について
　①十分な準備と評価を行ってからすべきで,その情報を成人施設に伝えなければならない.
　②発達段階および知的能力に応じて進めるべきであり,可能であれば社会的,心理的な発達および教育の達成後に行う.
　③患者およびその家族または養育者と,小児科および成人診療科の合意の下で決定する.
　④病状や心理的に不安定な時期は避ける.
　⑤他の併存疾患,特に泌尿器科の治療プランを考慮に入れる.
　⑥経済的な問題の解決をしてから行う.

2．具体的な移行プログラムの方法について
　①12〜14歳に準備を始める.
　②小児側,成人側ともに,移行に関する知識を有する医師（transition champions）を置き,専門看護師,心理士,ソーシャルワーカーなどによる

チームを作成する.
③転科前に成人施設を訪問する機会を与える.
④転科前に成人施設へ転科する他の成人との接触の機会を与える（e-mail や SNS なども可）.
⑤The TRxANSITION Index, STARx Transition Readiness Questionnaire, Nephrology Medical Passport などのツールを利用する（https://www.med.unc.edu/pediatrics/transition/transition-tools）.

D 移行期医療の問題点

　2014年に日本小児科学会は移行期医療の提言を発表したが，そのなかで移行期医療を行っていくうえでの現状の問題点を提起している[6]．まず，医療体制上の問題点としては，①成人期医療への移行に向けた患者教育，②成人診療科医師の小児慢性疾患に対する知識，経験の蓄積，③小児科医と成人診療科医師との連携，④妊娠・出産・遺伝カウンセリングを含む生殖医療，⑤知的障害・発達障害を有する患者への対応，の5つをあげている．この5つの問題点を解決し，移行医療を成功に導くためには，患者側の自立性および病気の理解度，医療者側の連携および個々人へのオーダーメイドの対応能力の獲得が必須である．これらは一朝一夕で獲得できるものではなく，可能な限り早期に移行の準備を開始し，小児科と成人診療科を含む組織作りを進めることが重要である．そうすることによりお互いに医療体制の違いに関しても理解度を高めることが可能となり，ひいては学問的にも確立していくことが期待される．また，社会制度上の問題点としては，小児医療から成人医療に至る継続的な医療サービスの提供の問題があげられる．社会制度には，小児慢性特定疾患治療研究事業（以下，小慢事業）に代表される医療費助成制度と就労など暮らしに関する社会保障制度があげられる．現在，小慢事業による医療給付の対象は20歳未満であるため，20歳到達時点で医療費の患者負担は，所得に応じた一部負担から保険診療制度に基づく負担に変更されることを余儀なくされ，経済的問題から医療の継続が困難となる場合がある．また，成人期に達しているにもかかわらず，疾患があるために就労が不可能な患者も多く存在する．これらの患者に対しては行政的な財政支援，また職場での障害者採用枠の拡大など，社会全体の理解も必要である．

E　わが国の移行医療の現状

　2008年に丸らが,「成人移行期支援看護師・医療スタッフのためのガイドブック」を作成,さらに前述したように,2014年には日本小児科学会から「小児期発症疾患を有する患者の移行期医療に関する提言」が発表され,さらに腎臓領域では,2015年に日本腎臓学会と日本小児腎臓病学会から「小児慢性腎臓病患者における移行医療の提言─思春期・若年成人に適切な医療を提供するために─」が発表された.このような内科医および小児科医の合意によって発表されたのは,本邦では初であり,今後他の学会での取り組みの参考になることを期待する.ただし,まだこの新しい概念である移行医療についてようやく普及啓発が始まったばかりであり,今後慢性疾患患者が成人期に移行するケースが増えると予想される小児腎臓病領域では,知的障害や様々な合併症の問題,疾患重症度の問題,医療制度・社会制度上の問題,内科との治療スタンスとの違いなど,どのように移行医療を進めていくのか十分に検討する必要がある.また,移行プログラムを取り入れた場合のアウトカム調査も必要である.

■文献

1) Blum RW, Garell D, Hodgman CH, et al. Transition from child-centered to adult health-care systems for adolescents with chronic conditions. A position paper of the Society for Adolescent Medicine. J Adolesc Health. 1993; 14: 570-6.
2) 本田雅敬,岡田浩一,服部元史,他編.小児慢性腎臓病患者における移行医療についての提言─思春期・若年成人に適切な医療を提供するために─.平成26年度厚生労働科学研究費補助金　難治性疾患等政策(難治性疾患政策)研究事業「難治性腎疾患に関する調査研究」.2015.
3) 厚生労働省難治性疾患克服研究事業難治性腎疾患に関する調査研究班,編.思春期・青年期の患者のためのCKD診療ガイド.東京:東京医学社;2016. p.1-125.
4) Hattori M, Iwano M, Sako M, et al. Transition of adolescent and young adult patients with childhood-onset chronic kidney disease from pediatric to adult renal services: a nationwide survey in Japan. Clin Exp Nephrol. 2016; 20: 918-25.
5) Watson AR, Harden P, Ferris M, et al. Transition from pediatric to adult renal services:a consensus statement by the International Society of Nephrology (ISN) and the International Pediatric Nephrology Association (IPNA). Pediatr Nephrol. 2011; 26: 1753-7.
6) 横谷　進,落合亮太,小林信秋,他.小児期発症疾患を有する患者の移行期医療に関する提言.2014.

〈平野大志〉

4章 成人における尿検査

1 成人の採尿法

A 採尿方法による分類

1．患者自身による採尿

特別な器具を用いず自然排泄された尿による検査には 4 種類ある．

1）初尿

排泄初期の尿を用いる方法であり，淋菌やクラミジアなどの検出に有効である．

2）中間尿

排泄初期の尿や，最後の尿を用いずに，排泄途中の尿を用いるもの．外尿道や腟由来の成分の混入を防ぐために一般的に用いられる採取方法である．さらに尿の細菌検査を行う場合には，局所の清拭を行った後に中間尿による尿の採取を行うと，汚染による影響を防ぐことができる．特に女性は月経周期の影響などもあり，尿道周囲の混入物が入らないように中間尿を採取することが望ましい．

3）分杯尿

排尿時に，前半と後半でコップに分けて尿を採取する方法．尿路内における出血や炎症部位の推定に有効である．

4）全尿

蓄尿法により排泄された全ての尿を用いるもの．

2．医療スタッフによる採尿

自然に排尿が困難な場合や，無菌的な尿の採取が必要な微生物学的検査を目的として用いられるものとして，以下のものがある．

1）カテーテル尿

尿道から膀胱内にカテーテルを挿入して採取した尿．女性において採尿時の汚染を最小限に抑えたり，自然排尿が困難な場合に行われる．

2）恥骨上穿刺吸引尿

恥骨上部の腹壁を穿刺して充満した膀胱より吸引して採尿した尿．細菌検査などの場合に，無菌的に採尿する最良の方法であるが，患者への負担が大きく，新生児・乳幼児または自然排尿やカテーテル採尿が行えない場合に限って行われる．

B 採尿時間による分類

採尿時間により以下のように分類される．

1）早朝尿

就寝前に排尿し，朝起床直後に採取した尿であり，成分の安定性が高く沈渣など尿中成分の多い凝縮された尿を得ることができる．入院患者や起立性蛋白尿を除外できるので学童集団検診などに用いられる．非常に重要な検査で，詳細なデータが得られることが多い．

2）随時尿

任意の時間に採取した尿であり，職場の定期健診（検診）時や外来時に採取される尿の多くがこれにあたる．早朝尿に比べると希釈されている場合が多く，尿中の成分はそれだけ少ないものになるが，患者に時間的制限がなく，また新鮮な尿を検査することができる．スクリーニング検査に広く用いられている．

3）24時間蓄尿

尿量を調べたり，昼夜や食事の影響を受ける成分や電解質などの生理学的に日内変動ある項目についても尿中排出量を正確に測定するために用いられる．クレアチニンクリアランスなど腎機能も詳細に評価できる．原則として尿沈渣検査には使用しない．

C 採尿方法の留意事項

● 尿の種類および採取方法（自然尿・全尿・中間尿・カテーテル尿）を明記す

る．
- 尿沈渣の評価には早朝尿かつ中間尿が適している．
- 特別に保存が必要な場合は防腐剤としてホルマリン 1 mL を尿 100 mL の割合に添加する．また，沈査の固定を目的とする場合はグルタルアルデヒド液が望ましい．
- 検出された尿検体は遅くとも 4 時間以内に速やかに検査する．尿性状の保存時間による影響は検体によって一様ではない．時間が経つと，赤血球・白血球・上皮細胞および円柱は減少し，細菌と真菌は増加する傾向がある．その点で採尿時間を原則として記載する．
- 女性患者が生理中の場合には，検査は適切ではないが，やむを得ない場合にはその旨を明記する．

■文献

1) NCCLS. 尿検査と尿検体の採取，搬送および保存；承認ガイドライン（GP16-A-17）(1997).
2) 日本臨床検査標準協議会．尿沈査検査法指針提案の目指すもの　尿沈渣特集．医学検査 2017 J-STAGE-1 号.

〈野原奈緒〉

4章 成人における尿検査

2 成人の血尿に関する疫学

A 血尿の定義

血尿は肉眼的血尿と顕微鏡的血尿に大別される．前者は肉眼で鮮紅色から暗赤褐色といった色調変化を認めるものであり，尿1Lに血液1mL以上含まれるときに認めるといわれる．顕微鏡的血尿は尿の色調変化を認めず，検査で初めて明らかとなる血尿のことである．顕微鏡的血尿は尿沈渣で赤血球5個/HPF（400倍強拡大1視野）以上，無遠心尿での測定では尿中赤血球20個/μL以上と定義される[1]．成人の肉眼的血尿は泌尿器科疾患である可能性が高く，両者を分けることは，およその鑑別に有用である．

B 血尿の頻度

顕微鏡的血尿の頻度は，対象集団の年齢や性別，人種によって異なる．日本における健診データを用いた研究によると，Iseki らは沖縄県総合健診結果を用いて血尿の頻度を明らかにしている[2]．その結果，男性で3.5％，女性で12.3％であり，女性で血尿の頻度が多く，加齢とともに血尿の頻度が増加した．また，茨城県における基本健康診査結果を用いた研究によると，血尿の頻度は男性11.3％，女性20.2％であった[3]．Iseki らの報告と同様，女性で頻度が高く，また加齢とともに頻度が上昇する傾向にあった（図1）[4]．

一方，欧米の報告におけるスクリーニングによる尿潜血陽性率は2～31％という報告があり，幅がある[5]．人種差による可能性もあるが，これらの研究ではスクリーニングした対象集団にばらつきがあり，一概に人種差とは言い難い．したがって，実際に血尿の頻度に人種差があるかどうかは不明である．

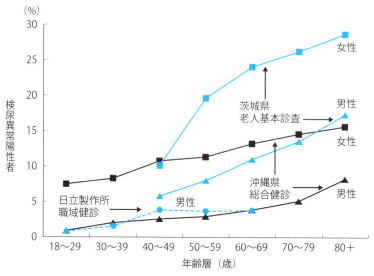

図1▶血尿陽性者の頻度(年齢層別)

C 血尿の発見動機

血尿の発見動機の頻度について正確なデータはないが,学校健診や職場健診で尿検査を行うことが一般的な本邦においては健診で偶然発見される,いわゆるチャンス血尿が多いと考えられる.諸外国においては検尿や,そもそも集団健診を行わない国もあり,そのような国では本邦とは発見動機が異なる可能性がある.海外の論文を読む際には,このような背景の違いを認識しておくことが重要である.

本邦では学校健診で尿検査のマススクリーニングを行うため,非常に早期の糸球体腎炎を見つけることが可能である.特にIgA腎症はチャンス血尿として見つかる頻度が高く,顕微鏡的血尿が唯一の所見であることも多い.そのため,検尿をマススクリーニングとして行わない国ではIgA腎症の早期発見の機会を逸することとなり,診断時期は遅れる.したがって,マススクリーニングとして検尿を行っている地域と行っていない地域では,IgA腎症診断時の腎障害進行度など,患者背景が異なる可能性が高い.このような患者背景の違いは本邦と海外のIgA腎症に対する治療反応性の違いに影響している可能性があり海外の報告を読む際に留意すべき点である.

昨今，新型コロナワクチン接種を機に，肉眼的血尿を認める症例報告が多数あり，ワクチンによる糸球体腎炎の発症や再燃との関連が示唆される．

D 血尿の予後と診療上の留意点

血尿の予後に関して，本邦では沖縄健診検尿を用いた研究によると，検尿異常がない例に比較し，蛋白尿を伴わない血尿の存在は末期腎不全への進展リスクを1.18倍増加させた[6]．さらに血尿陽性かつ蛋白尿陽性である場合，末期腎不全への進展リスクは著明に増加する（図2）[2]．一方，海外においても，16〜25歳の若年者を対象とし検尿スクリーニングを行った後ろ向きコホート研究によると，持続血尿を0.3%に認め，血尿を認めなかった群と比較して持続血尿を認めた群の末期腎不全への進展リスクは18.1倍という結果であった[7]．したがって，血尿は単独でも腎予後悪化因子であり，蛋白尿が合併するときそのリスクが著明に増大することがわかる．そのため，試験紙法で尿蛋白が陰性であっても希釈尿である場合には過小評価されている可能性があることを認識し，二次検診の場では尿蛋白定量/クレアチニン比まで評価を行うことが重要だと考えられる．

血尿の原因はさまざまであり，ナットクラッカー現象や菲薄基底膜病のよう

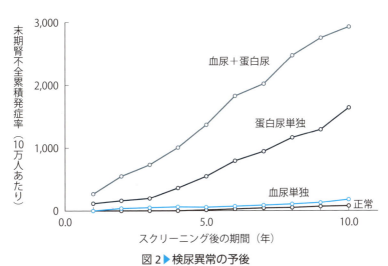

図2 ▶ 検尿異常の予後
(Iseki K, et al. Kidney Int. 1996; 49: 800-5[2]より改変)

に良性のものから，血管炎や尿路上皮腫瘍など腎予後や生命予後に関連する疾患まで存在する．これらをきちんと鑑別することが患者の予後改善に重要である．従来，菲薄基底膜病は腎予後良好な遺伝性疾患だと考えられていたが，Alport症候群と同様に基底膜のType Ⅳコラーゲンの遺伝子異常の関連した腎症ととらえられるようになってきた．菲薄基底膜病の症例の中に腎機能が悪化するケースも報告されているため，経時的に尿所見，腎機能をフォローすることが重要である[8]．

　顕微鏡的血尿が検診でみつかった際，まず重要なことは糸球体性血尿か非糸球体性血尿かということである．そのどちらかによって鑑別がまったく異なる．変形赤血球または赤血球円柱が存在する場合は糸球体性血尿である可能性が高く，腎生検の適応について検討する必要がある．蛋白尿（特に蛋白尿≧0.5 g/日）が併存するときは腎予後悪化のリスクが高いため，積極的に腎生検を検討し，治療の検討を行う．その際，年齢も考慮に入れることが重要である．若年者であれば長期予後を考え，蛋白尿が0.5 g/日に満たない例でも治療を視野に入れた腎生検を検討することも必要である．特に若年女性の場合，将来的に妊娠の可能性があり，慢性腎臓病のキードラッグであるレニン-アンジオテンシン-アルドステロン阻害薬を催奇性のため使用できなくなることがあることを念頭に，早期より積極的な精査・加療を検討する必要がある．特に日本で多いIgA腎症を早期発見・早期治療し，早いうちに完全寛解を得ることが将来的に末期腎不全のリスクを大幅に減らしえることを知っておく必要がある．

　しかし，蛋白尿をまったく伴わない顕微鏡的血尿のみである場合，経過観察を行うことがある．その際の重要なことは，必ず定期的な受診を促すことである．前述の通り血尿単独でも末期腎不全への進行のリスクファクターであり，蛋白尿が経過中に陽転化することも稀ではない．しかし，顕微鏡的血尿では症状に乏しく一般的に3カ月～1年に1回のフォローとなるため，受診動機を維持できないことも多く，経験上ドロップアウトされることも少なくない．そのため，末期腎不全への進展リスクとフォローすることの重要性をしっかりと伝えることが重要である．

　一方，糸球体性血尿を認めない顕微鏡的血尿や肉眼的血尿の場合，泌尿器疾患によることが多い．特に尿路上皮癌をしっかりと除外する必要がある．中高年者やリスク因子（喫煙歴，有害物質への曝露歴，シクロホスファミド使用歴など）のある患者では膀胱鏡，尿細胞診を含めた積極的な精査の検討が必要で

ある．

■文献

1) 血尿診断ガイドライン改訂委員会, 編. 血尿診断ガイドライン 2023. 東京: ライフサイエンス出版; 2023.
2) Iseki K, Iseki C, Ikemiya Y, et al. Risk of developing end-stage renal disease in a cohort of mass screening. Kidney Int. 1996; 49: 800-5.
3) 石田久美子. 成人検尿及び血清クレアチニン測定の意義と現状. 日内会誌. 2001; 90: 17-24.
4) 血尿診断ガイドライン編集委員会, 編. 血尿診断ガイドライン 2013. 東京: ライフサイエンス出版; 2013.
5) Sharp VJ, Bames KT, Erickson BA. Assessment of asymptomatic microscopic hematuria in adult. Am Fam Physisian. 2013; 88: 747-54.
6) Iseki K, Ikemiya Y, Iseki C, et al. Proteinuria and the risk of developing end-stage renal disease. Kidney Int. 2003; 63: 1468-74.
7) Vivante A, Afek A, Frenkel-Nir Y, et al. Persistent asymptomatic isolated microscopic hematuria in Israeli adolescents and young adults and risk for end-stage renal disease. JAMA. 2011; 306: 729-36.
8) Karl T, Jaakko P. Thin basement membrane nephropathy. J Am Soc Nephrol. 2006; 17: 813-22.

〈新里勇樹　座間味 亮　古波蔵健太郎〉

4章 成人における尿検査

3 成人の蛋白尿に関する疫学

　本邦では，学童期から老年期まで幅広い年齢層の健診に，検尿が含まれる．この「生涯検尿」という世界でも類を見ないシステムは，わが国の腎・泌尿器疾患の早期発見に大きく貢献している．本稿では，わが国の成人における蛋白尿の疫学と，ネフローゼ症候群を含む蛋白尿が及ぼす腎・生命予後を，最新の腎臓病総合レジストリー（Japan Renal Biopsy Registry: J-RBR），および腎臓病総合レジストリー（Japan Kidney Disease Registry: J-KDR）の報告に触れながら，概説する．

A 発見動機

　蛋白尿・アルブミン尿の評価法には，①試験紙法，②尿蛋白定量，③尿中アルブミン定量がある．健診には試験紙法が，慢性腎不全患者の重症度や治療効果の判定などには尿蛋白定量が用いられる．わが国では，糖尿病または糖尿病性早期腎症が疑われる患者に対しては，3カ月に1回に限り尿アルブミン定量測定が保険上認められている．試験紙法は1+以上，尿蛋白定量は，0.15 g/日もしくは0.15 g/g creatinin（Cr）以上で，尿蛋白陽性とされる．尿中アルブミン尿は，30 mg/日もしくは30 mg/gCr以上で微量アルブミン尿と判断される．生涯検尿システムにより，わが国の蛋白尿の発見動機は健診が大部分を占めており，ネフローゼ症候群に付随する浮腫などにより発見される例は比較的少ないとされる．

B 頻度

　40歳以上の日本人2,321名を対象としたTakahata研究では，全体の4.4%

が試験紙法にて1（+）以上の蛋白尿を，13.7%が微量アルブミン尿を呈したとされる．同様に40歳以上の住民を対象とした久山町研究では，1974年，1988年，2002年の各年度における蛋白尿の陽性率は10.7%，7.6%，9.6%であり，蛋白尿の陽性率に，時代的な変化は認めなかったことが報告されている．しかし，2008～2014年に特定健診を受診した306,317人を対象とした解析では，1+以上の蛋白尿を呈した例は2.9%であったことが報告されており[1]，陽性率は報告により若干の隔たりがある．また，試験紙法の検出限界以下でも尿中に微量のアルブミンが存在することがあるため，微量アルブミン尿を呈する例が，試験紙法では陰性とされる場合がある．したがって現状では，わが国の40歳以上の成人においては，約10～20人に1人の割合で微量アルブミン尿以上の蛋白尿が検出されると考えられる．

C 予後

蛋白尿は，糸球体濾過量（glomerular filtration rate: GFR）とは独立して，末期腎不全や心血管疾患（cardiovascular disease: CVD）による死亡，全死亡のリスク因子となることが，様々な臨床研究から明らかにされている（表1）[2]．CVDの病型別検討では，試験紙法にて1+以上の蛋白尿を認めた群では，女性では有意な関連を認めなかったものの，男性では2.5倍の脳卒中リスクがあることが報告されている．また，2005～2020年にJMDC Claims Databaseに登録された1,021,943人の解析によると，多変量調整後の心不全発症のハザード比は，試験紙法で±以上の微量蛋白尿で1.09［95%信頼区間（CI）1.03-1.15］，1+以上の顕性蛋白尿で1.59［95%CI 1.49-1.70］であり，微量の蛋白尿でも心不全の発症リスク因子となることが報告された[3]．このようなことから，蛋白尿は糖尿病患者のみならず一般人口においてもCVD発症の独立したリスク因子として認識されている．また，これまで報告された末期腎不全の発症リスク因子の中でも，最も鋭敏で簡便な検査法は試験紙法による検尿（蛋白尿）であり，蛋白尿・血尿ともに陽性例（1+以上）は，10年間で約3%が透析導入となった．試験紙法による蛋白尿の程度別に末期腎不全（透析導入）の発症率をみると，17年間の観察期間における累積発症率は，蛋白尿2+で約7%，3+以上で16%であった．一方，微量アルブミン尿の程度と将来の腎機能低下の発症率にも明確な関連を認めていることから，蛋白尿の早期発見の意義は大きい．

表1　蛋白尿とCVDの関連をみた臨床研究

研究名（国）	対象 （年齢）	人数	追跡期間	アウトカム
Framingham研究 （米国）	一般住民 （50～62歳）	5,209名	16年	CVD死亡
茨城県健康研究 （日本）	一般住民 （40～79歳）	91,432名	10年	CVD死亡
PREVEND研究 （オランダ）	一般住民 （28～75歳）	85,421名	2.6年	CVD死亡
Wisconsin Epidemiologic Study of Diabetic Retinopathy研究（米国）	30歳以降診断の糖尿病患者 （67.9±11.0歳）	840名	12年	CVD死亡
糖尿病レジストリー研究 （フィンランド）	糖尿病患者 （45～64歳）	2,431名	7年	CVD発症
新潟県新発田市コホート研究（日本）	一般住民 （40歳以上）	2,302名	15.5年	脳卒中発症
EPIC-Norfolk研究 （英国）	一般住民 （40～79歳）	23,630名	7.2年	脳卒中発症
Hong Kong Diabetes Registry研究 （香港）	脳卒中既往歴のない2型糖尿病患者 （中央値57歳）	6,455名	5.4年	虚血性脳卒中発症
Honolulu Heart Program研究（米国）	日系米国人男性 （45～68歳）	6,252名	27年	脳卒中発症 冠動脈疾患発症
Multi-Ethnic Study of Atherosclerosis研究（米国）	一般住民 （45～84歳）	6,814名	4年	うっ血性心不全発症

CVD：心血管病，ACR：尿アルブミン/クレアチニン比，UAC：尿中アルブミン濃度，UPC：尿中蛋白濃度

アルブミン尿・蛋白尿	多変量調整後 相対危険度（95％CI）
UAC＜200 mg/L 　　≧200 mg/L	1.0 男 1.7（1.0〜2.9） 女 1.3（0.6〜2.7）
試験紙（−） 　　（＋）〜（3＋）	1.0 男 1.4（1.1〜1.8） 女 2.2（1.6〜2.8）
UAC 2 倍増加ごと	1.3（1.2〜1.4）
UAC＜30 mg/L 　　≧30 mg/L UPC≧300 mg/L	1.0 1.8（1.4〜2.4） 2.6（2.0〜3.4）
UPC＜150 mg/L 　150〜299 mg/L 　　≧300 mg/L	1.0 1.3（1.0〜2.1） 2.2（1.5〜3.1）
試験紙（−）〜（±） 　　（＋）〜（3＋）	1.0 男 2.5（1.1〜5.7） 女—
ACR＜22.1 mg/gCr 　22.1〜221.2 mg/gCr 　＞221.2 mg/gCr	1.0 1.5（1.1〜2.1） 2.4（1.1〜6.3）
ACR 男＜22.1 mg/gCr 　　女＜31.0 mg/gCr 　男 22.1〜221.1 mg/gCr 　女 31.0〜221.1 mg/gCr 　　≧221.2 mg/gCr	1.0 1.4（1.1〜1.9） 2.1（1.5〜3.0）
試験紙（−） 　一過性（＋） 　持続性（＋） 試験紙（−） 　一過性（＋） 　持続性（＋）	1.0 1.7（1.2〜2.3） 2.8（1.5〜5.3） 1.0 1.5（1.2〜1.8） 3.7（2.6〜5.3）
ACR＜30 mg/gCr 　30〜300 mg/gCr 　＞300 mg/gCr	1.0 1.8（0.8〜3.9） 4.3（1.6〜11.8）

D ネフローゼ症候群の頻度

　ネフローゼ症候群は，腎糸球体係蹄壁障害による蛋白透過性亢進に基づく大量の蛋白尿と，これに伴う低蛋白を特徴とする症候群である．蛋白尿が3.5 g/日以上持続することと，血清アルブミン値3.0 g/dLであることが診断の必須条件であり，浮腫や脂質異常症をはじめとした様々な病態を合併する．日本腎臓学会の主導により，2007年と2009年にそれぞれ開始されたJ-RBRおよびJ-KDRには，2022年現在，全国151施設から約63,000例の腎疾患患者が登録されている．2012～2022年の期間中，総登録数の約25％をネフローゼ症候群が占めている．ネフローゼ症候群は，一次性（原発性）ネフローゼ症候群と，その

表2　一次性・二次性ネフローゼ症候群を呈する疾患

1　一次性ネフローゼ症候群
　　a　微小変化型ネフローゼ症候群
　　b　巣状分節性糸球体硬化症
　　c　膜性腎症
　　d　増殖性糸球体腎炎：
　　　　メサンギウム増殖性糸球体腎炎（IgA腎症を含む），管内増殖性糸球体腎炎
　　　　膜性増殖性糸球体腎炎，半月体形成性（壊死性）糸球体腎炎
2　二次性ネフローゼ症候群
　　a　自己免疫疾患：ループス腎炎，紫斑病性腎炎，血管炎
　　b　代謝性疾患：糖尿病性腎症，リポ蛋白腎症
　　c　パラプロテイン血症：アミロイドーシス，クリオグロブリン，重鎖沈着症，軽鎖沈着症
　　d　感染症：
　　　　溶連菌，ブドウ球菌感染，B型・C型肝炎ウイルス，ヒト免疫不全ウイルス（HIV），パルボウイルスB19，梅毒，寄生虫（マラリア，シストゾミア）
　　e　アレルギー・過敏性疾患：花粉，蜂毒，ブユ刺虫症，ヘビ毒，予防接種
　　f　腫瘍：固形癌，多発性骨髄腫，悪性リンパ腫，白血病
　　g　薬剤：ブシラミン，D-ペニシラミン，金製剤，非ステロイド性消炎鎮痛薬
　　h　その他：妊娠高血圧腎症，放射線腎症，移植腎（拒絶反応，再発性腎炎），collagenofibrotic glomerulonephropathy
　　i　遺伝性疾患：
　　　　Alport症候群，Fabry病，nail-patella症候群，先天性ネフローゼ症候群（Nephrin異常），ステロイド抵抗性家族性ネフローゼ症候群（Podocin，CD2AP，α-ACTN4異常）

（文献4より一部改変）

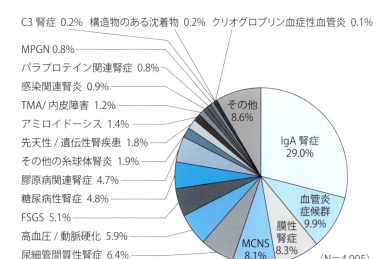

図1 ▶ 2022年度 J-RBR/J-KDR 登録例（4,005例）

他の原因による二次性（続発性）ネフローゼ症候群に大別される（表2）．「難治性腎疾患に関する調査研究」疫学・疾患登録・調査研究分科会が行った2014年のアンケート調査を基とした推計によれば，新規発症の一次性ネフローゼ症候群は，年間4,900〜5,400例とされている．2022年度にJ-RBRおよびJ-KDRに登録された4,005例の集計では，一次性ネフローゼ症候群を呈する疾患である，膜性腎症，微小変化型ネフローゼ症候群（MCNS），および巣状分節性糸球体硬化症（FSGS）は，それぞれ8.3％，8.1％，5.1％であった（図1）．この分布は，年齢層により異なり，若年層では，微小変化型ネフローゼ症候群が大部分を占めるが，中高年以降の年齢層では，膜性腎症が多い．一方，巣状分節性糸球体硬化症は，年齢層によらず全体の約5〜10％を占めている（図2）[4]．

ネフローゼ症候群の原疾患は，国・人種によって異なることが知られている．2000〜2019年までに，中国で腎生検を行った9,448例では，約半数がネフローゼ症候群を呈したことが報告されており，病理型では，膜性腎症が腎生検例全体の37％，微小変化型ネフローゼ症候群が6％，巣状分節性糸球体硬化症が，3％であった[5]．同じアジア圏でも，韓国からの報告では，1,818例の腎生検患者のうち膜性腎症が12.3％，微小変化型ネフローゼ症候群が15.5％，巣状分節性糸球体硬化症が，5.6％となっている．イタリアにおける腎生検例では，

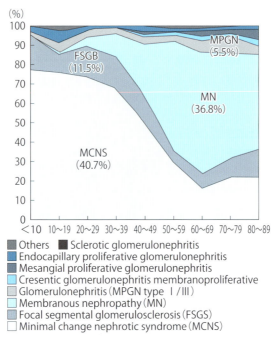

図2 ▶ 2007～2010年度にJ-RBRに登録された一次性ネフローゼ症候群1,203例の年齢別原疾患の割合（IgA腎症を除く）(Yokoyama H, et al. Clin Exp Nephrol. 2012；16：557-63)

膜性腎症が23%，微小変化型ネフローゼ症候群が5.3%，巣状分節性糸球体硬化症が19.8%，と巣状分節性糸球体硬化症の割合がアジア圏よりも高い．また，コンゴ，ザイール，スーダンなどの黒人が多い国でも，巣状分節性糸球体硬化症の割合が高いことが報告されている．

E　ネフローゼ症候群の予後

ネフローゼ症候群の予後は，原疾患により異なる．微小変化型ネフローゼ症候群は，副腎皮質ステロイドに対する反応性は良好であり，90%以上が初期治療で寛解に至る．日本人ネフローゼ症候群コホート研究（Japan Nephrotic Syndrome Cohort Study：JNSCS）の成人データでは，平均4年の観察期間中では，血清Cr値の2倍化は1.9%，末期腎不全が1.3%であり，J-RBRでの高

齢者データでは腎機能の増悪は0％と短期的ではあるが，良好な腎予後であることが報告されている．一方，微小変化型ネフローゼ症候群と類似した発症様式をとる巣状分節性糸球体硬化症は，ステロイド抵抗性の経過を示し，再発率や末期腎不全に至る率が高いことが知られている．日本国内10施設で診断された巣状分節性糸球体硬化症患者201例を対象とした後ろ向きコホート研究によれば，平均約4年の観察期間中，47例が血清Cr値の2倍化，もしくは末期腎不全に至った．さらに同論文では，病理組織亜型（Columbia分類）により，腎予後が異なることも報告された[6]．膜性腎症では，約40％が難治性ネフローゼ症候群を呈する．わが国における1,000例超の調査研究によると，腎生存率は10年で90％，15年で80％，20年で60％であり，長期的な予後は良好とはいえない．現在ステロイド依存性あるいは頻回再発型ネフローゼ症候群に対するリツキシマブ（抗CD20抗体）の有効性を示す報告が蓄積されてきており，今後，リツキシマブのネフローゼ症候群に対する長期予後を検証した報告が待たれる．

■文献

1) Kosugi T, Eriguchi M, Yoshida H, et al. Trace proteinuria detected via dipstick test is associated with kidney function decline and new-onset overt proteinuria: the Japan Specific Health Checkups(J-SHC)Study. Clin Exp Nephrol. 2023; 27: 801-8.
2) 碓井知子. アルブミン尿・蛋白尿の疫学. 臨床研究. 日腎会誌. 2015; 57: 1275-80.
3) Fukui A, Kaneko H, Okada A, et al. Semiquantitative assessed proteinuria and risk of heart failure: analysis of a nationwide epidemiological database. Nephrol Dial Transplant. 2022; 37: 1691-9.
4) 厚生労働科学研究費補助金難治性疾患等政策研究事業（難治性疾患政策研究事業）難治性腎障害に関する調査研究班, 編. エビデンスに基づくネフローゼ症候群診療ガイドライン2020. 東京: 東京医学社; 2020.
5) Li Y, Yu X, Zhang W, et al. Epidemiological characteristics and pathological changes of primary glomerular diseases. PLoS One. 2022; 17: e0272237.
6) Tsuchimoto A, Matsukuma Y, Ueki K, et al. Utility of Columbia classification in focal segmental glomerulosclerosis: renal prognosis and treatment response among the pathological variants. Nephrol Dial Transplant. 2020; 35: 1219-7.

〈二瓶義人〉

4 成人における血尿をきたす鑑別疾患

血尿（hematuria）は何らかの原因によって生じる「尿に血液（赤血球）が混入した状態」であり，腎・泌尿器疾患を発見する手がかりとなる重要な症候である．肉眼的血尿（macroscopic hematuria）は尿が鮮紅色〜暗赤褐色を呈し，尿1L中に血液1mL以上を含むものをいう．肉眼的血尿では，手技上の問題などによる溶血がない場合は，遠心分離すればほぼ無色の上清が得られ，沈渣に赤血球が認められることが一般的である．ただし，実地臨床の場では，すべての患者の尿検体に対して遠心分離を行うことは難しいため，肉眼的に尿が鮮紅色〜暗赤褐色を呈するものを便宜的に肉眼的血尿と判断することもありうる．顕微鏡的血尿（microscopic hematuria）は肉眼では血尿が認められないが，尿沈渣検査法（鏡検）にて尿中赤血球5個/HPF以上，遠心分離が行われていない尿での測定では尿中赤血球20個/μL以上認められるものをいう[1]．排尿時に痛みや発熱などの随伴症状がある症候性血尿と，まったく無症状の無症候性血尿の2つに大別される．わが国では学校検尿や職場健診が義務づけられており，検尿を受ける機会が多いため無症候性血尿が偶然に判明することがあり，これをチャンス血尿（chance hematuria）という．

血尿が長期間持続的に認められる場合を持続性血尿，一定の期間をおいて発生と消失を繰り返す場合を間歇性あるいは反復性血尿という．これらの血尿の性質による分類は，生成部位・原因・機序を鑑別する際に有用である．

A 糸球体性血尿と非糸球体性血尿

尿の生成は糸球体での濾過にはじまり，尿細管で分泌・再吸収され腎盂に集められたのち，尿管・膀胱を経て外尿道口から排泄される．この腎・尿路系のいずれかの部位で出血が生じ赤血球が混入すると血尿となる．血尿の生成部位

により，血尿は糸球体性と非糸球体性血尿に分けられる．

糸球体性血尿は糸球体毛細血管における濾過障壁が障害されることによって生じるため，蛋白尿（アルブミン尿）を伴い，尿沈渣に赤血球円柱がみられることが多い．尿円柱は近位尿細管で処理されなかったアルブミンと Henle 上行脚から遠位尿細管にかけて分泌される Tamm-Horsfall ムコ蛋白（ウロモジュリン）とが重合することで形成されるため，赤血球円柱はアルブミン尿が存在し尿細管内に赤血球が存在することを示している．

尿中赤血球の形態も糸球体性か非糸球体性の鑑別に役立つ．非糸球体性血尿では，萎縮状，円盤状などの形態を示し，多少の大小不同はあるが形態はほぼ均一である．一方，糸球体性血尿では，コブ状・ドーナツ状，標的状など多彩な形態を示し，変形赤血球といわれている．変形赤血球の発生機序は明らかでないが，①障害の生じた糸球体基底膜を通過する際の機械的ダメージ，②尿細管通過時の浸透圧や尿成分の変化および，①・②の混合による変化によって形成されると考えられている．わが国では赤血球形態の観察と評価は，位相差顕微鏡を用いて尿沈渣検査と同時に行うことが一般的であり，フローサイトメトリーを用いた尿中有形成分分析装置やノマルスキー微分干渉装置付光学顕微鏡による測定が可能な施設も増えている[2]．しかしながら，すべての血尿について，位相差顕微鏡による目視およびフローサイトメトリーによる分析によっても，糸球体性か非糸球体性かの鑑別が可能とはいえず，形態的に糸球体性血尿と考えられる場合でも，非糸球体性血尿を否定することはできず，尿路系疾患の存在を念頭に置く必要がある[1]．

1．糸球体性血尿をきたす疾患

前述のように，蛋白尿・赤血球円柱が陽性で，尿中赤血球形態が多彩である場合は糸球体性疾患が原因であることが多い．糸球体疾患は，一次性・二次性・遺伝性の3種に大別される[3]．

一次性糸球体疾患で最も患者数が多い IgA 腎症は，WHO（1982）の臨床症候分類において，慢性腎炎症候群・反復性あるいは持続性血尿・ネフローゼ症候群のいずれかに該当することが多い．ただし，ネフローゼ症候群で発症することは稀である．比較的若年層（10〜20歳代）が発症のピークであるが，40〜50歳代にも好発する．持続的な顕微鏡的血尿が典型であるが，上気道炎症状の直後に肉眼的血尿がみられることがある．類似する症候として，溶連菌による

扁桃炎発症から10〜14日後に肉眼的血尿・浮腫・高血圧などがみられる溶連菌感染後急性糸球体腎炎は，血尿が認められるまでの期間が異なる点がIgA腎症との鑑別のポイントである[3]．血尿およびネフローゼ症候群を呈する一次性糸球体疾患としては，膜性増殖性糸球体腎炎（membranoproliferative glomerulonephritis: MPGN），巣状分節性糸球体硬化症（focal segmental glomerulosclerosis: FSGS）があげられる[3]．MPGNは病理組織学的にⅠ・Ⅱ・Ⅲ型に分類されていたが，Ⅱ型は病因論的にⅠ・Ⅲ型と異なり，デンスデポジット病として一次性糸球体疾患から除外された．免疫グロブリンの沈着がなく，補体C3の沈着のみが認められる糸球体腎炎には，MPGN Ⅰ型およびⅢ型の症例が存在し，補体第二経路の制御異常が存在することが明らかにされた．デンスデポジット病も補体第二経路の制御異常が原因とされ，C3腎炎とデンスデポジット病を合わせてC3腎症とすることが提唱されている[4]．

二次性糸球体疾患では，発症から数カ月のうちに腎不全にいたる急速進行性腎炎症候群を呈する疾患が多い．血管炎関連の疾患が多いが顕微鏡的多発血管炎（microscopic polyangiitis: MPA），多発血管炎性肉芽腫症（granulomatosis with polyangiitis: GPA），好酸球性多発血管炎性肉芽腫症（eosinophilic granulomatosis with polyangiitis: EGPA）は，いずれも抗好中球細胞質抗体（anti-neutrophil cytoplasmic antibody: ANCA）が発症に関与している．抗糸球体基底膜抗体（antiglomerular basement membrane antibody: 抗GBM抗体）によって生じる急速進行性腎炎症候群やGoodpasture症候群においても血尿が認められる[5]．全身性血管炎の一種であると考えられるIgA血管炎に随伴する糸球体腎炎においても，顕微鏡的〜肉眼的血尿が認められる[1]．比較的若年成人女性に多い二次性糸球体疾患である全身性エリテマトーデス（SLE）に続発するループス腎炎は重要である．腎障害が予後を大きく左右するため，早期に診断し適切な治療を選択する必要がある[5]．

糸球体毛細血管壁への沈着物によって生じる血尿を生じる疾患として，クリオグロブリン腎症やフィブロネクチン腎症，細線維性糸球体腎炎，イムノタクトイド腎症などがあげられる．電子顕微鏡による腎組織所見では，糸球体内皮下・上皮下に特徴的な沈着物が認められる[1]．

遺伝性糸球体疾患で血尿を呈する疾患として，菲薄基底膜病（thin basement membrane disease）およびAlport症候群があげられる．菲薄基底膜病は，家族歴が明らかであり専門医を受診していれば，小児期に診断がつくが腎機能障

害がみられることは稀なため，成人になるまで放置されていることが多い[1]．Alport症候群は，男性の場合は比較的重症のため小児期に診断がつくことが多いが，女性は表現型が多彩なため軽症では成人になって初めて診断されることもある[6]．その他，α-ガラクトシダーゼ遺伝子変異によって生じるFabry病は，血尿・蛋白尿を呈することがあり，尿沈渣でマルベリー小体という特徴的な所見が認められる．酵素補充療法による予後の改善が期待されるため，尿異常の発見を契機とする早期診断が望まれる[7]．HANAC（hereditary angiopathy with nephropathy, aneurysms, and muscle cramps）症候群はⅣ型コラーゲンの異常に伴う血管障害によって生じる稀な疾患であり，糸球体性血尿を呈する[1]．

　2020年より世界的に感染が拡大した新型コロナウイルス感染症（COVID-19）に対して，本邦ではワクチン接種が行われた．新型コロナウイルス感染症の発症と重症化予防に効果を発揮したが，副反応として接種後の腎炎の再発・再燃が報告された．特にIgA腎症患者では接種後のコーラ色の肉眼的血尿が多く報告された．本邦では，肉眼的血尿を呈した27症例の調査が行われ，血尿を呈した症例のすべてはmRNAワクチン接種後であること，女性に多いこと，遷延する腎障害はごく一部であり，大半は尿所見の増悪にとどまることが明らかにされた．27症例のうち7割はIgA腎症の既診断例であり，残りは軽微な尿所見で経過観察されていた．ワクチン接種後の肉眼的血尿は糸球体腎炎が潜在している可能性が高く，腎臓内科医への紹介が勧められる[1]．

2．非糸球体性血尿をきたす疾患

　非糸球体性血尿は，尿路を尿が通過する際に血液が混入される場合に生じるため，大半は泌尿器科的疾患が原因となる．尿路における感染症，結石・異物，腫瘍が主な原因となるが，腎内および周囲の血管病変においても非糸球体性血尿は生じる．その他，家族性疾患の多発性嚢胞腎における嚢胞内出血，腎外傷などでも認められる．非糸球体性血尿を生じさせる尿路での出血では肉眼的血尿がみられやすい．このような場合には，性別や年齢，随伴する臨床症状により症候性血尿であるのか無症候性血尿であるのかを検討することは，疾患の鑑別に役立つ[7]．

　女性で排尿痛・排尿障害があって発熱がない場合は膀胱炎を，発熱・腰背部痛（叩打痛）・嘔気・嘔吐がみられる場合は，腎盂腎炎を考える．ともに尿中白血球が陽性となる．一方，男性で発熱・排尿痛がみられる場合には，急性前立

腺炎が疑われ尿中白血球陽性と直腸指診での前立腺部圧痛が認められる．無症候性血尿で尿中白血球陽性が遷延する場合（無菌性膿尿）は，腎結核やクラミジア感染，ウイルス感染が疑われる[1]．

　左右差のある腰背部や下腹部の突然の痛みがみられるが発熱がない壮年期の男性では，尿路結石症が考えられる．CT や静脈性腎盂尿管造影などの画像診断を行う．50 歳以上で，体重減少や腹部腫瘤が触知される場合は，腎細胞癌が疑われるため，画像診断が必要となる．腎外傷や膀胱破裂，尿道損傷などの外傷および膀胱異物や尿道遺物などの物理的な損傷においては，肉眼的血尿および顕微鏡的血尿のいずれも生じうる[1]．

　無症候性血尿の場合，念頭に置くべきなのは腎・尿路の悪性腫瘍である．腎細胞癌・腎盂癌，尿管癌・膀胱癌・前立腺癌，尿道癌などが主であるが，特に膀胱癌では 85％が無症候性血尿を契機に発見される．膀胱癌をはじめとする尿路系上皮腫瘍は，顕微鏡的血尿が持続するのみのこともあるため，尿路上皮癌の中リスク症例〔①40 歳以上の男性または 50 歳以上の女性，②尿中赤血球 11〜25 個/HPF，③尿路上皮癌の危険因子（喫煙者，芳香族アミンなどの有害な化学薬品の曝露歴，泌尿器科疾患の既往，膀胱刺激症状・尿路感染，シクロホスファミドの使用歴，鎮痛薬の濫用，骨盤放射線照射の既往など）が 1 つ以上〕では，尿細胞診に加えて膀胱鏡，超音波検査を行うことを考慮する[1]．尿路上皮癌の高リスク症例（60 歳以上，尿中赤血球＞25 個/HPF，喫煙歴あり，肉眼的血尿の既往のいずれか 1 つ以上）では尿細胞診や膀胱鏡，CT urography などの検査を行う[1]．

　血管病変では，左腎静脈が下大静脈と上腸間膜動脈に挟まれてうっ血することによって生じるナットクラッカー現象に注意する．片側性の出血が確認された肉眼的血尿では，選択的動静脈造影などにより腎動静脈の異常（腎動静脈血栓症，腎内動脈瘤，腎動静脈奇形など）を検索する[1]．

　稀な遺伝性疾患として，異常ヘモグロビン症である鎌状赤血球症の腎合併症が知られている．本疾患における血尿は，主に腎髄質障害，乳頭壊死および腎髄質癌によって生じる．本邦ではほとんど認められていないが，国際化に伴い外国人滞在者を中心に認められるようになってきた[8]．

3．糸球体性血尿・非糸球体性血尿をきたす疾患

　急性・慢性尿細管間質性腎炎では，尿細管間質の障害が病変の主座であり非

糸球体性血尿がみられるが，糸球体障害を併発することも多く蛋白尿や糸球体性血尿がみられることもある．急性尿細管間質性腎炎は，薬剤に対するアレルギー反応が原因であることが多く，好酸球増多症や発疹などの合併が鑑別のポイントである．慢性尿細管間質性腎炎は，特発性は稀であり，何らかの基礎疾患が併存していることが多い[9]．

B 血尿と腎生検の適応

わが国のガイドラインでは，蛋白尿は末期腎不全の危険因子であるため，蛋白尿陽性者には腎生検が推奨されている．一方，単独の無症候性顕微鏡的血尿は腎不全の危険因子とはいえず推奨されていないが，糸球体性血尿陽性者は定期的な経過観察がすすめられている[1]．これは，無症候性の血尿で発見されても後に糸球体疾患の増悪により蛋白尿が出現する可能性があるからである．糸球体疾患は，同一疾患患者でも多様な尿所見・腎機能・予後などを呈するため，腎生検がもっとも信頼のおける確定診断法であると考えられる．蛋白尿を合併しない成人の顕微鏡的血尿症例に対する腎生検では，33％がIgA腎症，22％が菲薄基底膜病と診断される[1]．

成人における血尿をきたす疾患について，血尿の性状（糸球体性・非糸球体性）をもとに分類し主な鑑別点を述べた．糸球体性血尿は主として若年者にみられ蛋白尿を伴う糸球体腎炎であることが多い．非糸球体性血尿で肉眼的血尿がみられる場合には合併する疾患に留意する．発熱・痛みなどがみられる場合は，感染症・異物を念頭に置くべきである．40歳以上の無症候性の非糸球体性血尿では，悪性腫瘍の鑑別が必要となる．表1に血尿をきたす疾患・随伴する症候・血尿の程度・好発年齢について調べ得る範囲でまとめた．

表1 血尿をきたす疾患

	出血部位	病名	随伴する主要症候
糸球体性血尿	一次性糸球体疾患	IgA腎症	持続血尿症候群・慢性腎炎症候群・ネフローゼ症候群
		急性糸球体腎炎	急性腎炎症候群
		膜性増殖性腎炎（Ⅰ, Ⅲ型）	ネフローゼ症候群
		巣状糸球体硬化症	ネフローゼ症候群
		半月体形成性腎炎	急速進行性腎炎症候群
	遺伝性糸球体疾患	菲薄基底膜病	持続血尿症候群
		Alport症候群	慢性腎炎症候群
		Fabry病	慢性腎炎症候群・ネフローゼ症候群，四肢疼痛，角膜混濁，リンパ節腫脹，心肥大，脳血管障害，被角血管腫，無汗症
		HANAC症候群	腎囊胞，脳小血管疾患，筋痙攣，動脈瘤
	二次性糸球体疾患	顕微鏡的多発血管炎（MPA）	急速進行性腎炎症候群
		多発血管炎性肉芽腫症（GPA）	急速進行性腎炎症候群
		好酸球性多発血管炎性肉芽腫症（EGPA）	急速進行性腎炎症候群
		Goodpasture症候群	急速進行性腎炎症候群
		ループス腎炎	慢性腎炎症候群・ネフローゼ症候群
		MPGNⅡ型（デンスデポジット病）	ネフローゼ症候群
		C3腎炎	ネフローゼ症候群
		IgA血管炎	慢性腎炎症候群・ネフローゼ症候群・紫斑・腹痛・関節痛
非糸球体性血尿	感染症	腎盂腎炎	発熱・腰背部痛・膿尿・ショック
		膀胱炎	頻尿・排尿時痛
		前立腺炎	発熱・排尿困難・排尿時痛・残尿感・尿閉
		尿道炎	排尿時痛，排膿，尿道の違和感
		腎結核	全身倦怠感・発熱・背部痛・膀胱刺激症状
	結石・異物	腎結石	背部痛・発熱・疝痛・両側で腎後性腎不全
		尿管結石	側腹部痛・発熱・疝痛・両側で腎後性腎不全
		膀胱結石	下腹部不快感・排尿時痛・膀胱炎様症状
		尿道結石	排尿障害・尿道痛・尿閉
		膀胱異物	排尿障害・頻尿・下腹部痛
	腫瘍	腎細胞癌	無症候・腹部腫瘤・貧血・体重減少・骨折・痙攣・肺腫瘤
		腎盂・尿管癌	無症候・側腹部痛・水腎症
		膀胱癌	無症候・頻尿・排尿時痛・背部痛
		前立腺癌	排尿障害・腰痛・肺腫瘤・PSA上昇
		尿道癌	無症候・頻尿・排尿障害
	血管病変	ナットクラッカー現象	無症候・左側腹部痛・精巣静脈瘤・性交障害・排尿障害
		腎梗塞	無症候・側腹部痛・背部痛・悪心嘔吐
		腎動静脈血栓症	無症候・腰背部痛・下腿浮腫
		腎内動脈瘤	腹痛・腰背部痛・高血圧・動悸・性器出血
		腎動静脈瘻	無症候・高血圧・心不全・腹部血管雑音
	その他	多発性嚢胞腎	無症候・側腹部痛・易疲労感・腹部腫瘤・頭痛・嘔気
		腎外傷	血圧低下・他の腹腔内損傷・発熱・腹痛・尿漏
		水腎症	無症候・腹痛・発熱
いずれの場合もあり得るもの	尿細管・間質腎症	急性間質性腎炎	発熱・発疹・好酸球増多・夜間頻尿・多尿
		慢性間質性腎炎	無症候・夜間頻尿・多尿
	凝固異常	過剰な抗凝固療法	皮下出血斑，口腔内出血，鼻出血，下血，過多月経
		血友病	関節出血・筋肉軟部組織出血・頭蓋内出血・筋肉機能障害

（御手洗哲也. 日内会誌. 2001; 90: 42-8[3]より改変）

血尿の程度	好発年齢
顕微鏡的〜肉眼的	10〜20歳代，40〜45歳
顕微鏡的〜肉眼的	4〜12歳，成人で発症あり
顕微鏡的〜肉眼的	5〜30歳
顕微鏡的	40歳未満
顕微鏡的〜肉眼的	55〜80歳
顕微鏡的〜肉眼的	幼少期〜
顕微鏡的〜肉眼的	幼少期〜
顕微鏡的〜肉眼的	古典型：幼少期，腎型亜型：男性＞25歳，心型亜型：男性＞40歳，女性（ヘテロ型）：6〜60歳
顕微鏡的	？
顕微鏡的〜肉眼的	50〜80歳
顕微鏡的〜肉眼的	35〜70歳
顕微鏡的〜肉眼的	35〜60
顕微鏡的〜肉眼的	45〜70歳
顕微鏡的〜肉眼的	20〜30歳
顕微鏡的〜肉眼的	幼少期〜20歳
顕微鏡的〜肉眼的	平均年齢10.4歳，70％が女児
顕微鏡的〜肉眼的	25〜70歳
顕微鏡的〜肉眼的	女性20〜40歳，男性70歳代
顕微鏡的	20〜70歳の女性
顕微鏡的〜肉眼的	30〜50歳の男性
顕微鏡的	20〜50歳の男性
顕微鏡的〜肉眼的	60歳〜？
肉眼的	20〜60歳
肉眼的	20〜60歳
肉眼的	20〜60歳
肉眼的	20〜60歳
肉眼的	20歳代
肉眼的	50〜70歳代
顕微鏡的〜肉眼的	50〜70歳代
顕微鏡的〜肉眼的	60歳
顕微鏡的〜肉眼的	50歳〜
肉眼的	50歳〜，女性＞男性
顕微鏡的〜肉眼的	小児〜思春期
肉眼的	60〜80歳
肉眼的	小児，60歳〜
肉眼的	女性40〜50歳代，男性20〜30歳代
肉眼的	平均41.7歳，女性＞男性
肉眼的	発見は30〜40歳
顕微鏡的〜肉眼的	中央値40.7歳
顕微鏡的〜肉眼的	先天性・結石による50歳代，悪性腫瘍による50〜70歳代
顕微鏡的	46.4±20.2歳
顕微鏡的	40〜60歳代
肉眼的	60〜75歳
肉眼的	12〜24歳，40歳〜

■ 文献

1) 血尿診断ガイドライン改訂委員会, 編. 血尿診断ガイドライン 2023. 東京: ライフサイエンス出版; 2023. p.1-68.
2) 富野康日己. 必携！よくわかる尿検査・腎機能検査. 中外医学社, 東京: 2023; 55-6.
3) 御手洗哲也. 腎疾患のプライマリケア1. 血尿を発見された患者. 日内会誌. 2001; 90: 42-8.
4) 後藤　眞, 成田一衛. 膜性増殖性腎炎. 日内会誌. 2013; 102; 1145-51.
5) 山村昌弘, 佐田憲映, 針谷正祥, 他. 免疫と内科疾患　その病態と治療最前線　抗好中球細胞質抗体（ANCA）関連血管炎の病態と治療の最前線. 日内会誌. 2014; 103: 2121-9.
6) 野畑宏信, 今井裕一. リウマチ性疾患と腎病変. 臨床リウマチ. 2012; 24: 5-11.
7) 酒巻裕一, 山本　卓, 伊藤由美, 他. Genetics in CKD. Fabry病. 腎と透析. 2023; 94: 424-9.
8) Toriyama A, Izumi H, Tomiya S, et al. Renal medullary carcinoma in a young mixed-race man in Japan. Pathol Int. 2019; 69: 241-5.
9) 坂本尚登. おさらい腎疾患―明日から役立つアプローチの基本　尿細管間質疾患　尿細管間質障害. Medicina. 2017; 54: 287-91.

〈清水芳男〉

4章 成人における尿検査

5 成人における蛋白尿をきたす鑑別疾患

A 蛋白尿とは

　健常者でも尿中に微量な蛋白が排泄されているが，1日に150 mg以上の蛋白が持続的に排泄されている状態を蛋白尿という．健常者の尿蛋白の約40％は，Henle係蹄の太い尿細管上行脚より分泌されているTamm-Horsfall蛋白とよばれる尿円柱の基質となる蛋白である．

　蛋白尿は様々な疾患で認められるが，生理的蛋白尿と病的蛋白尿に大別される．生理的蛋白尿は，激しい運動後や高熱時などにみられる機能性蛋白尿と，腎臓の位置が大きく動くことに起因する体位性蛋白尿に分けられるが，臨床的には問題がないものと考えられている．一方，病的蛋白尿は，全身の循環動態や代謝に起因する腎前性，腎疾患が原因である腎性，腎臓以降の尿路系の異常に起因する腎後性の3つに分けられる[1]（表1）．

　健康診断で行われる試験紙法を用いた蛋白尿の検査で，蛋白尿の程度別にみた17年間での腎機能障害の推移をみると，蛋白尿の量に応じて末期腎不全累積発症率が高くなることが示されている[2]（図1）．また，微量アルブミン尿が末期腎不全のみならず心血管系疾患の独立した危険因子であることも示されている[3]．これらのことからも，蛋白尿を早期に発見し，早期に治療介入することが重要であると考えられる．

B 蛋白尿の鑑別疾患

　表1にあげた病的蛋白尿のなかで，臨床的に特に問題となるものは腎性蛋白尿であり，蛋白尿が生じる場所により糸球体性蛋白尿と尿細管性蛋白尿に分けられる．また，それぞれが腎臓そのものに発症する一次性と，全身性疾患に付

表1　蛋白尿の分類と成因

分類			成因
生理的蛋白尿	機能性蛋白尿		運動，発熱，入浴など
	体位性蛋白尿		起立性，前弯性など
病的蛋白尿	腎前性蛋白尿		ミオグロビン尿，ヘモグロビン尿，Bence Jones 蛋白心不全，甲状腺機能亢進症など
	腎性蛋白尿	糸球体性	糸球体腎炎，腎硬化症，糖尿病性腎症，膠原病，アミロイド腎，クリオグロブリン血症，妊娠高血圧腎症など
		尿細管性	尿細管間質性腎炎，Fanconi 症候群，Lowe 症候群，薬剤性腎障害，水銀中毒，カドミウム中毒など
	腎後性蛋白尿		尿路感染症，尿路結石症，尿路悪性腫瘍など

(富野康日己，編．NEW エッセンシャル腎臓内科．第2版．東京：医歯薬出版；2015. p.33[1])

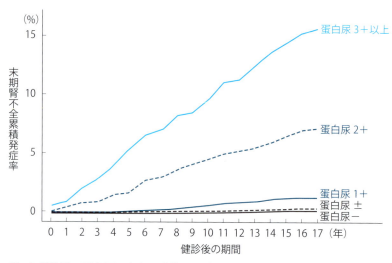

図1▶健診時の蛋白尿の有無と末期腎不全の累積発症率 (Iseki K, et al. Kidney Int. 2003；63：1468-74[2])

随して発症する二次性，さらに遺伝的疾患に伴う遺伝性に分けられる（表2）．

糸球体基底膜にはアルブミン以上の分子量の蛋白質を通過させない size barrier と，陰性荷電した蛋白質を通過させない charge barrier とよばれる2つの

表2　腎性蛋白尿を認める疾患

	一次性	二次性	遺伝性
糸球体疾患	微小変化型ネフローゼ症候群 膜性腎症 巣状分節性糸球体硬化症 急性糸球体腎炎 IgA腎症 膜性増殖性糸球体腎炎 半月体形成性腎炎	糖尿病性腎症 腎硬化症 アミロイドーシス ループス腎炎 紫斑病性腎炎 ANCA関連腎炎 肝炎ウイルス関連腎症	Alport症候群 Fabry病
尿細管間質疾患	慢性間質性腎炎	骨髄腫腎 痛風腎 薬剤性腎障害	多発性囊胞腎

バリア機構が存在し，これらのバリア機構が障害された際に糸球体性蛋白尿が生じる．また，肥満腎症などでみられる糸球体の過剰濾過でも0.5～1.0 g/日程度の尿蛋白を認めることがある．一方，糸球体を通過したアルブミンよりも分子量が小さい蛋白質は近位尿細管で再吸収されるが，尿細管間質性腎炎などで再吸収障害が生じると尿細管性蛋白尿が認められる．近位尿細管で産生されるN-アセチルグルコサミニターゼ（NAG）や近位尿細管で再吸収されるα_1およびβ_2ミクログロブリン（MG）は，尿細管障害で尿中へ排泄されるため尿細管間質障害のマーカーとして有用である．

　糸球体性蛋白尿を呈する疾患では，蛋白尿を主体とする疾患と，蛋白尿と同時に血尿を伴う疾患に分けられる．尿細管性蛋白尿を含め最終診断は腎生検により行うことになるが，好発年齢や発症様式，血尿の有無などが診断の補助になることがある．

C 蛋白尿が主体の糸球体疾患

1．微小変化型ネフローゼ症候群

　一次性ネフローゼ症候群を呈する代表的疾患であり，小児期から比較的若年での発症が多い．全年齢層を通じてのネフローゼ症候群のうち約44％を占めている[4]．発症様式は急激であり，1週間～10日間で著明な浮腫を呈してくることが多い．血尿はほとんどみられない高度の蛋白尿を呈することが多く，10 g/

日以上の蛋白尿がみられることも稀ではない．尿蛋白の選択性（selectivity index）が高く，ステロイド治療によく反応し，一般に予後は良好である．光学顕微鏡像ではほぼ正常な糸球体像を呈し，T細胞由来の蛋白透過性亢進因子が関与していると推測されている．

2．膜性腎症

一次性ネフローゼ症候群の約39％を占め各年代で発症するが，高齢者に発症するネフローゼ症候群のなかでは，その頻度が高くなる傾向にある[4]．血尿がみられないことが多く，尿蛋白の選択性が低いことが多い．ステロイド治療に抵抗を示す例も多く，末期腎不全に移行する可能性がある疾患である．高齢発症例の20～30％に悪性腫瘍の合併が報告されており[5]，膠原病や感染症などに伴う二次性の可能性もあるため，診断時には全身性疾患の精査が必要である．

3．巣状分節性糸球体硬化症

一次性ネフローゼ症候群の約11％を占め[4]，小児期から比較的若年を中心に好発する．約90％がネフローゼ症候群として発症し，血尿がみられないことが多い．臨床症状からは微小変化型ネフローゼ症候群と区別がつかないことがしばしばみられるが，尿蛋白の選択性が低いことが多い．当初はステロイド治療に反応することがあるが，次第に治療抵抗性を示すようになり，末期腎不全に進行することもある．

4．糖尿病性腎症

糖尿病罹患率の上昇に伴い増加傾向にあり，二次性腎疾患のなかで最も多い．近年その割合はやや減少しているが，依然として透析導入の原疾患の第1位（38.7％，2022年）である[6]．早期腎症とよばれる微量アルブミン尿期までに厳重な血糖・血圧管理が必要であり，顕性蛋白尿を呈するようになると二次性ネフローゼ症候群に進行することが多く，比較的早期に末期腎不全に移行する．

5．腎硬化症

高血圧の持続により腎内小動脈や輸入細動脈に硬化性病変化が発症し，糸球体内圧の上昇や糸球体虚血が生じることにより，糸球体の脱落が徐々に進行す

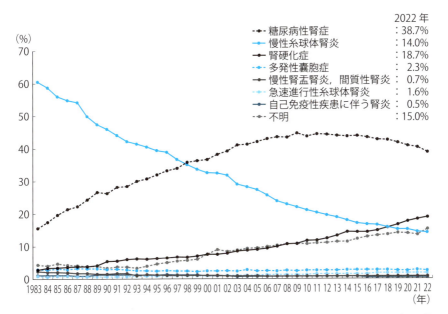

図2 ▶ 導入患者の主要原疾患の割合推移（日本透析医学会 統計調査委員会．わが国の慢性透析療法の現況（2022年12月31日現在）．日本透析医学会雑誌．2023：56[6]）

る．無症候性の蛋白尿を呈し，尿沈渣異常は軽度であることが多い．高齢化に伴い罹患率は上昇傾向にあり，近年では慢性糸球体腎炎を抜き，透析導入の原因疾患の第2位（18.7％，2022年）となっている[6].

6．腎アミロイドーシス

アミロイドとよばれる細線維が全身臓器に沈着し諸症状を呈する疾患をアミロイドーシスといい，腎にアミロイドが沈着することによって生じる病態をアミロイド腎という．高齢者が多く，わが国では多発性骨髄腫に伴った，もしくは原発性の免疫グロブリン軽鎖由来のALアミロイドーシスや，慢性炎症に伴ったAAアミロイドーシスが多いとされている．ネフローゼ症候群を呈することが多く，末期腎不全に至る予後不良の疾患であるが，近年では化学療法や自家末梢血幹細胞移植などにより寛解が得られることもある．

D 蛋白尿に血尿を伴う糸球体疾患

　蛋白尿だけでなく顕微鏡的血尿（時に肉眼的血尿）を伴うと，前述のような疾患よりは，他疾患を疑う必要がある．一次性糸球体疾患としては，わが国の慢性糸球体腎炎の中で31％を占める最も頻度の高いIgA腎症[4]や膜性増殖性糸球体腎炎，急性糸球体腎炎など，二次性糸球体疾患としては，IgA血管炎（旧称：紫斑病性腎炎）やループス腎炎，ANCA関連腎炎などである．これらの疾患も最終的には腎生検での確定診断が必要となる．

E 蛋白尿を伴う尿細管間質疾患

　尿細管間質疾患に伴う蛋白尿は，糸球体疾患による蛋白尿と比較すると一般に軽度であることが多く，血尿も含めて尿検査異常が出ないまま腎機能障害が出現することも稀ではない．

　急性で発症する尿細管間質障害のうち，最も多い原因は抗菌薬や抗癌薬など各種薬剤に起因する薬剤性尿細管間質性腎炎であり，全体の2/3以上を占めている．ついで，細菌や真菌・ウイルスなどの感染に伴うものが多く15％程度とされている[7]．

　その他，Sjögren症候群やサルコイドーシスなどの全身性免疫疾患に伴うもの，多発性骨髄腫や軽鎖沈着症などの腫瘍性疾患に伴うもの，多発性嚢胞腎やFabry病などの遺伝性疾患に伴うもの，痛風腎などの代謝性疾患に伴うものなどがあげられる．

■文献

1) 富野康日己, 編. NEWエッセンシャル腎臓内科学. 第2版. 東京: 医歯薬出版; 2015. p.33.
2) Iseki K, Ikemiya Y, Iseki C, et al. Proteinuria and the risk of developing end-stage renal disease. Kidney Int. 2003; 63: 1468-74.
3) Levey AS, de Jong PE, Coresh J, et al. The definition, classification, and prognosis of chronic kidney disease: a KDIGO Controversies Conference report. Kidney Int. 2011; 80: 17-28.
4) Maruyama S, Goto K, Ozeki T, et al. Ten-year trends in diagnosis of kidney diseases in Japan-The Japan Kideny Disease Registry/Japan Renal Biopsy Registry (J-KDR/J-RBR). Kidney Int Rep. 2020; 5: S172.

5) Glassock RJ. Secondary membranous glomerulonephritis. Nephrol Dial Transplant. 1992; 7 Suppl 1: 64-71.
6) 日本透析医学会 統計調査委員会. わが国の慢性透析療法の現況（2022年12月31日現在）. 日本透析医学会雑誌. 2023: 56.
7) Praga M, González E. Acute interstitial nephritis. Kidney Int. 2010; 77: 956-61.

〈髙原久嗣〉

4章 成人における尿検査

6 成人における肉眼的血尿を認めた場合の鑑別疾患

A 肉眼的血尿とは

　肉眼的血尿は尿が鮮紅色～暗赤褐色を呈し，尿1L中に血液1mL以上が混入すると肉眼的血尿と判断できるといわれている[1]．肉眼的血尿では，手技上の問題などで溶血がない場合は遠心すれば上清は透明となり，沈渣に赤血球を認めることが一般的である．しかし，実臨床の場において全ての患者に対し遠心を行うことは困難であり，肉眼的に尿が鮮紅色～暗赤褐色を呈するものを便宜的に肉眼的血尿と判断することがある．赤色調の尿は血尿以外にもさまざまの原因でみられる．赤色調の尿を主訴に来院した際にはまず試験紙法による尿潜血反応を行い，これが陰性であれば着色尿と判断できる．試験紙法による尿潜血反応はヘモグロビン尿，ミオグロビン尿の際にも陽性となるため，尿潜血反応が陽性の際には尿を遠心し，沈渣に赤血球が確認できれば血尿と診断できる．また，尿の色調が赤色となり血尿と鑑別が必要となるものにエパルレスタット，センナ，センノシドなど薬物によるものがあり，念頭に入れる必要がある一方，顕微鏡的血尿は，肉眼では血尿を認めないが，尿沈渣検査法にて尿中赤血球5個/HPF以上，無遠心尿での測定では尿中赤血球20個/μL以上認めるものをいう．一般的に肉眼的血尿の原因は尿路結石や尿路系悪性腫瘍など泌尿器科疾患が想定されることが多い一方，緊急性のある疾患を含め内科的疾患の鑑別が必要となることがある．

B 肉眼的血尿の鑑別に必要な病歴聴取，検査

　肉眼的血尿を認めた場合，問診，理学所見，血液検査，尿沈渣，肉眼的血尿の色調などから鑑別すべき疾患を想定する．泌尿器疾患の場合，発熱，頻尿，

排尿時痛，排尿困難や腰背部痛が，内科的疾患の場合，先行感染，呼吸器や皮膚症状などに留意する必要がある．また，かかりつけ医や健康診断結果などでの尿所見や腎機能の検査結果が有用な場合がある．

　尿細胞診や腹部超音波検査は，尿路上皮癌や腎癌の検出の感度が十分でないことに留意したうえで適応を検討する．血液検査による血清クレアチニン値，尿沈渣により糸球体性血尿（変形赤血球）の有無，蛋白尿，細胞円柱の有無を確認する．Coke-like urine（コーラ色の褐色尿）の出現歴は糸球体性血尿と考えられ，問診で確認する．2020年より世界的に感染拡大している重症急性呼吸器症候群コロナウイルス-2（新型コロナウイルス）に対するワクチン接種後の副反応として腎炎が顕在化，再燃する症例が散見されており，IgA 腎症や，anti-neutrophil cytoplasmic antibody（ANCA）関連血管炎，糸球体基底膜抗体型腎炎の報告がある[2]．ワクチン接種後の coke-like urine の出現の有無を問診することも重要である．腹部超音波検査や CT が，腎萎縮・腫大の有無や腎後性腎不全，泌尿器系臓器の腫瘤性病変などの精査に有用な場合がある．糸球体疾患や尿細管間質障害の可能性がある場合，腎生検が検討される．尿中赤血球が非糸球体性の場合，尿路結石症や尿路感染症などの泌尿器関連の良性疾患が原因であることが多い一方，尿路上皮癌も考慮する必要はあり，膀胱鏡と CT urography が推奨されている．

1．問診のポイント

- 症状：発熱，頻尿・排尿時痛・排尿困難などの泌尿器関連の症状，腰背部痛，先行感染，呼吸器・皮膚症状，体重推移，浮腫，血圧推移，体格（BMI），運動との関連
- 既往歴：糖尿病，高血圧，高尿酸血症，肥満などの生活習慣病．尿路への異物の長期留置，骨盤放射線照射の既往．シスチン尿症，キサンチン尿症，原発性高尿酸尿症，遠位尿細管性アシドーシスなどの遺伝的素因．新型コロナウイルスに対するワクチン接種歴
- 家族歴：腎疾患，尿所見異常，多発性嚢胞腎など
- 嗜好：喫煙歴，飲酒歴
- 投薬歴：抗凝固薬，直接経口抗凝固薬（direct oral anticoagulant：DOAC），抗血小板薬，非ステロイド系消炎薬（NSAIDs），アルキル化薬（シクロホスファミド，イホスファミド），シクロスポリン，トラニラスト，ペニシリン系

抗菌薬，漢方，フェナセチンなどの鎮痛薬，プロピルチオウラシル，尿の着色に関連のある薬剤（エパルレスタット，センナ，センノシド）など
- 職業歴：芳香族アミンなど有害物質への曝露歴

2．各種検査（※必要に応じ以下の検査を検討する）
- 尿検査：定性・沈渣，β_2-マイクログロブリン（β_2MG），N-アセチルグルコサミニダーゼ（NAG），α_1-マイクログロブリン，尿細胞診
- 採血：血算，白血球分画，TP，Alb，Cr，BUN，myeloperoxidase anti-neutrophil cytoplasmic antibody ANCA（MPO-ANCA），proteinase-3 anti-neutrophil cytoplasmic antibody ANCA（PR3-ANCA），抗糸球体基底膜抗体，C-reactive protein（CRP），prostate specific antigen（PSA），空腹時血糖，HbA1c，IgG・IgA・IgM，C3，KL-6，SpD，血液ガス
- 上記以外：腹部超音波検査，CT，CT urography，腎生検，呼吸機能検査，腎臓 MRI，膀胱鏡，血管造影

C 内科的疾患

　肉眼的血尿のエピソードがあり，検査で糸球体性血尿，蛋白尿や細胞円柱が認められた場合糸球体腎炎が鑑別にあがり，尿蛋白定量，血液検査，画像検査（腎臓超音波，CT）が検討される．Coke-like urine（コーラ色の褐色尿）や顕微鏡的血尿を有する場合，急性糸球体腎炎，IgA 腎症，紫斑病性腎炎などが鑑別疾患としてあげられ，皮膚症状や呼吸器症状など他の全身症状の有無に留意しながら早期に腎臓内科専門医への受診が勧められる．これらの疾患では，蛋白尿を伴うことが多い．急速に腎機能低下が進行する場合，急速進行性糸球体腎炎の可能性を念頭に入れ，初診の時点で内科的な緊急性を判断する必要がある．肉眼的血尿に発熱などの全身症状を呈する場合，膀胱炎などの尿路感染症と診断して治療されることがあるが，治療経過中，尿沈渣や尿培養検査で細菌を認めない場合や，抗菌薬の反応に乏しい場合など尿路感染症を疑う所見に乏しいことがある．その際は ANCA 関連血管炎による発熱などを鑑別疾患として念頭におき，全身精査を進める必要がある．特に，呼吸困難や血痰，紫斑などの全身症状を伴う際には，ANCA 関連血管炎や Goodpasture 症候群など，全身性疾患に伴う血尿の可能性がある．腎機能低下が認められる場合，急性か慢

性の経過の区別がつきにくいことがあり，かかりつけ医や健康診断結果などの腎機能検査との比較や，超音波検査やCTによる腎臓のサイズが参考となる．例えば，年齢と比較して萎縮している症例では慢性的な腎機能障害であることが推測される．腎機能の推移や全身状態，抗凝固薬などの服薬状況も考慮の上，泌尿器科疾患を除外したうえで必要であれば腎生検により確定診断を行い，内科的腎疾患の治療開始を検討する．

D 泌尿器科領域の悪性腫瘍

泌尿器科領域の肉眼的血尿を呈する疾患は，上部尿路（腎臓，尿管）から下部尿路（膀胱，前立腺，尿道）に生じる疾患のうち，非糸球体性血尿（均一赤血球）を生じる疾患が該当する．非糸球体性血尿が認められた場合，注意すべき疾患の一つが尿路上皮癌（腎盂癌，尿管癌，膀胱癌，尿道癌）である．他疾患による肉眼的血尿の可能性が低く，特に中高年以上の男性，喫煙歴，芳香族アミンなど有害物質への曝露，フェナセチンなどの鎮痛薬多用，骨盤放射線照射の既往，シクロホスファミドの投与歴，尿路への異物の長期留置の既往がある場合は CT urography，膀胱鏡，尿細胞診による検査が勧められる．近年，腎細胞癌は，健康診断などで実施される腹部超音波検査において偶発的に発見されることが多いが，かつては古典的三徴として肉眼的血尿，腫瘤触知，疼痛が代表的な症状とされ，現在でも肉眼的血尿を主訴に診断されることもある．前立腺癌では前立腺部尿道からの出血により肉眼的血尿を呈する．膀胱より下部尿路に原因があるため，排尿開始時の肉眼的血尿を呈することが多い．

E 悪性腫瘍を除く泌尿器科領域の疾患

泌尿器科領域の良性疾患で頻度が高いものとして，尿路結石症，尿路感染症，腎動静脈奇形，特発性腎出血，放射線性膀胱炎，間質性膀胱炎，運動後の血尿などがある．これらの疾患は，血尿のほかにも背部痛や頻尿，発熱などの随伴症状を伴っていることが多いが，症状が肉眼的血尿のみの場合もある．急性腹症で尿路結石が疑われた場合はまず腹部超音波検査や腹部単純CTが検討される．尿路感染症の一般的な症状として，膀胱炎や急性前立腺炎では排尿時痛，腎盂腎炎では発熱や腰背部叩打痛が認められる．診断は症状と尿中白血球，尿

培養の確認により行われる．抗菌薬の投与により，改善と増悪を繰り返す膀胱炎では，膀胱癌の可能性を考慮する必要がある．腎動静脈奇形はサーコイド型（circoid type）と動脈瘤型（aneruysmal type）に分類され，肉眼的血尿はサーコイド型の約70％に認めるとされる[3]．診断には腹部超音波検査（ドップラー検査），腎ダイナミックCT，MRIによるnidus（異常な血管の塊）の同定が有効である．特発性腎出血は，CT urography，膀胱鏡，尿細胞診によって診断がつかない場合に疑う疾患である．原因としてナットクラッカー症候群，腎盂内の微小血管，乳頭血管腫，静脈瘤の破綻などがある．CTにより左腎静脈が腹部大動脈と上腸間膜動脈の間に挟まれている所見が得られた場合，尿管鏡により，腎盂内の微小血管・乳頭血管腫・静脈瘤の破綻を確認した場合にそれぞれ診断される[4]．ナットクラッカー症候群は側腹部痛を伴う肉眼的血尿の鑑別としてあげられ，腹部超音波検査で左腎静脈の圧排像を確認するが，確定診断には血管造影やCT angiographyなどが必要なこともある．放射線性膀胱炎は骨盤内への放射線治療に起因する出血性膀胱炎で，骨盤内への放射線照射後半年〜10年で発症するとされる．原因は放射線照射により血管内皮細胞に生じる進行性の閉塞性動脈内膜炎とされる．膀胱鏡により膀胱粘膜面に異常に拡張した網目状の血管を認めることが多い．間質性膀胱炎は，頻尿，尿意亢進，尿意切迫感，膀胱不快感，膀胱痛などの症状を呈する疾患であり，膀胱鏡により診断される．運動後の血尿（運動性血尿：sport hematuria）は，運動中の腎血流量低下に伴うネフロンの低酸素状態により糸球体の透過性が変化して尿中に赤血球が透過する場合（非外傷性）と，長距離走などによる腎臓・膀胱の振動，ボクシングやアメリカンフットボールなどにおける腎外傷，自転車に乗ったことによる前立腺部尿道からの出血など（外傷性）に分類される[5]．

F 薬剤に関連した肉眼的血尿

薬剤に関連した肉眼的血尿として，膀胱粘膜の炎症により肉眼的血尿と膀胱刺激症状を呈する出血性膀胱炎や，薬剤性間質性腎炎，薬剤惹起性のANCA関連腎炎，ワルファリンなど抗凝固薬が関連する抗凝固薬関連腎症などがある．抗凝固薬内服中に肉眼的血尿と急性腎障害をきたす疾患として，抗凝固薬関連腎症があげられる．ワルファリンなど抗凝固薬との関連が以前より知られているが，DOACの併用でも発症することがある．詳細な機序はいまだに不明であ

るが，過剰抗凝固による腎の糸球体出血と，変形赤血球の腎尿細管閉塞により腎障害を起こすとされている[6]．出血性膀胱炎をきたす薬剤としてアルキル化薬であるシクロホスファミドやイホスファミドがあげられ，大量投与時には補液などで血尿の予防が行われることが多い．そのほかにシクロスポリン，トラニラスト，ペニシリン系抗菌薬，漢方薬などがある．出血性膀胱炎以外に腎臓からの出血で肉眼的血尿はみられ，薬剤が関与するものとして急性間質性腎炎と急速進行性糸球体腎炎がある．前者は抗菌薬や非ステロイド系消炎薬が多く，後者は抗甲状腺薬であるプロピルチオウラシルの報告がある．

　肉眼的血尿を呈する疾患・病態は多岐にわたり，腎臓内科領域や泌尿器科領域，全身性疾患など鑑別が必要となる．近年では，新型コロナウイルスワクチン接種後に肉眼的血尿が認められ，IgA 腎症をはじめとした腎炎の顕在化，再燃の報告が散見されており，問診時に念頭におく必要がある．各診療科での連携が適切にとられることで，早期の診断と適切な治療につながると期待される．

■文献
1) 血尿診断ガイドライン改訂委員会, 編. 血尿診断ガイドライン 2023. 東京: ライフサイエンス出版; 2023.
2) Ritter A, Helmchen B, Gaspert A, et al. Clinical spectrum of gross haematuria following SARS-CoV-2 vaccination with mRNA vaccines. Clin Kidney J. 2022; 15: 961-73.
3) Choi SK, Min GE, Lee DG. Congenital renal arteriovenous malformation: Diagnostic clues and methods. Medicina (Kaunas, Lithuania). 2021; 57: 1304.
4) Asano A, Maru S, Toyoda Y, et al. Outcomes of chronic unilateral hematuria treated using digital flexible ureteroscope. Nihon Hinyokika Gakkai Zasshi. The Japanese Journal of Urology. 2020; 111: 16-21.
5) Akiboye RD, Sharma DM. Haematuria in sport: A review. Euro Urol Focus. 2019; 5: 912-6.
6) Glassock RJ. Anticoagulant-related nephropathy: It's the Real McCoy. Clin J Am Soc Nephrol. 2019; 14: 935-7.

〈武藤正浩〉

4章 成人における尿検査

7 成人が初めて血尿を指摘された際の二～三次スクリーニングについて

　二次スクリーニングでは，専門医に紹介するべきか（三次スクリーニングへ），またその場合腎臓専門医もしくは泌尿器科専門医のどちらに紹介するかの判断が重要になってくる．そのために第一には血尿の由来を考えることが重要で，内科（腎臓内科）がみる血尿か，泌尿器科がみる血尿かによって分けられる．血尿診断ガイドライン2023にある成人の血尿診断アルゴリズム（図1）を示し，その一部詳細を解説する．

A 健診で尿潜血陽性を指摘された場合：一般医家での初期対応

　まず尿沈渣法による尿中赤血球5個/HPF以上の存在を確認する．血尿を認めた場合，血清クレアチニン値の異常高値がないか，変形赤血球，蛋白尿，細胞円柱（赤血球円柱，白血球円柱など），顆粒円柱，ろう様円柱の有無をみる．また尿路上皮癌や腎癌の検出感度は十分ではなく診断が困難な場合があることを留意したうえで尿細胞診，腹部超音波を検討する．

B 尿沈渣により血尿であることが確認された場合

1．腎臓専門医への紹介

　血尿の由来を考えるうえで尿中赤血球形態は有用で，その形態によって糸球体性血尿と非糸球体性血尿に分かれる．非糸球体性血尿の形態学的特徴として，円盤状，萎縮状（金平糖状），球状などのほぼ均一な形態を呈し，均一赤血球（isomorphic RBC）とよばれる．しかし血尿が糸球体由来であれば，赤血球が異常を呈した腎糸球体基底膜を通過することや，浸透圧とpHが変化し上皮が破壊されている尿細管を通り，赤血球表面蛋白や基底膜蛋白が消失，融解，

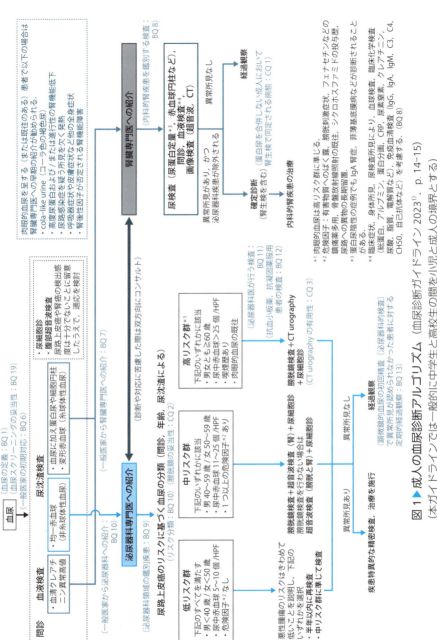

図1 ▶ 成人の血尿診断アルゴリズム（血尿診断ガイドライン2023[1]．p. 14-15）
（本ガイドラインでは一般的に中学生と高校生の間を小児と成人の境界とする）

表1　顕微鏡的血尿を呈する泌尿器科疾患と全身疾患

	感染症	異物	腫瘍	外傷	解剖学的異常	その他
腎	腎盂腎炎	腎結石	腎癌, 腎盂癌	腎外傷	腎動静脈奇形（腎動静脈瘻，腎動脈瘤，ナットクラッカー現象）	特発性腎出血
尿管		尿管結石	尿管癌			
膀胱	膀胱炎	膀胱結石, 膀胱異物	膀胱癌	膀胱破裂	膀胱憩室	神経因性膀胱炎, 放射線膀胱炎, 間質性膀胱炎, 薬剤性膀胱炎
前立腺	前立腺炎		前立腺癌			前立腺肥大症
尿道	尿道炎	尿道結石, 尿道異物	尿道癌	尿道損傷		
全身	尿路結核					抗血小板薬・抗凝固薬内服，など

（血尿診断ガイドライン2023[1]，p.27 の表2）

分解されることで，コブ・ドーナツ状，有棘状，出芽状などと表現される多彩な形態を呈する大小不同な変形赤血球（dysmorphic RBC）となると考えられている．

　糸球体性血尿がみられる場合は赤血球円柱や顆粒円柱などの円柱，蛋白尿を伴うことが多く，腎炎性を考慮して腎臓内科医に紹介する．腎機能低下を併発している場合には進行性の腎臓病の可能性が強く示唆されるため，早急に腎臓内科医に紹介する．

　注意点として，形態的に糸球体性血尿が疑われる場合でも糸球体以外の尿路系疾患が存在する場合があり，非糸球体性血尿を完全に否定できるものでないため，蛋白尿などの糸球体疾患の臨床所見に乏しい場合は，同時に泌尿器科への紹介も考慮する．

2．泌尿器科専門医への紹介

　尿沈渣で変形赤血球を認めない非糸球体性血尿（均一赤血球）で，尿蛋白や病的円柱を認めない場合は泌尿器科疾患の可能性を考慮して泌尿器科専門医に

表2　AUA/SUFU ガイドラインが提唱する顕微鏡的血尿における尿路悪性腫瘍のリスク分類と危険因子

低リスク	中リスク	高リスク
下記のすべてに該当	下記のいずれかに該当	下記のいずれかに該当
男性40歳未満，女性50歳未満 喫煙歴なし，あるいは10箱年未満 尿沈渣尿中赤血球3〜10個/HPF 尿路上皮癌リスク因子*がない 顕微鏡的血尿の既往がない	男性40〜59歳，女性50〜59歳 喫煙歴10〜30箱年 尿沈渣尿中赤血球11〜25個/HPF 尿路上皮癌リスク因子*が1つ以上ある 低リスクと判断されたことがあるが未精査で，再検査の尿沈渣で尿中赤血球3〜25個/HPF	男女とも60歳以上 喫煙歴30箱年以上 尿沈渣尿中赤血球＞25個/HPF 肉眼的血尿の既往 低リスクと判断されたことがあるが未精査で，再検査の尿沈渣で尿中赤血球＞25個/HPF

*尿路上皮癌リスク因子
・下部尿路刺激症状
・骨盤臓器への放射線照射の既往
・シクロホスファミドまたはイホスファミドを用いた化学療法歴
・尿路上皮癌の家族歴あるいはLynch症候群
・ベンゼン化合物や芳香族アミンへの職業的曝露（ゴム，石油化学製品，染料）
・尿路の慢性的な異物留置

（Barocas DA, et al. Microhematuria: AUA/SUFU Guideline. J Urol. 2020; 204: 778-86）

　紹介する．顕微鏡的血尿をきたす主な泌尿器科疾患は表1のように多岐にわたる．顕微鏡的血尿を呈する患者で尿路悪性腫瘍の有病率は0.2〜5.2％と報告されており，膀胱癌が最も多い．尿路悪性腫瘍は表2のように危険因子によってリスク分類がされており，リスクの高い場合は，早急に泌尿器医に紹介する．

　無症候性顕微鏡的血尿の初回精査で異常を指摘されなかった場合は，その後に尿路悪性腫瘍が検出される確率は0〜数％と報告されている．定期的な経過観察が癌の早期発見や予後の改善につながるエビデンスはないが，血尿診療ガイドライン2023では悪性腫瘍の発見が手遅れになるのを回避するため，初回精査から12カ月以内に尿検査によって再度評価することを考慮する，としている．

C 内科的に緊急を要する肉眼的血尿

コーラ色の褐色尿（coke-like urine）は糸球体性の肉眼的血尿であることを意味している．肉眼的血尿を呈する（または既往のある）患者に高蛋白尿および/または進行性で腎後性因子が否定される腎機能障害，尿路感染症を疑う所見を欠く発熱，呼吸器や皮膚などの他の全身症状の所見がみられるようであれば内科的緊急を要する腎疾患や腎臓を含む全身疾患の可能性があるため，腎臓内科医を早期に紹介する[1]．

D 蛋白尿を合併しない血尿症例に対する腎生検について

蛋白尿を合併しない成人の顕微鏡的血尿患者の腎生検ではIgA腎症（約33％），菲薄基底膜病（約22％）の割合が高い．

蛋白尿は末期腎不全の高リスク群であり，腎生検ガイドブック2020では蛋白尿と血尿の両方を認める症例に対しては腎生検を考慮するが，血尿単独症例に対する腎生検には慎重さを要するとされている[2]．ただし，蛋白尿を伴わない顕微鏡的血尿はわずかではあるが末期腎不全の危険因子であるとされる報告や，Alport症候群などの末期腎不全に至る疾患と診断される可能性があるため，腎生検を行わない場合でも，糸球体性血尿に対しては定期的な検尿による経過観察が重要である．

■ 文献

1) 血尿診断ガイドライン改訂委員会, 編. 血尿診断ガイドライン2023. 東京: ライフサイエンス出版; 2023.
2) 日本腎臓学会, 編. 腎生検ガイドブック2020. 東京: 東京医学社; 2020.

〈木原正夫〉

4章 成人における尿検査

8 成人が初めて尿蛋白を指摘された際の二～三次スクリーニングについて

　蛋白尿は，血尿と同様に学校検尿や職場健診などでのスクリーニング検査で偶然発見されることが多い．蛋白尿や血尿は一過性のものも多いが，慢性糸球体腎炎，糖尿病性腎症などの腎疾患の徴候である場合があり，また，背景に高血圧や膠原病といった全身性疾患が隠れている可能性もある．

　これらの病気は初期に自覚症状に乏しいため，長い時間をかけて徐々に進行してしまう危険性がある．したがって，定期的な検尿を繰り返すことは重要であり，尿蛋白や血尿といった尿所見異常が指摘された場合には，一過性のものかどうか，慢性疾患が潜んでいないかを精密検査によって調べる必要がある

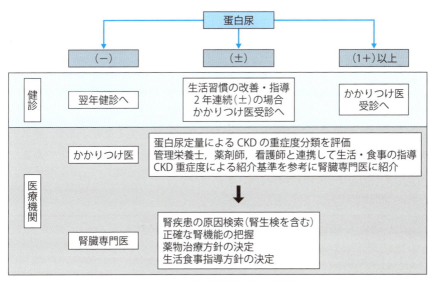

図1▶蛋白尿の評価とその対処法
（日本腎臓学会，編．CKD診療ガイド2024．東京：東京医学社；2024[1]）

（図1）．本稿では特に蛋白尿について，初めて指摘された際の診療の進め方を概説する．

A 初めて蛋白尿を認めたとき

- 偽陽性の可能性を考慮
- 一過性蛋白尿，体位性蛋白尿の除外

健常者でも1日あたり40～80 mgの尿蛋白が排泄しており，その上限は150 mgとされている．下記のように，一般的に用いられる試験紙法では尿蛋白（＋）は30 mg/dL以上なので，濃縮尿では正常でも（±）から（＋）と偽陽性になる可能性があり，逆に希釈尿では偽陰性になる可能性があるので注意する．

　尿蛋白（±）　　　15 mg/dL
　尿蛋白（1＋）　　30 mg/dL
　尿蛋白（2＋）　　100 mg/dL
　尿蛋白（3＋）　　300 mg/dL

尿蛋白を持続的に認める場合には病的意義があるため，日を変えて複数回検尿する必要がある．病気でなくても尿中に蛋白が出現することもあり，激しい運動をした後，発熱の後，ストレスのかかったとき，起立したときにも一過性に陽性となることがある．これを生理的蛋白尿といい，病的な蛋白尿とは区別している．随時尿で陽性で，早朝第1尿で陰性の持続性蛋白尿では遊走腎などの体位性蛋白尿の疑いがあり，X線検査において遊走の有無を確認する．臥位および立位で腹部X線検査を行い，立位における腎臓の位置が臥位に比べて2椎体以上，または5 cm以上下降する場合遊走腎と診断する．

尿試験紙法ではBence Jones蛋白やL鎖などは偽陰性となることや，逆にアルカリ尿では偽陽性となる．また，微量アルブミン尿は検出感度以下であるため試験紙法では評価できないことなども留意する[2]．

B 病的な蛋白尿を疑う場合の鑑別ポイント

- 腎性（糸球体性，尿細管性）の蛋白尿であるかどうか
- 全身性疾患による蛋白尿かどうか

病的な蛋白尿の原因は大きく分けて4つに分類される．慢性腎炎，糖尿病性

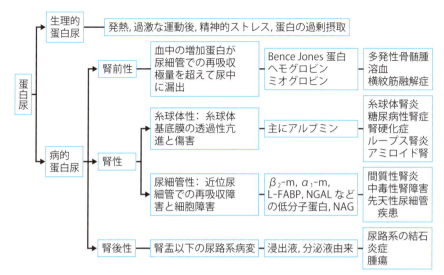

図2 ▶ 蛋白尿の確定診断の進め方（日本臨床検査医学会ガイドライン作成委員会．臨床検査のガイドライン JSLM2021．東京：宇宙堂八木書店；2021．p.205[3])）

腎症などの糸球体疾患で，糸球体の毛細血管の透過性が亢進するために尿に蛋白が漏れる場合が主であるが，尿細管間質性腎炎などの尿細管障害によって尿細管での蛋白の再吸収が低下する場合や，血液疾患（骨髄腫など）で血液中に異常に蛋白が増え尿細管の再吸収能を超える量が尿に漏れ出た場合と，一時的だが，膀胱炎や腫瘍などで尿に血液が大量に混入した結果，蛋白が陽性になる場合などの4点は念頭におく必要がある．図2に鑑別のためのフローチャートを示す．

糸球体障害の鑑別診断では，全身性疾患の有無を検討する．特に頻度の多い糖尿病性腎臓病では，5年以上の罹患期間がある場合や，網膜症が存在していることが診断の参考になる．高血圧がある中高年者で治療不十分な期間が長く続いた後に出現した蛋白尿なら腎硬化症を考慮する．SLEや関節リウマチ，Sjögren症候群などの膠原病は腎障害を合併しやすいので問診を十分に行うことも重要である．

C 診断確定・治療

腎生検は，糸球体疾患の診断確定や治療方針決定のために有用である（表

表1　腎生検の目的

- 腎臓病の原疾患や重症度を確定する
- 今までの進行の度合いと将来進行性であるかを検討する
- 腎機能低下の原因と，最適な治療を明らかにする

（日本腎臓学会・腎生検ガイドブック改訂委員会．腎生検ガイドブック 2020．東京：東京医学社；2020[4]）

表2　腎生検の適応

①蛋白尿（0.15 g/日以上または尿蛋白/クレアチニン比 0.15 g/gCre 以上）を伴う顕微鏡的血尿
②高度の蛋白尿（1 g/日以上または尿蛋白/クレアチニン比 1.0 g/gCre 以上）
③原因不明や急性の腎機能障害
④全身性疾患に伴う腎機能障害

（日本腎臓学会・腎生検ガイドブック改訂委員会．腎生検ガイドブック 2020．東京：東京医学社；2020[4]）

表3　腎生検のハイリスク病態（相対的禁忌）

尿路感染症・腎盂腎炎・腎周囲膿瘍
腎生検に同意が得られない場合
検査に協力が得られない場合や検査中指示に従えない場合
片腎
萎縮腎，末期腎不全
腎動脈瘤などや馬蹄腎などの腎臓の解剖学的な形態異常
囊胞性腎疾患
水腎症
降圧薬でコントロールできない重症高血圧
補正できない出血傾向，抗血小板薬，抗凝固薬内服中，重篤な血小板減少
妊娠後期
生検部位の皮膚感染症

（日本腎臓学会・腎生検ガイドブック改訂委員会．腎生検ガイドブック 2020．東京：東京医学社；2020[4]）

1)．しかし，出血などの重大な合併症もあることから，その適応は慎重に判断されるべきである（表2，3）．一般的に，若年者の場合や進行性の腎機能障害が予想される場合などは積極的に腎生検を行う．腎生検において適応の判断，実施，評価，治療方針の決定は原則的に腎臓専門医によってなされるべきである．

■文献
1) 日本腎臓学会，編. CKD診療ガイド2024．東京医学社; 2024.
2) 日本腎臓学会，編. エビデンスに基づくCKD診療ガイドライン2023．東京医学社; 2023.
3) 日本臨床検査医学会ガイドライン作成委員会．臨床検査のガイドラインJSLM2021. 東京: 宇宙堂八木書店; 2021．p.205.
4) 日本腎臓学会・腎生検ガイドブック改訂委員会．腎生検ガイドブック2020．東京: 東京医学社; 2020.

〈毎熊政行〉

9 成人における尿所見異常者の専門医への紹介のタイミングについて

A 慢性腎臓病（CKD）における病診連携

　慢性腎臓病（chronic kidney disease: CKD）は，①尿異常，画像診断，血液，病理で腎障害の存在が明らか，あるいは②糸球体濾過量（glomerular filtration rate: GFR）60 mL/分/1.73 m^{2}未満，の 2 項目のいずれかあるいは両方が 3 カ月以上持続する場合と定義される．CKD が進行すると末期腎不全に至り腎代替療法が必要となるだけでなく，心血管疾患（cardiovascular disease: CVD）の発生率や死亡率を上昇させることが明らかになっている[1]．このため健康診断で CKD を早期に診断し，適切な治療と介入により CKD の進行を抑制することが非常に重要である．

　FROM-J 研究[2]では，かかりつけ医に通院する 2,397 名の CKD 患者を対象に，かかりつけ医による通常診療群と慢性腎臓病診療群プログラムを用いた定期的な生活指導介入群に無作為に分け，腎臓専門医による CKD 診療プログラムの効果が検討された．かかりつけ医に通院する CKD 患者が診療支援や腎臓専門医に関わることで，推算糸球体濾過量（eGFR）の低下速度・CVD 発症が軽減される可能性が示唆されている．

　わが国の CKD 患者は 1,480 万人に上り，新たな国民病の 1 つに位置付けられている．CKD の診療は腎臓専門医療機関のみでは困難であり，地域におけるかかりつけ医との病診連携が不可欠である[3]．

B 腎臓専門医へ紹介するタイミング

　腎臓専門医・専門医療機関への紹介目的は，主に
①血尿・蛋白尿・腎機能低下の原因精査

表1 かかりつけ医から腎臓専門医・専門医療機関への紹介基準

原疾患	蛋白尿区分		A1	A2	A3
糖尿病関連腎臓病	尿アルブミン定量 (mg/日) 尿アルブミン/Cr比 (mg/gCr)		正常	微量アルブミン尿	顕性アルブミン尿
			30未満	30〜299	300以上
高血圧性腎硬化症 腎炎 多発性囊胞腎 その他	尿蛋白定量 (g/日) 尿蛋白/Cr比 (g/gCr)		正常 (−)	軽度蛋白尿 (±)	高度蛋白尿 (+〜)
			0.15未満	0.15〜0.49	0.50以上
GFR区分 (mL/分/1.73 m²)	G1	正常または高値	≥90	血尿+なら紹介,蛋白尿のみならば生活指導・診療継続	紹介
	G2	正常または軽度低下	60〜89	血尿+なら紹介,蛋白尿のみならば生活指導・診療継続	紹介
	G3a	軽度〜中等度低下	45〜59	40歳未満は紹介,40歳以上は生活指導・診療継続	紹介	紹介
	G3b	中等度〜高度低下	30〜44	紹介	紹介	紹介
	G4	高度低下	15〜29	紹介	紹介	紹介
	G5	高度低下〜末期腎不全	<15	紹介	紹介	紹介

上記以外に,3カ月以内に30%以上の腎機能の悪化を認める場合は速やかに紹介.
(作成:日本腎臓学会,監修:日本医師会)
(日本腎臓学会,編.エビデンスに基づくCKD診療ガイド2024.東京:東京医学社;2024)

②進展抑制目的の治療強化
③保存期腎不全の管理・腎代替療法の導入

にある.平成30(2018)年2月腎疾患対策検討会において,「かかりつけ医から腎臓専門医・専門医療機関への紹介基準」が策定された(表1).CKDの重症度をGFRと蛋白尿の程度で評価し,専門医への紹介の目安としている.紹介時の利用率向上のため,煩雑な印象を与える項目を中心に前版から改訂され

たものである．

　健康診断などで尿所見異常あるいは腎機能障害が指摘された場合，まず二～三次評価を行う（4章．成人における尿検査：7，8を参照）．そのうえで大まかに分けると，①estimated GFR（eGFR）が低下している場合，②血尿を伴う蛋白尿の場合，③高度蛋白尿の場合，のいずれかに該当する場合に専門医・専門医療機関へ紹介する．

1．eGFR が低下している場合

　腎機能の評価には血清クレアチニン（Cr）値を用いて計算された eGFR を使用し，「eGFR＜45 mL/分/1.73 m^2（CKD ステージ G3b 以降）の場合」には専門医へ紹介する．CKD ステージ G3b 以降では，腎予備能の低下に対して残存ネフロンの代償機能を保つことができず，血圧の上昇，体液過剰，電解質異常，代謝性アシドーシスなどが出現するようになる．腎性貧血や CKD に伴う骨・ミネラル代謝異常（CKD-mineral and bone disorder：CKD-MBD）の管理だけでなく，CKD の進行に応じた栄養指導，服薬指導，腎代替療法選択を含む集学的治療が重要である．

　また血清 Cr 値が正常範囲内の変動であっても，「eGFR が3カ月以内に30％以上悪化する場合」には，速やかに専門医に紹介すべきである．急速進行性糸球体腎炎など，亜急性～急性の経過をたどり腎不全に進行する疾患も念頭におく必要がある．その他の身体所見や尿所見の変化にも留意し，3カ月を待たずに精査加療が必要となる場合もある．

2．血尿を伴う蛋白尿の場合

　蛋白尿は単独でも末期腎不全に至る要因であるが，そのリスクは血尿を伴う場合にさらに高くなる．蛋白尿と血尿がともに陽性の場合には糸球体疾患の可能性が高く，腎生検を含めた精査を要するため専門医へ早期紹介する．肉眼的血尿の出現，血尿の急激な増悪が認められた際にも専門医療機関への紹介が望ましい．

　血尿を伴う蛋白尿を呈する疾患として，IgA 腎症，膜性増殖性糸球体腎炎，ループス腎炎などの糸球体腎炎，遺伝性腎疾患（多発性嚢胞腎，Fabry 病など）などがあげられる．

3.高度蛋白尿の場合

尿試験紙法での尿蛋白定性評価は，(−)をA1，(±)をA2，(1+)以上をA3とする．尿蛋白定性検査は尿の濃縮・希釈の影響を強く受けるため，定量の結果で評価することが望ましい．尿蛋白は1日あたりの尿蛋白定量（g/日）または随時尿を用いた尿蛋白/尿Cr（g/gCr）で評価する．糖尿病患者では微量アルブミン尿の測定が認められている．0.15 g/gCr未満をA1（正常），0.15〜0.49 g/gCrをA2（軽度蛋白尿），0.5 g/gCr以上をA3（高度蛋白尿）と定義している．

表1の通り，「蛋白尿が0.5 g/gCr以上（A3）の場合」には専門医への紹介が望ましい．一般住民を対象とした前向き観察研究をまとめた大規模研究やメタ解析において，尿蛋白（1+）以上の受診者は，(−)の受診者と比べて末期腎不全に至るリスクだけでなくCVDや総死亡など臨床的に重要なアウトカムのリスクが高いことが報告されている[4,5]．eGFRにかかわらず尿蛋白（1+）以上では末期腎不全やCVDなどのリスクが高い．

高度蛋白尿の原因は多岐にわたり，一次性疾患では微小変化型ネフローゼ症候群や巣状分節性糸球体硬化症，膜性腎症などがあげられる．二次性疾患としては糖尿病性腎症やループス腎炎，アミロイド腎症，その他感染症や悪性腫瘍などが原疾患となることが多い．腎生検による組織学的診断が非常に重要である．

■ 文献

1) Ninomiya T, Kiyohara Y, Kubo M, et al. Chronic kidney disease and cardiovascular disease in a general Japanese population: the Hisayama Study. Kidney Int. 2005; 68: 228-36.
2) Yamagata K, Makino H, Iseki K, et al. Study group for Frontier of Renal Outcome Modifications in Japan (FROM-J). Effect of behavior modification on outcome in early- to moderate-stage chronic kidney disease: A cluster-randomized trial. PLoS One. 2016; 11: e0151422.
3) National Kidney Foundation. K/DOQI clinical practice guidelines for chronic kidney disease: evaluation, classification, and stratification. Am J Kidney Dis. 2002; 39: S1-266.
4) Chronic Kidney Disease Prognosis Consortium; Matsushita K, van der Velde M, Astor BC, et al. Association of estimated glomerular filtration rate and albuminuria with all-cause and cardiovascular mortality in general population cohorts: a collaborative meta-analysis. Lancet. 2010; 375: 2073-81.

5) Tonelli M, Klarenbach SW, Lloyd AM, et al. Higher estimated glomerular filtration rates may be associated with increased risk of adverse outcomes, especially with concomitant proteinuria. Kidney Int. 2011; 80: 1306-14.

〈福崎晴奈〉

4章 成人における尿検査

10 糸球体腎炎の尿検査のみかた

　尿検査は腎疾患の最も基本的な検査であると同時に多くの有用な情報を与えてくれる．糸球体腎炎は急性から慢性，ネフローゼ症候群まで様々な臨床経過を示すが，腎病理所見に対応した尿所見を考慮することで病変の推測もある程度可能になる．本稿では，成人の糸球体腎炎における尿所見の特徴について概説する．

A 糸球体腎炎と尿異常

　糸球体腎炎は，形態学的には，腎糸球体のメサンギウム細胞および基質の増加（メサンギウム増殖性糸球体腎炎）が基本病変であり，病型ごとにそれぞれ特徴ある病変が加わる．メサンギウム領域に続く基底膜と内皮細胞の間にメサンギウム細胞が増加したり，血中の単球・マクロファージが浸潤する（膜性増殖性糸球体腎炎）．血管内に多核白血球も加わる場合もある（管内増殖性糸球体腎炎）．これらの病変は，メサンギウム細胞や内皮細胞下に免疫複合体が沈着し，補体が活性化し，炎症細胞が浸潤することで生じるが，この過程で糸球体係蹄壁から赤血球や蛋白が原尿へ漏出する．一方，糸球体上皮細胞下に免疫複合体が沈着する膜性腎症では主に蛋白のみが漏出する．糸球体上皮細胞の足突起が消失する微小変化型ネフローゼ症候群や巣状糸球体硬化症では，尿蛋白量が高度になりネフローゼ症候群を呈する．

　糸球体疾患の原因は多岐にわたり，一次性の他に基礎疾患を有する場合は二次性と分類される．尿所見から糸球体病変を推測し，その他の臨床所見を加味して基礎疾患の検索を有効に行うことが可能になる．

B 糸球体腎炎の臨床症候と尿異常

　臨床経過で急性障害を示す糸球体腎炎には，急性糸球体腎炎と急速進行性糸球体腎炎がある．急性糸球体腎炎では，溶連菌感染後が代表的であり，糸球体の血管内に炎症細胞が高度に浸潤し（管内増殖性），尿検査では，血尿や蛋白尿などが認められる．急速進行性糸球体腎炎では，原因として ANCA 関連血管炎が多くを占めるが，好中球の活性化により糸球体係蹄壁が障害され，血漿成分が漏出することで半月体が形成される（管外増殖性）．この障害に伴い，高度の血尿，蛋白尿が認められる．赤血球円柱や細胞性円柱を伴うことが多い．

　一方，慢性糸球体腎炎では，潜在的に病態が進行していくため，健康診断などの定期的な尿検査で発見されることが多い．糸球体腎炎で最も頻度が高い IgA 腎症（メサンギウム増殖性糸球体腎炎）では，IgA を含む免疫複合体が糸球体メサンギウム領域に徐々に沈着し，補体の活性化と炎症細胞の浸潤を伴い，尿検査では蛋白尿と血尿の両者を伴う．上気道感染などに伴い，肉眼的血尿が認められることも特徴である．一方，糸球体上皮細胞下に免疫複合体が形成される膜性腎症も慢性の経過で蛋白尿が出現し，症例によってはネフローゼ症候群を呈する．

C 尿所見からみた糸球体腎炎と鑑別診断（図1）

　糸球体腎炎の診断において最も重要な尿所見は血尿と蛋白尿であるが，逆に同様の尿所見から他の疾患も鑑別して診断する必要がある．

　血尿のみの場合は，泌尿器疾患を除外することが重要である．「血尿診断ガイドライン 2023」に記載されているように，年齢・喫煙・肉眼的血尿の既往や有害物質への曝露・薬剤使用歴などのリスク因子から尿路上皮癌リスクを考慮し，尿細胞診や腎画像検査を行うことで鑑別診断する．内科的腎疾患については，糸球体性血尿や蛋白尿の有無を定期的に確認し，補体や免疫グロブリンを評価する．糸球体腎炎では，IgA 腎症において血尿のみの臨床経過を示すことがあり，慎重な観察が必要である．また糸球体基底膜が菲薄化する菲薄基底膜病も血尿のみを呈し，家族歴も考慮しながら鑑別する．

　一方，蛋白尿のみの場合には，特に高齢者では糸球体腎炎として膜性腎症の可能性がある．高齢者では悪性腫瘍による二次性膜性腎症の鑑別が重要である．

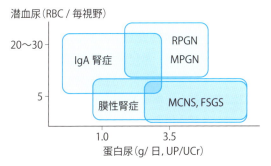

図1 ▶ 糸球体疾患における蛋白尿と血尿(坂爪 実, 他. 日本医師会雑誌. 2007; 136（特別号 2. 腎・泌尿器疾患診療マニュアル—小児から成人まで）: S39 を参考に作成)
MPGN: 膜性増殖性糸球体腎炎, MCNS: 微小変化型ネフローゼ症候群, RPGN: 急速進行性糸球体腎炎, FSGS: 巣状分節性糸球体硬化症

その他の基礎疾患として感染症や膠原病などの自己免疫疾患の検索が必要となる．近年，生活習慣病に伴う腎障害が多くみられ，特に肥満や高血圧，糖尿病に伴う腎障害は蛋白尿のみが認められる．腎硬化症，糖尿病性腎症などが鑑別疾患としてあがる．高血圧や糖尿病の合併の有無，眼底網膜の所見（細動脈硬化や糖尿病性網膜症）を確認する．

尿蛋白量で3.5 g/日を超えてさらに血清アルブミン値が低下する場合はネフローゼ症候群の鑑別が必要となる．ネフローゼ症候群の原因疾患は，若年者では微小変化群が多く，高齢者では膜性腎症が多い．

血尿および蛋白尿の両者が認められる際は，糸球体腎炎がまず疑われる．発症様式（急性と慢性）や年齢が診断の参考になる．メサンギウム増殖性糸球体腎炎ではIgA腎症が最も多いが，学校検尿や健康診断で発見されることが多く，血中IgAの上昇などが約半数以上に認められる．その他の糸球体腎炎（膜性増殖性，管内増殖性，半月体形成性）の鑑別には，血清補体価，血清学的検査（ASO, 抗核抗体・ANCAなどの自己抗体），感染症（肝炎ウイルス），血液疾患（M蛋白）などが必要になる．

D 糸球体腎炎と尿沈渣

尿検査では，試験紙による定性検査に加えて尿沈渣から得られる情報量は多

い．糸球体腎炎では，腎実質に由来する円柱が観察される．円柱は Henle 係蹄上行脚で分泌される Tamm-Horsfall 蛋白が凝集して生成され，硝子円柱，上皮円柱，顆粒円柱などに分類される．蛋白尿や血尿に加えて円柱尿が観察されれば腎炎の疑いが高まる．また腎炎の診断後においても，様々な円柱が観察されることは疾患活動性が高いことを反映する．さらに活動性の高い糸球体腎炎では変形赤血球に加えて，糸球体病変の形成に関与する免疫細胞が尿中で検出され，これは尿沈渣において尿中白血球として捉えられる．なかでも IgA 腎症や ANCA 関連血管炎などでは半月体病変や尿細管間質への細胞浸潤を反映し[2]，非侵襲的な診断法としての有用性や疾患活動性を反映することが報告されている．

E 糸球体腎炎と尿蛋白量

尿蛋白量は腎臓疾患の重症度を反映することが多くの研究で示されている．蛋白尿はそれ自体が尿細管間質障害の要因となり，尿蛋白量を減少することが腎保護の目的となる．「エビデンスに基づく CKD 診療ガイドライン 2023」[3]では，尿アルブミン・尿蛋白量が高度になる程，腎不全や心血管死亡のリスクが高まる．成人の糸球体腎炎で最も多い IgA 腎症でも末期腎不全への進行を予測する因子として，尿蛋白は腎機能とともに重要であることが示されている．

F 健康診断における尿検査と腎臓専門医への紹介基準 （前項 4-9．表 1 参照）

健康診断では，早朝尿を用いた蛋白・潜血の定性反応が行われる．ここで尿蛋白（1+）以上あるいは（±）が 2 年連続みられた場合，医療機関への受診が勧奨される．医療機関では早朝尿・随時尿を対象とした蛋白・潜血の定性反応に加えて血清クレアチニンや血中尿素窒素など腎機能が測定される．かかりつけ医から腎臓専門医への紹介基準として，CKD ステージ G1，G2 では，血尿を伴う場合は蛋白尿区分 A2，A3 で，また血尿を伴わない場合は蛋白尿区分 A3 で紹介される．CKD ステージ G3a では，40 歳以上の場合は蛋白尿区分 A2，A3 で，40 歳未満の場合は蛋白尿区分にかかわらず，腎臓専門医へ紹介される（前項 4-9．表 1 参照）．健診でこのような尿異常を認めた際には腎生検による

精査が必要であり，病診連携を通じて腎臓専門医へ紹介することが肝要である．

　尿検査は腎疾患を発見するうえで最も基本的なスクリーニング検査であるとともに，腎疾患の重症度や活動性を評価する指標である．そして腎疾患と関連する全身性疾患の発見につながったり，疾患マーカーにも使用され，今後も日常診療や臨床研究において重要性は増していくと考えられる．

■文献
1) 血尿診断ガイドライン改訂委員会, 編. 血尿診断ガイドライン 2023. 東京：ライフサイエンス出版; 2023.
2) Sakatsume M, Xie Y, Ueno M, et al. Human glomerulonephritis accompanied by active cellular infiltrates shows effector T cells in urine. J Am Soc Nephrol. 2001; 12: 2636-44.
3) 日本腎臓学会, 編. エビデンスに基づく CKD 診療ガイドライン 2023. 東京：東京医学社; 2023.

〈後藤　眞〉

4章 成人における尿検査

11 IgA 腎症の尿所見の特徴とみかた

A IgA 腎症の尿所見異常

　IgA 腎症の初発症状は血尿が主体で，本邦における専門医受診機転は学校健診や職場健診で発見される血尿や蛋白尿が約 70％ と大多数を占める．また，感冒などで医療機関を受診した際に尿所見異常で発見されることも多く，急性上気道炎を主とする感染後の肉眼的血尿は本症でしばしばみられる所見である．肉眼的血尿がみられなくても，顕微鏡的血尿や蛋白尿がみられることが多く，ネフローゼ症候群のような高度蛋白尿を呈する症例は稀である．IgA 腎症の疾患活動性が高い時期に顕微鏡的血尿は持続するが，活動性がおさまると血尿が陰性化することもある．したがって，医療機関を受診する時期によって，血尿陰性で蛋白尿のみの IgA 腎症が存在するので，複数回の尿所見の評価が必要である．尿所見異常の診断には 3 回以上の検尿を必要とし，持続的顕微鏡的血尿が必発所見であり，間欠的または持続的蛋白尿は，頻発所見と考えられる[1]．

　持続的顕微鏡的血尿を診断するためには，尿沈渣で赤血球 5/HPF 以上であることを少なくとも 2 回以上確認する必要がある．この際，生理，過度の運動，外傷などと関連しないことを確認することが重要である．尿沈渣の赤血球形態観察にて変形赤血球がみられることや，赤血球円柱など腎炎起因性円柱の存在も参考になる．間欠的または持続的蛋白尿の診断において，随時尿で蛋白尿陽性の場合は，早朝尿との比較によって運動の影響を除外できる．すなわち早朝尿で尿蛋白陰性の場合には，起立性や運動性蛋白尿の可能性が高くなる．持続的蛋白尿が認められる場合には，蛋白尿の定量化が望ましい．

B　IgA腎症の活動性と尿所見異常

　血尿は，病理組織学的に糸球体の急性病変と関連し，蛋白尿は糸球体の慢性病変や間質線維化と関連があると考えられる．IgA腎症において，血尿の持続は糸球体における炎症を意味するので，血尿の持続あるいは消失はIgA腎症の疾患活動性を評価するうえで重要な指標となる[2]．しかし，軽症IgA腎症では，ときに自然寛解することが知られており[3]，自然寛解時には血尿および蛋白尿とも陰性となる．本邦では扁桃摘出＋ステロイドパルス療法（扁摘パルス療法）が多くの施設で施行されているが，治療に反応すると血尿は陰性化し，蛋白尿も減少あるいは陰性化する[4]．病理組織学的に慢性病変の程度によっては，蛋白尿は必ずしも陰性化しない．IgA腎症の持続性顕微鏡的血尿は疾患活動性を意味するが，進行する糸球体硬化や間質線維化の過程において蛋白尿は持続する．よって，治療目標として，まず持続性顕微鏡的血尿を寛解させることが重要である．

C　IgA腎症の予後と尿所見

　IgA腎症において，経過中の血尿の程度と予後を検討した報告は少ないが，血尿の程度が経過中にさまざまに変動することや非糸球体性血尿を除外することの難しさのためと考えられる．近年観察研究ではあるが，血尿が持続的に残存することが腎予後に影響していること，いいかえると，血尿が治療効果評価の指標となり，血尿を寛解させることで腎機能を温存できると国内外より報告されている[5,6]．

　IgA腎症では，初診時または診断時の尿蛋白量の程度，血圧，および腎機能障害の程度が組織学的の障害度とともに腎生存率と関連する．わが国の後ろ向き多施設共同研究では，腎生検時の臨床的パラメータと腎予後（透析導入）との関連を解析した結果，尿蛋白0.5 g/日以上の群は，0.5 g/日未満の群に比し予後不良であった．さらに，尿蛋白0.5 g/日以上の群において，eGFRが60 mL/分/1.73 m^2未満の症例では，eGFRが60 mL/分/1.73 m^2以上の症例に比べて予後不良であった[1]．一方，カナダやフランスでの観察研究では，観察開始時の尿蛋白量よりも経過中の平均尿蛋白量をコントロールするほうが腎予後にとって重要であり，尿蛋白を平均的に1 g/日未満にコントロールできた症例では腎

予後がよいと報告している[1]．また，さまざまな治療による介入研究においても，尿蛋白量の減少が予後の改善と関連することが示されている．このため，治療による尿蛋白量の減少は予後改善の可能性があり，尿蛋白量は治療効果の判定として利用されている．

D 腎臓専門医に紹介するタイミング

わが国の検尿における尿潜血陽性の頻度は約3～5％とされ，年間250～300万人程度に尿潜血陽性者がいる可能性がある．続く二次スクリーニングで尿潜血陽性を呈しても，泌尿器科的な疾患を除外診断すると，大部分が経過観察にとどまるのが現状である．しかし，そのなかには潜在的IgA腎症患者が含まれている可能性があり，腎症が進行し尿蛋白も陽性になった時点で初めて腎臓専門医に紹介されるケースが少なくない．

これは，入院を要する腎生検以外に糸球体腎炎を簡便に診断する手段がないことに起因している．尿沈渣などによる腎炎の判断は，非腎臓専門医には容易ではなく，蛋白尿を合併しない限り三次スクリーニングで腎臓専門医に紹介する判断も難しく，経過観察となるケースが多い．つまり腎炎の早期発見は，二次スクリーニングをどこで施行し判断されるかに依存し，専門医の少ない地域での格差が大きくなる．泌尿器科的な疾患が除外されたケースで血尿が持続する場合，または，蛋白尿を伴う場合には，早めの腎臓専門医への紹介が望ましい．

E 血尿の二次スクリーニング―新規バイオマーカー―

わが国では検尿システムが非常に発達しており，腎疾患が早期に発見され，CKDの重症化予防につながってきたと考えられるが，血尿に対するアプローチはこれまで不十分であったといわざるを得ない．筆者らはこれまでの研究で，IgA腎症の病因と深く関わり，疾患活動性と相関する糖鎖異常IgA1，糖鎖異常IgA1と免疫複合体を形成する自己抗体の検出系を確立した[7,8]．糸球体に沈着する糖鎖異常IgA1の一部が尿中に排泄されるため，尿中糖鎖異常IgA1が組織学的重症度と相関し，蛋白尿よりも早期のマーカーとして有用である可能性が示されている[9]．また，新たなバイオマーカーとして$β_2$スペクトリンが同定され[10]，既存のマーカーと組み合わせて血尿の二次スクリーニングに応用で

きればより早期のIgA腎症の発見につながると考えられる．血尿のスクリーニングが標準化されれば，かかりつけ医，産業医や学校医など非腎臓専門医によって血尿陽性者に対して適切に専門医への紹介が可能となる．また，一般人口における潜在的IgA腎症患者の割合を調べることが可能となり，IgA腎症の早期発見・診断のための行政施策に向けた基礎となるエビデンス構築ができると考えられる．

　IgA腎症は，約20年の経過で40%程度の症例が腎不全に進行する予後不良の疾患であり，早期発見・早期診断が重要である．学校検尿や職場検尿の重要性があらためて提唱されており，初発症状として，またIgA腎症の疾患活動性として重要な血尿を重要視していく必要がある．

■文献
1) 厚生労働科学研究費補助金難治性疾患等政策研究事業．難治性腎疾患に関する調査研究班．エビデンスに基づくIgA腎症診療ガイドライン2020．東京：東京医学社；2020．
2) Philibert D, Cattran D, Cook T. Clinicopathologic correlation in IgA nephropathy. Semin Nephrol. 2008; 28: 10-7.
3) Donadio JV, Grande JP. IgA nephropathy. N Engl J Med. 2002; 347: 738-48.
4) Kawamura T, Hirano K, Koike K, et al. Associations of corticosteroid therapy and tonsillectomy with kidney survival in a multicenter prospective study for IgA nephropathy. Sci Rep. 2023; 13: 18455.
5) Sevillano AM, Gutiérrez E, Yuste C, et al. Remission of hematuria improves renal survival in IgA nephropathy. J Am Soc Nephrol. 2017; 28: 3089-99.
6) Yano Y, Nagasu H, Kanegae H, et al. Kidney outcomes associated with haematuria and proteinuria trajectories among patients with IgA nephropathy in real-world clinical practice: The Japan Chronic Kidney Disease Database. Nephrology. 2024; 29: 65-75.
7) Yanagawa H, Suzuki H, Suzuki Y, et al. A panel of serum biomarkers differentiates IgA nephropathy from other renal diseases. PLoS One. 2014; 23: e98081.
8) Yasutake J, Suzuki Y, Suzuki H, et al. Novel lectin-independent approach to detect galactose-deficient IgA1 in IgA nephropathy. Nephrol Dial Transplant. 2015; 30: 1315-21.
9) Fukao Y, Suzuki H, Kim JS, et al. Galactose-deficient IgA1 as a candidate urinary marker of IgA nephropathy. J Clin Med. 2022; 11: 3173.
10) Nihei Y, Haniuda K, Higashiyama M, et al. Identification of IgA autoantibodies targeting mesangial cells redefines the pathogenesis of IgA nephropathy. Sci Adv. 2023; 9: eadd6734.

〈鈴木　仁〉

4章 成人における尿検査

12 ネフローゼ症候群の尿検査の特徴とみかた

　ネフローゼ症候群とは，腎糸球体における係蹄壁の障害による蛋白透過性亢進に基づく大量の尿蛋白（主としてアルブミン）の漏出と，これに伴う低アルブミン血症や全身の浮腫を特徴とする疾患群である．成人ネフローゼ症候群の診断基準として，3.5 g/日以上の多量の尿蛋白と血清アルブミン 3.0 g/dL 以下の低アルブミン血症の両所見を満たすことが必須条件である．浮腫も重要な所見であることから，KDIGO 診療ガイドラインでは浮腫も必須条件となっており，脂質異常症も高頻度かつ高度に認められる合併症である．このうち，原因疾患があるものが二次性，明らかな原因疾患がないものが一次性ネフローゼ症候群である．

　二次性ネフローゼ症候群の原因には糖尿病性腎症，アミロイド腎症，ループス腎炎，HIV 関連腎症などがあり，治療は基本的に原疾患の治療に準じる．一方，一次性ネフローゼ症候群には，微小変化群，膜性腎症，巣状分節性糸球体硬化症，膜性増殖性糸球体腎炎などがあり，治療方針はステロイドを中心に行うことが多い．国の難病に指定されており，重症度により医療費助成の対象となる[1]．

　腎臓病総合レジストリー（J-RBR: Japan Renal Biopsy Registry/J-KDR: Japan Kidney Disease Registry）は，腎臓病の実態解明と臨床研究を促進するために，2007 年に日本腎臓学会の主導により開始された．2007 年から 2022 年までの累計で 63,293 例が登録されており，世界でも最大規模のレジストリーシステムである．これまでの調査により，ネフローゼ症候群は腎生検全体の約 24％を占め，慢性腎炎症候群の約 49％に次ぐ頻度であることがわかった．2007 年から 2015 年における腎臓病総合レジストリー登録のネフローゼを呈した 6,857 例の腎病理検査結果では，1 位が微小変化群（27.8％），2 位が膜性腎症（25.2％），3 位が糖尿病性腎症（8.8％）であった．

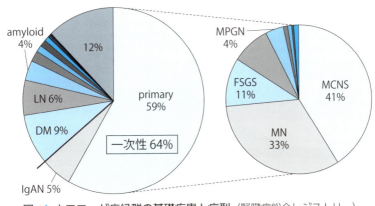

図1 ▶ ネフローゼ症候群の基礎疾患と病型（腎臓病総合レジストリー）

　一次性糸球体疾患と二次性糸球体疾患の二者の区別では，前者が4,367例（63.6％），後者が1,691例（24.3％）に分類され，一次性糸球体疾患の病型分類比率は微小変化群（MCNS）41.0％，膜性腎症（MN）32.8％，巣状分節性糸球体硬化症（FSGS）10.5％であり，二次性糸球体疾患では，糖尿病性腎症（DM）36％，ループス腎炎（LN）25％，アミロイド（amyloid）腎症14.3％の頻度順となっている（図1）．

　最近，2007年から2017年に登録されたネフローゼ症候群における年齢層別の病型数および頻度が報告された．図2に示す通り，ネフローゼ症候群の原疾患は年齢により大きく異なり，一次性ネフローゼ症候群のうち，20歳以下の大多数が微小変化群であるが，年齢が上がるにつれて膜性腎症の割合が多くなる．また，二次性ネフローゼ症候群では，20歳代から徐々に糖尿病性腎症の割合が増加し，アミロイドーシスは比較的高齢発症が多い．診療を行うにあたり，年齢も考慮して原疾患を想定することが重要であると考えられるが，70歳以上の患者でも時折，微小変化群の発症もあるため注意が必要である[2]．

A　糸球体血尿の有無および細胞性円柱

　糸球体由来の血尿は，赤血球が多様な変形をもつ糸球体型赤血球であることが特徴であり，ネフローゼ症候群の鑑別には糸球体性血尿の有無が非常に重要なポイントである．糸球体性血尿が優位で細胞性円柱を伴うような場合には，

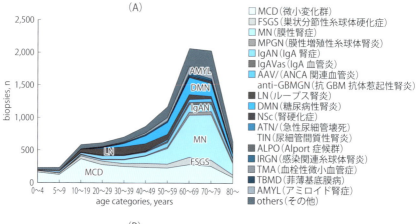

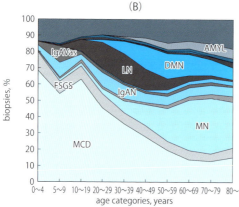

図2 ▶ ネフローゼ症候群における年齢層別の病型数および頻度 (Goto K, et al. J Nephrol. 2023; 36; 2257-67)[2]

病変の主座が内皮細胞やメサンギウム細胞にあることが多く，溶連菌感染後糸球体腎炎に代表される管内増殖性腎炎やIgA腎症に代表されるメサンギウム増殖性糸球体腎炎などがあげられる．その一方で，血尿が少なく脂肪円柱や卵円形脂肪体を伴う高度蛋白尿を呈する場合には，病変の主座は糸球体係蹄の濾過障壁にあることが多く，微小変化群，巣状分節性糸球体硬化症があげられる．その両方の特徴をもつものとして，びまん性増殖性ループス腎炎や膜性増殖性糸球体腎炎などがあるが，これらの基準は絶対ではない．

ネフローゼ症候群の状態で来院するIgA腎症も存在するため（全ネフローゼ

症候群の 5.3％），特に糸球体型赤血球が出現している症例では鑑別が必要である．

その他の尿所見異常としては尿比重や各種円柱があり，有効循環血漿量の低下や尿中蛋白による尿浸透圧の上昇のため，尿比重は高値を示すことが多い．また，顆粒・脂肪・ろう様円柱がみられることや，障害や炎症が強い場合には赤血球円柱・白血球円柱・上皮細胞円柱などが認められることがある[3]．

B 発症の仕方

感冒や虫刺されなどをきっかけに，突然発症して 1 週間で全身の浮腫や体重増加が出現し，尿蛋白が急激に増加する場合には，微小変化群が最も考えられる．小児に多い急性糸球体腎炎も比較的早い経過であり，感染をきっかけとして，約 2 週間で発症する．その一方で数カ月にわたる浮腫の出現で，緩徐に進行する場合には膜性腎症をまず考える．その他の疾患（メサンギウム増殖性糸球体腎炎，膜性増殖性糸球体腎炎，巣状糸球体硬化症）は，比較的緩徐に進行し，発症時期は漠然としていることが多い．

C Selectivity index

蛋白尿の選択指数（Selectivity index: SI）は，IgG とトランスフェリン（Tf）のクリアランス比（尿中 IgG/血清 IgG）/（尿中 Tf/血清 Tf）で算出される．IgG が約 150 kDa，Tf が約 80 kDa と大きさに差があり，その選択指数によりネフローゼ症候群の組織型やステロイドの効果の指標として用いられる．微小変化群の場合には，アルブミンやトランスフェリンなどの低分子蛋白が尿に漏出する特徴をもつため，SI が 0.2 未満（高選択性）となり，ステロイド治療に対して良好な反応が期待できる．その一方で，膜性腎症に代表されるそれ以外の疾患は，糸球体の濾過障壁が破綻しているため，サイズバリア障害により高分子である IgG までもが漏出するため，SI は 0.2 以上（低選択性）となる．

D 病型別特徴

1．一次性ネフローゼ症候群
a．微小変化群（MCNS）
　MCNS は糸球体基底膜における透過性亢進により，比較的急速に高度の尿蛋白や低アルブミン血症が進行し，急激な体重増加や浮腫をきたすことが多い．ステロイド薬に対する治療反応性は良好である一方，再発が 30〜70％で認められるなど，ステロイドや免疫抑制薬による副作用には留意が必要である．微小変化群は小児期に大きな発症ピークがあり，一般に小児の疾患と捉えられてきたが，J-RBR により，本邦においては全年齢に発症がみられることがわかり，60 歳以上の年代でも 20％以上を占める．これまで T 細胞が分泌する液性因子が原因と考えられてきたが，分化抗原 CD20 を標的としたリツキシマブの有効性が近年明らかになったことから，B 細胞機能異常の関与も考えられるようになった．

b．膜性腎症
　膜性腎症は，腎糸球体基底膜に自己抗体による免疫複合体が沈着し糸球体上皮細胞（ポドサイト）を障害することで多量の蛋白尿を呈する．J-RBR によると約 40％がネフローゼ症候群に至るが，その発症は比較的緩慢で，慢性に経過する．小児における発症は少なく，特に 40 歳以降の中高年に多い．本症は一次性と，癌，B 型肝炎などの感染症，膠原病，またはブシラミンなどの薬物などによる二次性がある．一次性膜性腎症患者のうち 30〜40％は，発症から 15 年以内に末期腎疾患に至るといわれている．

　一次性については，自己抗体の存在が想定されていたにもかかわらず，その責任抗原は長い間不明であった．近年，ポドサイトに発現する M-type phospholipase A2 receptor（PLA2R）をはじめとして，膜性腎症の責任抗原が相次いで報告され，膜性腎症の診療は新たな局面を迎えている．

2．二次性ネフローゼ症候群
a．糖尿病性腎症
　糖尿病性腎症は，糖尿病の合併症の 1 つであり，尿蛋白が出現するのは糖尿病の罹患後 10 年以上経過してからが多い．古典的には，アルブミン尿から次第に蛋白尿が緩徐に増大して，腎機能が低下するが，最近では，尿蛋白は少量で

腎機能のみが低下する非典型的な腎症を含む概念である糖尿病性腎臓病が注目されている．1998年以降，糖尿病性腎症は慢性糸球体腎炎にかわり血液透析導入の原因疾患の1位となり，増加の一途を辿っていたが，近年ではその傾向は徐々に減ってきている．糖尿病性腎症の確定診断には腎生検による組織学的診断が望ましいが，すべての糖尿病患者に腎生検を施行することは難しいため，臨床経過，網膜症などの合併症の有無，尿検査などを総合的に判断して診断することが多い．

b．ループス腎炎

全身性エリテマトーデス（systemic lupus erythematosus: SLE）は，血管および結合組織の全身性慢性炎症性疾患である．遺伝的素因に環境因子が加わることで免疫応答異常が生じ，免疫複合体が形成され，これら免疫複合体が組織に沈着することで臓器障害が惹起されると考えられる．関節の痛み，光線過敏，皮疹，発熱，口腔内の潰瘍などが認められる．SLE患者の約50%で尿異常あるいは腎障害が出現し，これらをループス腎炎と称す．軽度の血尿や蛋白尿のみの例から，ネフローゼ症候群，急速進行性腎炎症候群などの重症例など，多様な腎症をきたし，その組織的所見は予後や治療方針に大きく影響する．

c．アミロイドーシス/多発性骨髄腫

アミロイドーシスは，アミロイドとよばれる線維状の異常蛋白質がさまざまな臓器に蓄積することで発症する．慢性炎症性疾患に代表されるAAアミロイドーシスや多発性骨髄腫に由来するALアミロイドーシスなどに分類され，2臓器以上に病変が及ぶものを全身性，1臓器にとどまる場合を限局性とする．

多発性骨髄腫では，形質細胞のモノクローナルな増殖に伴い，異常な免疫グロブリンの軽鎖もしくは重鎖の一部が異常に産生され，オーバーフロー型の尿蛋白を呈する．軽度の蛋白尿を呈するものからcast nephropathyを呈するものまで症状に幅があり，ALアミロイドーシスやmonoclonal immune globulin deposition disease（MIDD）のように糸球体が主に障害される場合には，ネフローゼに至ることがある．血清免疫電気泳動，尿のBence Jones蛋白の検出，血清 κ/λ 比の提出などで原因を探索し，骨髄生検で形質細胞数が10%以上で多発性骨髄腫と診断できる．

*厚生労働省科学研究費補助金難治性疾患克服研究事業「進行性腎障害に関する調査研究」，日本腎臓学会腎疾患レジストリー腎病理診断標準化委員会，腎

疾患データベース地域・中核 WB の調査結果をもとに得られたデータを参考にさせていただきました．

■文献

1) 日本腎臓学会．エビデンスに基づく CKD 診療ガイドライン 2023．東京：東京医学社；2023．
2) Goto K, Imaizumi T, Hamada R, et al. Renal pathology in adult and paediatric population of Japan: review of the Japan renal biopsy registry database from 2007 to 2017. J Nephrol. 2023; 36; 2257-67.
3) 厚生労働科学研究費補助金難治性疾患等政策研究事業　難治性腎障害に関する調査研究班．エビデンスに基づくネフローゼ症候群診療ガイドライン 2020．東京：東京医学社；2020．

〈狩野俊樹〉

4章 成人における尿検査

13 急性腎障害（AKI）の尿所見の特徴とみかた

A AKI の鑑別診断

　急性腎障害（acute kidney injury：AKI）の原因は腎血流量の低下に起因する腎前性，腎実質の障害に起因する腎性，尿路系の障害に起因する腎後性の3つに分類される．これらの鑑別にまず重要なことは，AKI を発症した場所であるといわれている．2003 年の JAMA（Journal of the American Medical Association）からの報告による[1]と，院外発症の多くは腎前性（70％）（腎性 10％，腎後性 20％）であるのに対して，院内発症では腎性（55％）（腎前性 30％，腎後性 15％）が多く，特に集中治療室（ICU）発症ではそのほとんどが腎性（80％）（腎前性 20％，腎後性 1％）であり，その原因の 75％は急性尿細管壊死（acute tubular necrosis：ATN）であったとされている．また，治療方針の良し悪しは腎機能の予後に大きな影響を与えることから，AKI の原因鑑別は大変重要である．

　一般に AKI では尿量が減少する場合が多いが，それが診断に直接結びつくわけではない．しかし，尿量は AKI の重症度や原疾患の特徴を反映しているので，診断には重要である．ADOQI による RIFLE 分類[2]を示す（表 1）．腎臓内科へのコンサルトのタイミングは Stage 分類 failure で透析を検討する（表 2）ことになるので，この時期までには相談が必要である．

　日常の臨床の場では acute on chronic renal failure（慢性腎不全の急性増悪）という病名を耳にすることがあるが，これのはっきりとした定義はない．acute on chronic なのか acute なのかの鑑別が難しいことが多いため，詳細な病歴聴取と臨床所見を十分に検討し腎機能障害がいつ発症したかを推察することが重要である．浮腫，夜間尿，多尿などの症状の発現や高血圧，蛋白尿，顕微鏡的血尿を指摘された時期などについて詳しく問診する．必要に応じては，これま

表1　ADOQIによるAKIのRIFLE分類

	糸球体濾過率（GFR）	尿量
Risk	血清Crが1.5倍上昇 またはGFR減少が25％以上	尿量0.5 mL/kg/hが6時間以上
Injury	血清Crが2倍上昇 またはGFR減少が50％以上	尿量0.5 mL/kg/hが12時間以上
Failure	血清Crが3倍に上昇 またはGFR減少が75％以上 または血清Crが4 mg/dL以上	尿量0.3 mL/kg/hが24時間以上 または無尿が12時間以上
Loss	腎機能の完全な廃絶が4週間以上	
ESKD	End Stage Kidney Diseaseが3カ月以上	

(Bellomo R, et al. Crit Care. 2004；8：R204-12[2]) を参考に作成）

表2　AKIに対する透析の主な適応

- 乏尿（＜200 mL/12 h），無尿（＜50 mL/12h）
- 保存期治療に反応しない高カリウム血症
- 内科的治療に反応しない高度代謝性アシドーシス，電解質異常
- 利尿薬に反応しない溢水，肺水腫（低酸素血症）
- 尿毒症（消化器症状，神経症状など）
- 栄養補充・治療に必要な輸液スペースの確保のため
- 薬物中毒

で通院または入院していた病（医）院の病歴やデータを取り寄せる．超音波検査やCT検査により腎のサイズが小さいこと，腎皮質の厚さが薄いなどの所見はacute on chronicを疑わせる所見である．貧血，高カルシウム血症，低アルブミン血症，高リン血症，高尿酸血症はacuteでも認められる所見であり，acute on chronic診断の決め手にはならない．Acute on chronicの診断がついたら，次に何が増悪因子であるかを検討する．これも詳細な病歴聴取により，病態や腎機能がいつから急性増悪したのかを明らかにする．また，使用した薬剤などを調査し増悪因子を推察する．

a．腎前性AKI

これは細胞外液や循環動態の著しい変化によって起こるため，原因となるような病歴の有無と体液量や循環動態の変化を示す身体所見の異常の有無（血圧

低下，頻脈，皮膚乾燥，体重減少など）が，診断の参考となる．また腎血流量減少が起きると，生体は尿中への水分・ナトリウムの喪失を減らし腎血流量の維持・回復に努めるため，尿量の減少や尿の濃縮，尿中 Na 排泄の低下などが認められる．

b．腎性 AKI

急性尿細管間質性腎炎によるものでは，尿細管性蛋白尿（α_1ミクログロブリン，β_2ミクログロブリン）の著増が特徴である．AKI では，急激な血圧の低下や手術，尿細管壊死を起こす薬剤の投与など腎にとって負担となる要因がみられる．診断が難しいのは，血圧低下や脱水などの場合での腎前性 AKI との鑑別である．この場合には，尿浸透圧と尿ナトリウム濃度が参考になる．薬剤投与後に発症した AKI のうち，急性尿細管間質性腎炎の多くは尿細管性蛋白尿の著増の有無で鑑別されるが，確定診断には腎生検が必要である．

c．腎後性 AKI

前立腺肥大，骨盤内手術，繰り返す膀胱炎などの既往や乏尿・多尿を繰り返す病歴などによって疑われることがある．しかし，無症状で偶然発見されることも少なくない．腎後性の場合には，尿管カテーテルの挿入や腎瘻の造設によって腎機能の早期回復が期待できるうえ超音波検査によっても診断しうるので，すべての腎不全患者について腎後性 AKI の有無を検索すべきである．特に，尿所見に異常が認められない場合には腎後性 AKI を疑う．

以上の AKI の原因検索によっても原因がはっきりしないうえ，尿蛋白や尿潜血反応が陽性の場合には，急速進行性糸球体腎炎を疑い抗好中球細胞質抗体（ANCA）や抗糸球体基底膜抗体をチェックする．確定診断には，腎生検が必要である．

B 尿検査所見の特徴とみかた

a．尿量

AKI では一般に尿量が減少する場合が多いが，それが直接診断に結びつくわけではない．しかし，尿量は AKI の重症度や原疾患の特徴を反映しているので，診断の材料として重要である．完全な無尿が続く場合（完全無尿）は，尿路系の閉塞（腎後性）や両側性急性腎皮質壊死が最も疑われる．ほかに，急性糸球体腎炎や両側性腎動脈・腎静脈の閉塞が考えられる．尿量に応じて

400 mL/日以上を非乏尿性腎障害，400 mL/日未満を乏尿性腎障害（100 mL/日未満は無尿性）と分類することもある[3]．急性尿細管壊死は，乏尿から無尿をきたす疾患として知られてきたが，最近は非乏尿性尿細管壊死の報告が多くなりつつあり注意を要する．ほかに非乏尿性の AKI を起こしやすい疾患として，急性尿細管間質性腎炎がある．尿量の変動が大きい場合には，尿路系の閉塞の可能性を考える必要がある．一般に，尿量減少の程度が激しいほど高度の間質障害を示唆し予後不良の場合が多い．

b．尿比重

尿比重は腎前性で 1.020 以上の濃縮尿となり，腎性では 1.010〜1.012 くらいの等張尿を示す．しかし，尿比重は，蛋白，糖，造影剤などにより影響されるため，尿浸透圧も同時に測定することが望ましい．尿浸透圧は，腎前性では 500 mOsm/kgH$_2$O 以上の高値を示すので，その診断に有用であるが，腎性と腎後性の鑑別には困難なことも多い．また，高齢者や慢性腎盂腎炎症例では当初より尿濃縮力が低下していることが多く，診断には注意を要する．

c．尿 pH

pH 6 以下の酸性尿を認めた場合は，腎前性を考慮すべきである．腎性や腎後性では，アルカリ尿を認めることもある．

d．尿蛋白

腎前性や腎後性のときは，軽度な蛋白尿（1＋程度）を認めるだけのことが多い．腎性でも，一部の糸球体疾患を除き多量の蛋白尿を認めることは稀である．多発性骨髄腫による M 蛋白やその軽鎖（Bence Jones 蛋白）にも注意する．

e．尿沈渣と尿潜血反応

腎前性や腎後性のときは，尿沈渣所見に乏しいことが多い．急性尿細管壊死をはじめ腎性の場合には，細胞性円柱を主体とした多彩な尿沈渣を認め，乏尿になるほど程度が強くなる傾向にある．血尿および赤血球円柱を認める場合は，糸球体腎炎が考えられる．多数の白血球や白血球円柱を認める場合には，尿細管間質性腎炎や腎盂腎炎もしくは，乳頭壊死を示唆している．尿沈渣中に多数の好酸球を認めたときは，尿細管間質性腎炎を考える．尿潜血反応にも注意すべきで，腎性，腎後性ともに陽性となることが多い．尿中赤血球を認めないのにも関わらず，潜血反応強陽性のときには横紋筋融解症や発作性夜間血色素尿症などを疑う必要がある．

■ 表3 ■ 腎前性と腎性 AKI の鑑別に役立つ指標

	腎前性	腎性
血清 UN/Cr 比	20 以上	20 未満（10〜15）
尿浸透圧（mOsm/kg・H_2O）	500 以上	350 以下
尿中 Na 濃度（mEq/L）	10 以下	20 以上
FE_{Na}*1（%）	1 以下	1 以上
FE_{UN}（%）	35%以下	35%以上
RFI*2	1 以下	1 以上

*1 FE_{Na}＝（Na クリアランス/クレアチニンクリアランス）×100
　　＝（尿 Na×血清 Cr/血清 Na×尿 Cr）×100
　　FE_{Na}（fraction excretion of Na）：尿中 Na 排泄率
　　（腎の Na 保持能力の指標で，再吸収されなかった Na の比率）
*2 RFI＝尿 Na/（尿 Cr/血清 Cr）
　　RFI（renal failure index）：腎障害指数
　　（腎の Na 保持能力と濃縮力の指標）
(Klahr S, et al. N Engl J Med. 1998；338：671-5[3]) を参考に作成）

f．尿中電解質

　腎前性や腎後性 AKI の初期では，尿中の Na は低値を示す．腎性では尿中 Na は高値を示すことが多く，腎前性と腎性との鑑別診断上有用性が高い．さらに，より分別能の高い尿中ナトリウム排泄率（fraction excretion of Na：FE_{Na}）が診断上有用とされている（表3)[4]．ただし敗血症においての有用性は十分ではない[5]．

g．新規 AKI バイオマーカー[6,7]

- NGAL（neutrophil gelatinase-associated lipocalin）：リポカインファミリーに属し，活性化した好中球および腎近位尿細管上皮細胞で発現する蛋白である．ただし，AKI がなくても全身性のストレスにより腎臓外で産生された NGAL が尿中で検索されることが問題となっている．
- KIM-1（kidney injury molecule-1）：正常腎では発現しないが，腎虚血状態によって近位尿細管の刷子縁（brush border）を中心とした尿細管管腔側で発現が増加する．尿細管管腔に切断された細胞ドメインが尿中 KIM-1 として測定される．AKI の早期診断に応用されている（日本では未承認）．
- IL-18（interleukin-18）：腎近位尿細管から分泌される炎症性サイトカインであり，尿中の IL-18 は AKI の鑑別や予後推定に応用されている（日本では未

承認).
- L-FABP(liver fatty acid binding protein): リポカインファミリーに属する分子量 14 kD 脂肪酸結合蛋白である.主として近位尿細管,肝臓,小腸で産生される.L-FABP は,傍尿細管毛細血管の血流とよく相関することから,腎虚血障害のマーカーとなるとされている.
- Cystatin C: GFR 90 mL/分/1.73 m^2 程度から上昇することから血清クレアチニンよりも感度が良好である.また全身の有核細胞で産生されるため,年齢や性別,食事に影響されないという特徴がある.AKI の早期診断に有効に活用できることが期待されるが,現在,測定は 3 カ月に 1 回の範囲で認められているため,AKI 発症が予測される対象であっても頻回測定ができないことに留意が必要である.

■文献

1) Singri N, Ahya SN, Levin ML. Acute renal failure. JAMA. 2003; 289: 747-51.
2) Bellomo R, Ronco C, Kellum JA, et al. Acute dialysis Quality Initiative work-group. Acute renal failure-definition, outcome measures, animal models, fluid theraphy and information technology needs: the second Internatinal Consensus Conference of the Acute Dialysis Quality Initiative (ADOQI) Group. Crit Care. 2004; 8: R204-12.
3) Klahr S, Miller SB. Acute oliguria. N Engl J Med. 1998; 338: 671-5.
4) Clarkson MR, Friedewald JJ, Eustace JA, et al. Acute kidney injury. In: Brenner BM, editor. Brenner and Rector's the kidney. 8th ed. Philadelphia: Saunders Elsevier; 2008. p. 943-86.
5) Bagshaw SM, Bennett M, Devarajan P, et al. Urine biochemistry in septic and non-septic acute kidney injury: a prospective observational study. J Crit Care. 2013; 28: 371-8.
6) 富野康日己.AKI における新規バイオマーカー.臨床病理レビュー特集 152 号 尿検査・腎機能検査の実際と臨床的意義—若手医師と臨床検査技師のために—.臨床病理刊行会; 2014. p. 5-6.
7) AKI(急性腎障害)診療ガイドライン作成委員会 編: 日本腎臓学会,日本集中治療医学会,日本透析医学会 日本急性血液浄化学会,日本小児腎臓病学会.AKI(急性腎障害)診療ガイドライン 2016.日腎会誌.2017; 59: 419-533.

〈井尾浩章〉

4章 成人における尿検査

14 急速進行性糸球体腎炎（RPGN）の尿所見の特徴とみかた

A 急速進行性糸球体腎炎とは

　急速進行性糸球体腎炎（rapidly progressive glomerulonephritis: RPGN）は，世界保健機関により「急性あるいは潜在性に発症する血尿，蛋白尿，貧血と急速に進行する腎不全をきたす症候群」と定義されており，わが国では，厚生労働省進行性腎障害調査研究班と日本腎臓学会により，「腎炎を示す尿所見を伴い数週から数カ月の経過で急速に腎不全が進行する症候群」と定義されている[1]．RPGN は無治療であれば多くの症例が末期腎不全に至る症候群である．

　定義にもある通り，RPGN は臨床的概念であり，亜急性の経過で腎機能悪化をきたすさまざまな腎疾患が含まれる．RPGN の原疾患は，腎のみを障害し RPGN をきたす疾患（一次性 RPGN）と全身性疾患や感染症などに伴って腎を障害し RPGN をきたす疾患（二次性 RPGN）に大別される（表1）．

　一次性 RPGN には，膜性増殖性糸球体腎炎，溶連菌感染後急性糸球体腎炎などの糸球体腎炎や急性間質性腎炎などがあり，二次性 RPGN には，顕微鏡的多発血管炎などの全身性血管炎，全身性エリテマトーデス（systemic lupus erythematosus: SLE）などの膠原病，そのほか悪性高血圧，一部の薬剤性腎障害，溶血性尿毒症症候群（hemolytic uremic syndrome: HUS）を中心とする血栓性微小血管症（thrombotic microangiopathy: TMA），コレステロール塞栓症や感染症に伴う腎炎などがある[2]．

　RPGN で頻度の高い腎病理組織学的診断としては，壊死性半月体形成性糸球体腎炎があげられる[3]．半月体形成性腎炎とは，観察された糸球体のうち50％以上糸球体に半月体を呈する腎炎と定義されるが，半月体形成率の少ない壊死性糸球体腎炎でも RPGN を生ずる場合や，糸球体病変がなく尿細管間質性腎炎（tubulo-interstitial nephritis: TIN）などの非糸球体疾患でも血尿などの尿所

表1 RPGNをきたす主な原疾患

Ⅰ. 一次性	Ⅱ. 二次性
1. 半月体形成性糸球体腎炎 　抗GBM抗体型半月体形成性腎炎 　免疫複合体型半月体形成性糸球体腎炎 　Pauci-immune型半月体形成性糸球体腎炎 2. 半月体形成を伴う糸球体腎炎 　IgA腎症 　膜性増殖性糸球体腎炎 　膜性腎症 　非IgA型メサンギウム増殖性糸球体腎炎 　その他の一次性糸球体腎炎 3. 急性間質性腎炎	1. 全身性疾患 　*顕微鏡的多発血管炎（MPA） 　*多発血管炎性肉芽腫症（GPA）（Wegener肉芽腫症） 　*好酸球性多発血管炎性肉芽腫症（EPGA）（Churg-Strauss症候群） 　抗糸球体基底膜抗体病(抗GBM病)(Goodpasture症候群) 　全身性エリテマトーデス（SLE） 　IgA血管炎（Henoch-Schönlein紫斑病） 　クリオグロブリン血症 　その他の壊死性血管炎 　悪性高血圧 　血栓性微小血管症 　関節リウマチ 　悪性腫瘍 　溶血性尿毒症症候群（hemolytic uremic syndrome: HUS） 　コレステロール塞栓症 2. 感染症 　溶連菌感染後糸球体腎炎 　MRSA感染関連糸球体腎炎 　感染性心内膜炎，シャント腎炎 　C型肝炎ウイルス 　その他の感染症 3. 薬剤性 *: ANCA関連血管炎

（厚生労働科学研究費補助金難治性疾患等政策研究事業（難治性疾患政策研究事業）難治性腎障害に関する調査研究班，編．エビデンスに基づく急速進行性腎炎症候群（RPGN）診療ガイドライン2020．東京医学社；2020[2]より引用）

見を呈してRPGNを示す場合がある．

　壊死性半月体形成性糸球体腎炎は，腎生検の蛍光抗体法による免疫グロブリンの沈着様式により，①線状パターン，②顆粒状パターン，③沈着がないかごく軽度の微量免疫パターン（pauci-immune）の3つに分けられる．線状パターンは抗糸球体基底膜（glomerular basement membrane: GBM）抗体型腎炎で

認められ，顆粒状パターンは，全身性エリテマトーデスやIgA血管炎，クリオグロブリン血症など流血中免疫複合体が関与している腎炎で認められる[4]．3つの病型のなかでは，pauci-immune型が最も高頻度であり，なかでも抗好中球細胞質抗体（anti-neutrophil cytoplasmic autoantibody：ANCA）関連腎炎が最も多い[5,6]．①の抗GBM抗体型糸球体腎炎には肺胞出血を伴う場合と伴わない場合があり，遅れて肺出血がみられることもある．2012年に改訂されたChapel Hill Consensus Conference（CHCC）分類では，抗GBM抗体陽性の血管炎を抗GBM病（anti-GBM disease）とし，肺と腎のどちらかあるいは両者がみられる病態を含むとしている[7]．腎と肺の双方を障害する病型はGoodpasture症候群とよばれる．②には，活動性の亢進したIgA腎症，膜性増殖性糸球体腎炎，膜性腎症，紫斑病性腎炎，ループス腎炎，溶連菌感染後急性糸球体腎炎，クリオグロブリン血症などが含まれる．③の大部分はANCAが陽性のANCA関連腎炎であり，ANCA関連血管炎（ANCA-associated vasculitis：AAV）の腎症状として現れることが多い．

　RPGNは比較的稀な疾患であるが，2000年代よりわが国での患者数の増加が報告されており，2017年度の新規受療者は約2,700〜2,900人と推定される[8]と報告されている．また，日本腎臓学会および進行性腎障害に関する調査研究班主導で実施されている腎臓病総合レジストリーの2009年および2010年の腎生検登録症例7,034例のうちRPGNは492例（7.0％）であり[9]，2017年までの全登録症例32,453例のうちRPGNは2,143例，6.6％を占めていた[10]．さらに，RPGNを原疾患とする透析導入患者数は1994年の145例から2017年の630例と約4.3倍に増加しており，5番目に多い透析導入原疾患である[11]．

　これまで，RPGNは特定疾患医療受給の対象外疾患であったため，受給者証の発行数を用いたわが国の正確な人口当たりの発症数率，有病率の確認が不可能であり，正確な疾患疫学は不明であった．しかし，2015年1月より「難病の患者に対する医療などに関する法律（難病法）」が施行され，同年7月よりRPGNも難病に指定された．これにより，正確な患者数の把握が期待される一方，生命予後の悪さや，透析への移行率が高いことから必ずしも全例が登録されない可能性が指摘されている．

B　尿所見の特徴

　尿所見として最も高頻度に認められる所見は血尿である．RPGN でみられる血尿は，慢性進行性の糸球体腎炎と異なり，変形赤血球のみならず，白血球やこれを含むさまざまな細胞性円柱を伴うことが多い．ときとして，変形を伴わない血尿が肉眼的にもみられるが，糸球体毛細血管の破綻よりもサイズの大きな血管炎による出血を考慮すべきである．

　蛋白尿はほぼ全例で陽性となるが，血管炎に伴う蛋白尿ではネフローゼ症候群を呈することは稀である一方，免疫複合型腎炎では，ときに大量の蛋白尿を認める．

C　追加すべき検査と鑑別が必要な病態

　血液検査では，RPGN の定義でもある急速に進行する血清クレアチニン（Cr）の上昇が必発である．原疾患のなかでも，Goodpasture 症候群によるものが最も初診時の血清 Cr 値が高く，進行速度も速いのが特徴で，免疫複合型腎炎である SLE によるものが比較的低値で発見されている．これらの症例では前述した蛋白尿が多い傾向があり，浮腫症状で受診する率が高いと考えられる．一方，定義上は RPGN とはいえない軽度の血清 Cr 上昇で尿所見異常により発見される症例もあり，高値を示すまで専門医への紹介を待つ必要はない．最近では，腎機能の指標として血清 Cr 値から計算される推算糸球体濾過量（estimated glomerular filtration rate: eGFR）の使用が一般的となっており，診療指針でも eGFR の低下度を診断基準としている．

　全身炎症症状を反映して，しばしば CRP の高度な上昇があり，その上昇は抗菌薬などの感染症治療に抵抗性であることがほとんどである．この上昇度と重症度には相関があり，重症度分類の 1 つの指標としている．赤沈は上昇しており，慢性炎症の証拠として有用である．そのほか，急速に進行する貧血もしばしば認められる．腎機能低下に伴った腎性貧血でもあるが，全身炎症による消耗性貧血でもあり，必ずしもエリスロポエチン治療に反応しない．AAV などでは白血球増多は必発で，特に好中球増多を示し，リンパ球はむしろ低下する．さらに血小板増多もしばしば認められる．一方，SLE では急性期に白血球（リンパ球）と血小板減少が認められることが診断基準にもなっており，AAV と

の鑑別点となる．

　一般的に頻度の高い血管炎に伴う RPGN では，補体は低下せず，むしろ上昇することもある．SLE の急性期で減少することはよく知られており，これも原因疾患の鑑別に有用である．さらに SLE などの自己免疫疾患で高頻度に検出される抗核抗体は，血管炎では稀にしか認められない．一方，特異的な自己抗体である抗 GBM 抗体は Goodpasture 症候群では必発で，ANCA の検出は顕微鏡的多発血管炎（microscopic polyangitis: MPA）および多発血管炎性肉芽腫症（granulomatosis with polyangiitis: GPA）でそれぞれ MPO-ANCA，PR3-ANCA の陽性率が有意に高く，RPGN の原因疾患として高頻度であり，RPGN を疑った場合早急に検索を進めるべきである．

　RPGN を疑った場合，慢性腎臓病（chronic kidney disease: CKD）との関連性について検討することが重要である．CKD は，①尿異常，画像診断，血液，病理で腎障害の存在が明らか，特に 0.15 g/gCr 以上の蛋白尿（30 mg/gCr 以上のアルブミン尿）の存在が重要．②GFR<60 mL/分/1.73 m^2，①②のいずれか，または両方が 3 カ月以上持続すると定義される概念である．CKD の原疾患である腎炎の増悪により RPGN を示すことがあるほか，CKD の経過中，新たに RPGN を合併することもあり得る．したがって，CKD 患者において，腎機能と腎炎所見の悪化を認める場合は，CKD の増悪に加え，RPGN の合併も念頭に置く必要がある．画像上の腎臓サイズの縮小は CKD の存在を示唆するが，RPGN 合併を否定するものではない．逆に，腎機能低下が高度で，画像上の腎臓サイズの縮小がなければ CKD は否定的である．

　また，RPGN の治療により，腎炎ないし原疾患が寛解状態となり，以後 CKD として診療される症例も多い．その際は CKD 診療ガイドラインに準じた保存療法を含む多角的な治療を行うと同時に，基礎疾患治療薬（副腎皮質ステロイド，免疫抑制薬など）の副作用，RPGN ないし基礎疾患の再燃に十分注意が必要である．

　近年，偶然の検尿異常により RPGN が発見されるケースが増えている．定義上 CKD は 3 カ月以上何らかの腎障害がみられるものとされており，RPGN は数週〜数カ月の経過で腎不全が進行する疾患を指すため，腎炎尿と腎機能低下を認めたとしても，一度の診療機会で CKD と RPGN を区別することは困難である．また，2 度の診療機会で血清 Cr 濃度の変化（上昇）がわずかであっても，実際の腎機能悪化は見かけよりも大きいことがある．特に，血清 Cr 濃度

が基準値上限前後のときは腎機能低下に気づきにくく，早期の RPGN を見逃しやすい．さらに，腎機能の低下が比較的緩徐な RPGN では，血清 Cr の上昇率が軽度（または eGFR の低下率が少なく），CKD と区別しにくいこともあるため注意が必要である．

■文献

1) 急速進行性糸球体腎炎診療指針作成合同委員会．急速進行性腎炎症候群の診療指針 第 2 版．日腎会誌．2011; 53: 509-55.
2) 厚生労働科学研究費補助金難治性疾患等政策研究事業（難治性疾患政策研究事業）難治性腎障害に関する調査研究班, 編．エビデンスに基づく急速進行性腎炎症候群（RPGN）診療ガイドライン 2020. 東京: 東京医学社; 2020.
3) Koyama A, Yamagata K, Makino H, et al. A nationwide survey of rapidly progressive glomerulonephritis in Japan: etiology, prognosis and treatment diversity. Clin Exp Nephrol. 2009; 13: 633-50.
4) Churg J, et al. Classification of glomerular disease. In: Churg J, et al. editors. Renal disease. Classification and atlas of glomerular diseases. 2nd ed. New York, Tokyo: Igaku-Shoin; 1995. p. 11.
5) Couser WG. Rapidly progressive glomerulonephritis: classification, pathogenetic mechanisms, and therapy. Am J Kidney Dis. 1988; 11: 449-64.
6) 尾崎承一，槇野博史，松尾清一．ANCA 関連血管炎の診療ガイドライン，2011.
7) Jennette JC, Falk RJ, Bacon PA, et al. 2012 revised International Chapel Hill Consensus Conference Nomenclature of Vasculitides. Arthritis Rheum. 2013; 65: 1-11.
8) 旭 浩一, 他．腎臓領域指定難病 2017 年度新規受療患者数: 全国アンケート調査．厚生労働科学研究費補助金難治性疾患等政策研究事業（難治性疾患政策研究事業）難治性腎疾患に関する調査研究　平成 30 年度分担研究報告書．2019.
9) Sugiyama H, Yokoyama H, Sato H, et al. Japan renal biopsy registry and Japan kidney disease registry: Committee Report for 2009 and 2010. Clin Exp Nephrol. 2013; 17: 155-73.
10) 山縣邦弘, 他．急速進行性糸球体腎炎ワーキンググループ．厚生労働科学研究費補助金難治性疾患等政策研究事業（難治性疾患政策研究事業）難治性腎疾患に関する調査研究．平成 30 年度分担研究報告書．2019.
11) 新田孝作, 政金生人, 花房規男, 他．日本透析医学会統計調査委員会．わが国の慢性透析療法の現況（2017 年 12 月 31 日現在）．透析会誌．2018; 51: 699-766.

〈中田純一郎〉

4章 成人における尿検査

15 糖尿病性腎症の尿所見の特徴とみかた

A 糖尿病性腎症と糖尿病関連腎臓病との関連性

　糖尿病性腎症（以下，腎症）は病理診断名であるが，糖尿病発症後，高血糖が持続して尿アルブミンが正常，微量，顕性レベルと段階的に増加した後，糸球体濾過量（glomerular filtration rate: GFR）が低下して末期腎不全に至る場合には腎症の典型的経過と考え，臨床的に診断されてきた．また，糖尿病患者の多くは臨床経過中にネフローゼレベルの蛋白尿を呈する．

　近年，糖尿病に併存する高血圧症，脂質異常症，肥満症，心不全，貧血に対する新規治療薬が開発，臨床応用されていることに加え，糖尿病大血管合併症に対する血管内治療や外科的治療進歩もあり，心血管イベント発症・再発は抑制され，生命予後は著しく改善している．この結果，わが国では超高齢社会が継続して，高齢化がさらに進行している背景もあり，糖尿病を合併した慢性腎臓病（chronic kidney disease: CKD）患者の臨床経過は多様化してきた[1]（図1）．すなわち，古典的な腎症の臨床経過に当てはまらない患者が増加してきていることから，古典的腎症を含む病名として糖尿病関連腎臓病（diabetic kidney disease: DKD）が用いられている．

B 腎症の早期診断マーカーとしてのアルブミン尿

　1型糖尿病では発症数年後（約5年），2型糖尿病では発症時期が不詳の場合も多く，糖尿病診断時に尿アルブミンを測定する必要がある．海外では，CKD重症度診断に蛋白尿ではなくアルブミン尿が用いられているが，わが国の保険診療ではアルブミン尿は糖尿病性腎症病期分類の第1期～2期の患者に限定されており，3カ月に1度の測定しか認められていない．顕性アルブミン尿期（第

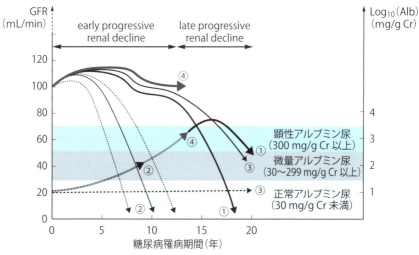

図1 ▶ 多様化してきた糖尿病性腎症の臨床経過

①albuminuria-centered model（classical model）
②GFR-centered model（new model）
③normoalbuminuric renal insufficiency
④macroalbuminuric stable renal function

①のように顕性アルブミン尿が出現後，腎機能が低下が加速する late progressive renal decline が古典的な腎症の臨床経過と考えられていた．しかし，②のように正常・微量アルブミン尿の stage からすでに腎機能が低下が加速する early progressive renal decline を示すタイプものも存在することが明らかになってきた．また，early decliner の中でも GFR 低下速度の個体差は大きいことも明らかにされた．さらに，亜型として，③のように正常アルブミン尿のまま GFR のみ低下するものや，④のように顕性アルブミン尿に進展しても正常 GFR の一群も存在し腎症の病態は以前考えられていたより，多様化してきたことが明らかになってきている．
（合田朋仁. Pharma Medica. 2016; 34: 15-20）[1]）

3期）が持続する場合には，アルブミン尿ではなく蛋白尿で評価することになる．海外同様，すべての患者にアルブミン尿で CKD 重症度診断ができるようになることが望まれる．

C 糖尿病関連腎臓病の尿所見

典型的な腎症では，血尿は基本的には認められない．臨床経過において，急に蛋白尿が増加する場合や血尿が出現する場合には，他の腎疾患の合併を考慮

して腎生検検査を検討する．一般に，糖尿病の細小血管合併症は神経症，網膜症，腎症の順に発症することが多いため，アルブミン尿（腎症）を認めるが他の細小血管合併症が認められない場合にも，他の腎疾患の合併を考慮して腎生検検査を検討する．

D 尿所見と腎機能障害の関連性

　従来，腎機能（GFR）は顕性アルブミン尿期（第 3 期）に進展後から低下すると考えられていたが，より早期（正常・微量アルブミン尿期）から GFR が低下している early decliner が存在することが明らかになっている（図 1）．正常アルブミン尿期であっても，糖尿病性腎症に特有の組織所見を呈している場合があるため，腎生検を行わない限り，事実上，早期診断は不可能である．しかし，糖尿病患者数を考慮すると，すべての患者に腎生検を行うことは困難なうえ，臨床的にも意義は少ない場合も多い．このため，通常は糖尿病以外の原因による腎疾患の合併が疑われるときのみ腎生検が考慮される．また，微量アルブミン尿を新規に認めた患者を前向きに観察した研究では，その後のアルブミン尿と GFR の程度は必ずしも一致しないことも明らかにされている[2]．

E 糖尿病関連腎臓病の治療

　微量アルブミン尿（蛋白尿）の存在と多寡は，末期腎不全進展の予測因子であるのみならず，心血管イベント発症の独立した危険因子であることが明らかにされている．しかしながら，糖尿病専門施設でさえ，アルブミン尿測定が十分に行われていない現状を考慮すると，定期的にアルブミン尿の測定を行い，早期診断を行うことはきわめて重要である．

　血糖・血圧・脂質などの包括的管理はアルブミン尿の改善と関連し，心血管イベント発症や GFR 低下を抑制することは明らかである[3]．また，厳格な血糖コントロールはアルブミン尿を低下させるが，低血糖の増加などで心血管イベントや死亡リスクはむしろ上昇することも報告されている[4]．このことより，血糖コントロール目標は，患者の特徴や健康状態（年齢，認知機能，併発疾患，ADL，重症低血糖のリスク，余命など）を考慮して個々に設定することが望まれる．現在，糖尿病治療薬である SGLT-2 阻害薬は，CKD や心不全にも効果

が確認されており,保険適用拡大されている[5]．同様に,GLP-1受容体作動薬も顕性アルブミン尿を呈する進展したDKDにおいて腎保護作用が示されており,近い将来の臨床応用が期待されている．2000年以降,高血圧治療薬であるRAS阻害薬（ACE阻害薬,ARB）は,高血圧合併DKD患者において標準的治療として用いられている．一方,RAS阻害薬による二重阻止（dual blockade）は,アルブミン尿改善作用は認めるが,心血管イベントの改善はないばかりか,高カリウム血症や急性腎障害のリスクが高まることから,ACE阻害薬＋ARBの併用は併用注意,ACE阻害薬/ARBと直接的レニン阻害薬の併用は原則併用禁忌となっている．近年,非ステロイド系MRAであるフィネレノンはRAS阻害薬に上乗せしても腎保護効果が示され,高カリウム血症や急性腎障害の有害事象も軽度であったことより,2型糖尿病に合併したCKDにおいて保険適用されている[6]．

F 腎臓専門医に相談するタイミング

糖尿病発症後,①比較的短期間（約5年以内）で蛋白尿が出現する場合,②尿沈渣で（特に変形赤血球を伴う）顕微鏡的血尿や顆粒円柱など活動性腎炎を示唆する所見を認める場合,③網膜症や神経症など他の細小血管合併症がないにも関わらず蛋白尿を認める場合,④蛋白尿が急に増加,あるいは腎機能が急に低下する場合には,糖尿病以外が原因の腎疾患を合併している可能性がある．このような場合には,適切な診断・治療を行うためにも腎臓専門医に腎生検の適応について相談することが望まれる．

■文献

1) 合田朋仁．糖尿病性腎症の進展予測マーカー．アルブミン尿とeGFRのどちらが有用か,それらに代わるマーカーはないか．Pharma Medica. 2016; 34: 15-20.
2) Krolewski AS, Gohda T, Niewczas MA. Progressive renal decline as the major feature of diabetic nephropathy in type 1 diabetes. Clin Exp Nephrol. 2014; 18: 571-83.
3) Gaede P, Lund-Andersen H, Parving HH, et al. Effect of a multifactorial intervention on mortality in type 2 diabetes. N Engl J Med. 2008; 358: 580-91.
4) ADVANCE Collaborative Group, Patel A, MacMahon S, Chalmers J, et al. Intensive blood glucose control and vascular outcomes in patients with type 2 diabetes. N Engl J Med. 2008; 358: 2560-72.

5) Heerspink HJL, Stefansson BV, Correa-Rotter R, et al. Dapagliflozin in patients with chronic kidney disease. N Engl J Med. 2020; 383: 1436-46.
6) Bakris GL, Agarwal R, Anker SD, et al. Effect of finerenone on chronic kidney disease outcomes in type 2 diabetes. N Engl J Med. 2020; 383: 2219-29.

〈合田朋仁〉

4章　成人における尿検査

16　間質性腎炎の尿所見の特徴とみかた

A　間質性腎炎の原疾患と疫学

　尿細管間質性腎炎（tubulointestitial nephritis: TIN）は腎の尿細管間質の炎症を主体とする腎病変の総称である．尿細管間質障害は，その原因にかかわらず糸球体障害と比して糸球体濾過量（GFR）の低下と強い相関関係を示すことが知られ，早期の尿細管間質障害の進展阻止が腎機能保護につながることから，近年注目されている．

　本病変には，免疫学的機序により尿細管や間質が障害される場合のみでなく，糸球体病変や血管性病変に続発した二次性の障害も含まれる．

　TIN は，その経過から急性と慢性にわけられる．急性 TIN は表 1[1]に示すよ

表1　急性 TIN の原因

1. 薬剤性
   急性毒性尿細管障害（アミノ配糖体，カルバペネム，セフェム，免疫抑制薬など）
   過敏性尿細管間質性腎炎（βラクタム，キノロン，抗結核薬など）
2. 感染性
   細菌（ブドウ球菌，連鎖球菌，レジオネラ菌，ジフテリア菌，サルモネラ菌など）
   ウイルス（サイトメガロウイルス，EB ウイルス，HIV，ポリオーマウイルスなど）
   その他（マイコプラズマ，リケッチア，結核，クラミジア，レプトスピラなど）
3. 免疫異常
   抗尿細管基底膜病，ループス腎炎，Sjögren 症候群，IgG4 関連腎症，移植腎拒絶反応，薬剤（NSAIDs）など
4. 全身性疾患
   サルコイドーシス，抗好中球細胞質抗体（ANCA）関連腎炎，好酸球性多発血管炎性肉芽腫症（Churg-Strauss 症候群），Wegener 肉芽腫症，関節リウマチ，Castleman 病など

（山口　裕. In: 腎生検病理アトラス. 東京: 東京医学社; 2010. p. 79-82[1]より改変）

表2 慢性 TIN の原因

1. 薬剤性
   鎮痛薬（NSAIDs，アセトアミノフェンなど），シクロスポリン，リチウムなど
2. 感染症
   慢性腎盂腎炎など
3. 重金属
   水銀，鉛，カドミウムなど
4. 自己免疫疾患
   Sjögren 症候群，全身性エリテマトーデス，サルコイドーシスなど
5. 腫瘍
   骨髄腫，軽鎖沈着症など
6. 尿路異常
   膀胱尿管逆流症，閉塞性尿路疾患
7. 遺伝性
   多発性囊胞腎，Alport 症候群，髄質囊胞性疾患など
8. その他
   放射線腎症，腎移植後拒絶反応，Balkan 腎症，シスチン尿症など

うに原因により，①薬剤性，②感染性，③免疫異常，④全身性疾患に分けられるが，その約 2/3 が薬剤に起因するとされ[2]，特に近年，薬剤性急性 TIN は増加傾向であるとされる．

薬剤性急性 TIN としては，一般的には腎排泄性のセフェム系抗生物質や非ステロイド系消炎鎮痛薬（NSAIDs）がよく知られているが，肝排泄性薬剤（プロトンポンプ阻害薬）でもアレルギー機序により薬剤性間質性腎炎を引き起こす可能性があることには注意が必要である．感染性の急性 TIN としては，ブドウ球菌，レジオネラ，EB ウイルス，サイトメガロウイルスなどが原因として知られている．

慢性 TIN の原因は多様であり，薬剤，自己免疫疾患，感染症，重金属，代謝異常，腫瘍などがあげられる（表2）．

発症頻度は日本腎生検レジストリーでは，急性 TIN が 1.5％，慢性 TIN が 1.8％にみられたと報告されている．

B TIN の特徴

急性 TIN は糸球体障害と異なり，高度の蛋白尿がない（1 g/日以下）腎機能

障害が進行するのが特徴である．症状は非特異的であるが，発熱，発疹，関節痛，腰痛（腎臓腫大による腎被膜進展による）がみられることがあり，腎機能低下が急速な場合には尿毒症症状が出現することがある．画像診断では，両側の腎腫大傾向を示し，典型例では腎臓超音波で腎皮質のエコー輝度上昇や腎腫大がみられる．腎組織では，一般的には糸球体病変は軽微であり，間質の強い浮腫や小円形細胞浸潤，尿細管上皮の腫大・増生・変性，上皮内および周囲への炎症細胞浸潤が観察され，尿細管腔内にTamm-Horsfall蛋白を含む硝子円柱や顆粒円柱が散在する．

慢性TINは，多くは無症状で経過し，健診での血清クレアチニン上昇などで発見されることが多い．多尿や口渇，夜間頻尿などの尿濃縮障害に基づく症状を呈し，間質のエリスロポエチン産生細胞の機能低下による貧血が比較的早期にみられる．画像診断では，腎萎縮傾向を示す．腎組織では，尿細管の萎縮，間質線維化，尿細管間質への単核球の浸潤などが観察される．急性TINに比較して，浮腫は減少し，かわりに尿細管変性・脱落，間質線維化が著しいのが特徴である．また，急性TINでは，糸球体は正常であることが多いが，慢性TINでは，進展した尿細管間質障害による尿細管閉塞のため，糸球体硬化や虚脱を認める．

C TINの血液・尿所見の特徴

急性TINでは腎性腎不全を反映し，BUN/Cr比の低下（10以下），尿中Na排泄率（FE_{Na}）の上昇（2％以上）を認めることが多い．薬剤性TINでは末梢血好酸球の増加や非特異的IgEの上昇を認めることがある．まれではあるが，ブドウ膜炎に伴う尿細管間質性腎炎症候群（tubulointerstitial nephritis and uveitis syndrome）で血清KL-6上昇を認めることがある．急性TINでは，糸球体障害に乏しいため，原則として蛋白尿は1g/日以下にとどまるとされる．また，尿細管吸収障害によるα_1ミクログロブリンやβ_2ミクログロブリンの尿中排泄増加，尿細管上皮細胞障害によるN-アセチル-β-グルコサミニダーゼ（NAG）の尿中排泄増加を認める．尿細管の炎症により尿潜血陽性となることがあるが，糸球体障害を示唆する変形赤血球や赤血球円柱は認めないのが特徴である．これまで，尿中白血球（好酸球）の検出は，薬剤性TINの診断に有用とされてきたが，2016年の薬剤性腎障害ガイドラインでは，偽陰性率が高く，

診断や腎障害の早期発見に有用なバイオマーカーではないとされている[3]．

慢性 TIN では，尿酸性化障害，尿濃縮力低下，低カリウム血症，比較的早期からの貧血を認めることが多い．また，尿酸再吸収障害により血清尿酸値の上昇がさほど認められないことが特徴である．一般的に尿所見は乏しく，蛋白尿は軽度で無菌性膿尿を認めることがあるが，血尿はまれである．

D TIN の治療，予後

急性 TIN の治療は基本的には，薬剤性 TIN では被疑薬のすみやかな中止，感染症や自己免疫疾患では原疾患の治療に準じる．薬剤性 TIN は，以前は被疑薬の中止のみで腎機能の改善がみられることが多く，予後良好とされてきたが，近年は，被疑薬の中止だけでは腎機能の完全な回復に至らず，CKD へ移行する例も多いとされる．薬剤性 TIN への早期ステロイド投与による腎機能改善（CKD への進展抑制）の報告もあり[4]，薬剤中止後 2 週間以上経過しても腎機能改善に乏しい症例では，ステロイド投与を検討すべきである．

慢性 TIN の治療は，原因が明らかなものでは原疾患に対する治療が基本である．尿細管間質線維化の進行を抑制する根本的な治療は確立されていない．また，細胞浸潤が多い症例では，ステロイド療法を考慮するが，急性 TIN に比し，効果が期待できないことが多い．腎障害に対しては，一般的な CKD に対する治療がなされるが，尿濃縮力障害が著しい際には，電解質補正や水分摂取励行などの対策も必要となる．予後はステロイド反応性のよい IgG4 関連疾患や TINU 症候群，Sjögren 症候群では，比較的予後がよいとされる．しかし，前述の通り，慢性 TIN は臨床症状に乏しく，発見時には，不可逆的に進展している例が多く，CKD としての治療が必要となる．

E 間質マーカーなど追加すべき検査のポイント

急性腎障害や原因不明の腎機能障害の際には，TIN の可能性を常に考慮し，尿中 α_1 ミクログロブリン，β_2 ミクログロブリン（尿細管の再吸収能力低下で上昇），NAG（尿細管障害・炎症で上昇），L-FABP（尿細管組織障害が進行する前の尿細管虚血や酸化ストレスを鋭敏に反映し，尿細管障害の早期診断に有用とされる），NGAL（腎臓のダメージに応答して活性化された好中球より分泌さ

れるリポカリン・ファミリーに属する分泌性糖蛋白質で腎障害の初期に血漿や尿中での濃度が顕著に上昇する）などのバイオマーカーや尿所見（尿蛋白量，尿沈渣など）を確認し，同時に他の腎機能障害の原因となる疾患の除外（抗核抗体，ANCA など）を行う．薬剤性 TIN はアレルギー機序での間質性腎炎であり，血中好酸球数，RIST（radio immunosorbent test）の確認を行い，同時に原因薬剤特定のためのリンパ球刺激試験（drug lymphocyte stimulation test: DLST）施行を検討する．急性 TIN では，^{67}Ga（ガリウム）シンチグラムで腎への取り込み増大を認めるため，診断に有用である．また，急性 TIN では CT や腹部エコーによる腎形態評価も簡便で診断に有用である．

F 腎臓専門医に紹介するタイミング

急激な腎機能低下を認め，腎前性，腎後性腎不全が否定される場合，発熱，皮疹，関節痛，嘔吐，下痢などの非特異的なアレルギー症状出現後に尿量減少や浮腫，体重増加を認めた場合には急性 TIN（特に薬剤性）を疑い，早期に腎臓専門医へ紹介する．

■文献

1) 山口　裕．尿細管，間質，血管病変の分類．In: 日本腎臓学会・腎病理診断標準化委員会，編．腎生検病理アトラス．東京：東京医学社；2010．p. 79-82．
2) Praga M, Gonzarez E. Acute interstitial nephritis. Kidney Int. 2010; 77: 956-61.
3) 成田一衛，山縣邦弘，臼井丈一，他．薬剤性腎障害ガイドライン 2016．日腎会誌．2016; 58: 477-555.
4) Gonzarez E. Early steroid treatment improves the recovery of renal function in patients of with drug induced acute interstitial nephritis. Kidney Int. 2008; 73: 940-5.

〈中野貴則〉

4章 成人における尿検査

17 腎硬化症・高血圧性腎障害の尿所見の特徴とみかた

　腎硬化症とは，高血圧の持続の結果生じた小細動脈硬化症から二次的に糸球体硬化，尿細管間質の線維化を引き起こす病態である．確定診断は，腎生検にて輸入細動脈の硝子様変化や糸球体硬化などの確認によるが，長年にわたる高血圧の既往と尿蛋白が少なく円柱も硝子円柱程度と尿所見が軽微であれば，腎硬化症である可能性が高く，高血圧性網膜症，心肥大，両側腎萎縮（腹部超音波検査，CTなどの画像検査による）などの高血圧に付随する臓器障害により，腎生検を行わず臨床的に診断されることが多い．わが国においては，生活習慣，食習慣の変遷に伴う動脈硬化性危険因子・疾患の増加，また超高齢化社会への突入に伴い，虚血性腎症とならび末期腎不全の原因としてさらなる増加が予想される重要な疾患である．本稿においては，腎硬化症の病態，尿所見の特徴，また診断と治療について概説する．

A 疫学

　日本透析医学会の2022年度末の集計では，透析導入患者の原疾患の第1位は糖尿病性腎症で38.7％，次いで腎硬化症の18.7％，慢性糸球体腎炎の14.0％であり，2019年に腎硬化症が慢性糸球体腎炎に代わって第2位となって以降も，腎硬化症の持続的な増加が目立っている．超高齢化社会を迎えたわが国においては，本疾患における導入例は今後も増加するものと予想されている．欧米でも高血圧性腎硬化症による透析導入数は多く，米国においては，末期腎不全に至る原因疾患の1位は糖尿病，2位は高血圧（USrenal Data System：25％），3位は慢性糸球体腎炎となっており，透析導入患者数を減少させるためには，糖尿病の治療と併せて腎硬化症の予防・治療への対策が喫緊の課題である．

また，沖縄県の98,759人の一般住民を対象とした大規模疫学研究では，血圧レベルの上昇が末期腎不全発症リスクの上昇に関連すること，また高血圧患者の0.009%/年が透析導入に至ることが観察されている[1]．日本人の高血圧患者を4,000万人と仮定すると，高血圧による透析導入患者数は3,600人/年と推算され，多少のover diagnosisは存在するかもしれないが，透析医学会の集計と，大きな差異がないと考えられる．すなわち，高血圧性腎硬化症による末期腎不全の発症率は高くはないものの，高血圧患者数が圧倒的に多く，また超高齢化社会を迎えることも重なり，末期腎不全の原因疾患としては2番目に多い疾患になっていると考えられ，高血圧診療の重要性が示唆される．

B 病態

　前述の如く，腎硬化症とは，高血圧の持続の結果生じる小細動脈硬化症から二次的に糸球体硬化，虚血を介した間質の線維化を引き起こす病態である．小細動脈硬化症の基盤病態として，血管内皮機能異常が大きく寄与することが指摘されている．腎においても内皮由来一酸化窒素（NO）は存在し，輸入・輸出細動脈のトーンを調節し，糸球体濾過や間質の血流の調節など腎微小血管の血行動態やその血管網の構築の保持に深く関与し，また尿細管糸球体フィードバックやNa利尿にも重要な役割をはたす．実験動物モデルに薬理学的にNOの産生を阻害すると，全身性の高血圧を呈するばかりでなく，糸球体高血圧，糸球体硬化，間質の虚血，線維化，尿蛋白も惹起され，腎局所での内皮障害が蛋白尿や腎障害の進展にも深く関与することが明らかとなっている．NOは，①血管拡張因子として腎微小血管網の血流を保持する，②血管内皮細胞の増殖，アポトーシスの抑制，内皮前駆細胞による内皮修復にも関与し，腎微小血管網を維持する，③ミトコンドリア呼吸鎖を調節し，過剰な酸素消費を抑制し，腎微小血管網の保持，血行動態のホメオスターシスの維持に重要な役割をはたしているといえる．すなわち，血管内皮障害によるこれらの破綻は，腎虚血を介し腎障害の進展に重要な役割を担っていると考えられる[2]．事実，糖尿病患者を対象にしたIRMA2研究のサブ解析でも内皮障害マーカーが糖尿病性腎症の進展の独立した危険因子であること[3]，また高血圧患者においても，プレジスモグラフィーで測定した血管内皮機能がGFR低下の予期因子であることが示されている[4]．一方，病理学的な見地からは，輸入細動脈にみられる硝子化

病変が高度で内腔の狭小化を伴う場合は虚血性障害を，一方で軽度である場合は自己調節機序の破綻に関連して糸球体高血圧をもたらしている可能性があること，すなわち糸球体硬化病変には，虚血に関連した硬化病変と糸球体高血圧に関連した硬化病変の2種類が存在することが示唆されている[5]．

C　尿所見の特徴と診断

　高血圧の重症度や高度な糸球体高血圧の存在あるいは腎障害が高度な場合には，顕微鏡的血尿を示す症例，ネフローゼレベルを含む様々な程度の蛋白尿を示す症例もあるが[6]，一般的には，血尿は伴うことは少なく，尿蛋白も 1 g/gCr を超えることは少ない．また前述の如く，動脈硬化，虚血を基盤とした病態であるため，尿沈渣所見においても腎炎型の沈渣所見（顆粒円柱，白血球円柱，赤血球円柱）を認めることはない．したがって，1 g/gCr を超える蛋白尿を呈する場合や尿潜血，腎炎型の沈渣所見，変形赤血球などを沈渣でみた場合には，糸球体腎炎など他の腎疾患との鑑別が必要になってくる．

　既述したように，病理学的には腎硬化症の診断は可能である．しかし，腎硬化症は腎生検の有無により治療方針が変化しない（免疫抑制薬などの治療適応がなく），また発見時にはすでに腎萎縮が生じていることが多く，腎生検の合併症リスクも高いといった理由により，糸球体腎炎との鑑別が問題にならない限り，通常腎生検の適応にはならないことが多い．上述の如く尿所見が軽微であり，長年にわたる高血圧の既往と高血圧性網膜症，心肥大，両側腎萎縮（腹部超音波検査，CT などの画像検査による）などの高血圧による他の臓器障害を認めれば臨床的に腎硬化症と診断されているのが現状である．

D　治療

　AASK 試験は，アフリカ系アメリカ人を対象とした腎硬化症への降圧療法の効果を検討した大規模試験である．この研究での腎硬化症の診断基準は，（二次性および悪性高血圧を除く）高血圧歴を有し，高度な蛋白尿（2.5 g/日以上）および糖尿病や慢性糸球体腎炎などの基礎疾患を伴わない慢性腎臓病患者であった．この試験は，ACE 阻害薬，Ca 拮抗薬，β遮断薬を用いて通常降圧群と厳格降圧群との比較を行った試験であり，降圧薬の選択，降圧目標にはまだ

議論の余地はあるものの降圧療法が腎機能障害の進行抑制効果があることには異論がない[7,8]．SPRINT 試験は，50 歳以上の CVD リスクをもつ高血圧患者を対象として，目標収縮期血圧＜120 mmHg の厳格降圧の有効性を収縮期血圧＜140 mmHg の通常降圧と比較した検討である．糖尿病や 1 g/日以上の尿蛋白の症例は除外されており，本試験で含まれる CKD 患者の多くは，高血圧性腎硬化症と考えられる．試験全体では，厳格降圧で心血管病のリスク減少が認められた[9]ものの，CKD 患者を対象としたサブ解析では，総死亡において，有意なリスク減少を認めたが，心血管イベント，腎イベントともに有意なリスク改善効果は認められなかった[10]．また，厳格降圧群で AKI，高カリウム血症が多く認められ，ベースラインの腎機能が低い患者ほど厳格降圧による CVD，死亡リスクに対する抑制効果が減弱ないし減少し，AKI のリスクが上昇していた[11]．厳格な降圧による AKI のリスクを十分に留意する必要があるが，腎硬化症において降圧療法は，腎機能障害の進行のみならず動脈硬化症，心血管病の発症進展予防にも重要であり積極的に行っていくべきである．具体的には，エビデンスに基づく CKD 診療ガイドライン 2023 に推奨されているよう，CKD ステージ G 1，G 2 の DM 非合併 CKD では，蛋白尿区分 A 1 の症例は 140/90 mmHg 未満，蛋白尿区分 A 2，A 3 の症例は 130/80 mmHg 未満を目指し治療を行う[12]．

E 腎臓専門医に紹介するタイミング

既述の如く，尿蛋白が多い，あるいは血尿を併発し沈渣所見で腎炎型の沈渣，変形赤血球など認める場合は，糸球体腎炎などの他の腎疾患との鑑別が必要となるため専門医への紹介が望ましい．また高齢者における慢性腎臓病患者の 5〜22％が腎動脈狭窄を合併しているとの報告もあり，RAS 阻害薬の使用で急激に腎機能障害を認める場合や治療抵抗性の高血圧を呈する場合，また高齢者では全身性の動脈硬化病変の存在も危惧され，緩徐な降圧療法が望ましいが，それでも臓器の虚血症状を認めるような場合も専門医への受診が望ましい．

■文献

1) Tozawa M, Iseki K, Iseki C, et al. Blood pressure predicts risk of developing end-stage renal disease in men and women. Hypertension. 2003; 41: 1341-5.
2) Ueda S, Yamagishi S, Yokoro M, et al. Role of asymmetric dimethylarginine in

cardiorenal syndrome. Curr Pharm Des. 2014; 20: 2448-55.
3) Persson F, Rossing P, Hovind P, et al. Endothelial dysfunction and inflammation predict development of diabetic nephropathy in the Irbesartan in Patients with Type 2 Diabetes and Microalbuminuria (IRMA 2) study. Scand J Clin Lab Invest. 2008; 68: 731-8.
4) Perticone F, Maio R, Perticone M, et al. Endothelial dysfunction and subsequent decline in glomerular filtration rate in hypertensive patients. Circulation. 2010; 122: 379-84.
5) Hill GS, Heudes D, Jacquot C, et al. Morphometric evidence for impairment of renal autoregulation in advanced essential hypertension. Kidney Int. 2006; 69: 823-31.
6) Wang XC, Liu CH, Chen YJ, et al. Clinical and pathological analysis of the kidney in patients with hypertensive nephropathy. Exp Ther Med. 2013; 6: 1243-6.
7) Agodoa LY, Appel L, Bakris GL, et al. Effect of ramipril vs amlodipine on renal outcomes in hypertensive nephrosclerosis: a randomized controlled trial. JAMA. 2001; 285: 2719-28.
8) Wright JT Jr, Bakris G, Greene T, et al. Effect of blood pressure lowering and antihypertensive drug class on progression of hypertensive kidney disease: results from the AASK trial. JAMA. 2002; 288: 2421-31.
9) SPRINT Research Group; Wright JT Jr, Williamson JD, Whelton PK, et al. A randomized trial of intensive versus standard blood-pressure control. N Engl J Med. 2015; 373: 2103-16.
10) Cheung AK, Rahman M, Reboussin DM, et al; SPRINT Research Group. Effects of Intensive BP Control in CKD. J Am Soc Nephrol. 2017; 28: 2812-23.
11) Obi Y, Kalantar-Zadeh K, Shintani A, et al. Estimated glomerular filtration rate and the risk-benefit profile of intensive blood pressure control amongst nondiabetic patients: a post hoc analysis of a randomized clinical trial. J Intern Med. 2018; 283: 314-27.
12) 日本腎臓学会, 編. エビデンスに基づく CKD 診療ガイドライン 2023. 東京: 東京医学社; 2023.

〈上田誠二〉

4章 成人における尿検査

18 遺伝性疾患と尿所見の特徴とみかた

　遺伝性腎疾患には，形態学的異常を伴うものや機能的異常のみを示すものなど様々な疾患がある．本稿では最も頻度の高い常染色体顕性多発性嚢胞腎（autosomal dominant polycystic kidney disease：ADPKD）をはじめ，主に成人でもみられる遺伝性疾患と尿所見の特徴について述べる．

A 常染色体顕性多発性嚢胞腎

　ADPKDは，最も頻度が高い遺伝性腎疾患であり，*PKD*遺伝子変異による．本邦では約4,000人に1人の頻度と考えられており，多数の嚢胞が両腎に発生・増大し，高血圧をはじめ肝嚢胞・脳動脈瘤・心弁膜症など腎以外の様々な臓器にも合併症をきたす．加齢とともに嚢胞が増大・増加し，進行性に腎機能の低下をきたす．60歳代までに約半数の患者が末期腎不全となり，腎代替療法を必要とする[1,2]．

a．尿所見の特徴

　肉眼的血尿の頻度が高く，30～50％の症例で認められる．肉眼的血尿は嚢胞の増大速度を反映しており，著明な腎腫大や腎機能低下および高血圧を呈している際は特に頻度が高い．主な原因としては，血流に富んだ嚢胞を栄養する細血管からの出血や嚢胞の破裂による尿路への流出があげられる．蛋白尿を主要な症状として認めることは少なく，0.3 g/日を超える蛋白尿は20％未満である[1]．そのため，尿蛋白を呈した際は腎炎が合併している可能性も検討する必要があるが，多発性嚢胞腎における腎生検はリスクが高く血清学的な評価に留まることが多い．特に，急激な腹痛や腰背部痛を伴う際は，嚢胞出血や感染，尿路結石の合併を疑う．

1）囊胞出血と尿所見

　囊胞出血はよくみられる症状であり，囊胞の栄養血管の破綻や囊胞の破裂また感染や腎結石，腫瘍により血尿をきたす．凝血塊が尿路を通過する際に疼痛を伴うことがあるが，被膜下や後腹膜への出血はさらに激しい疼痛を伴うことが多い．凝血塊による腎疝痛の予防に，2～3 L の尿量確保が勧められる．囊胞出血の多くは床上安静などの保存的加療で改善することが多いが，外科的加療を要することもある．

2）囊胞感染と尿所見

　疼痛のほかに発熱を呈する際には，囊胞感染を疑う．一般的には血尿・膿尿を認めるが，尿所見異常を認めないこともある．30～50％の ADPKD 患者に発症するが[1]，囊胞内に感染が限局している際は尿所見異常を認めないことも少なくないため，尿所見のみでの診断は困難である．さらに閉鎖腔の感染であり全身投与された抗菌薬は到達しにくく，難治性の膿尿を認める際には尿路感染や腎実質感染の可能性も念頭に診察を行う．いずれにせよ，血液培養や尿培養を行い起炎菌の検索を行う．

3）尿路結石と尿所見

　疝痛を伴う血尿を呈した際は，尿路結石を合併している可能性が高い．本邦の ADPKD 患者のうち男性約 21％，女性約 13％に尿路結石を認める[1]．発症要因として，腎容積や囊胞腫大に伴い解剖学的に尿流停滞が生じることや，代謝障害の関与が示唆されている．ADPKD では一般の尿路結石とは異なり，尿酸結石やシュウ酸カルシウム結石が多い．尿細管におけるアンモニウム輸送障害が酸性尿を呈することや，低クエン酸尿が関与するともいわれているが因果関係は明らかではない．顕微鏡的～肉眼的血尿をきたすことが多い．

b．診断

　肉眼的血尿や疼痛が初発症状であることが多く，ADPKD を疑った際には家族歴の聴取を行う．家族歴を認めない症例も少なくないが，超音波・CT・MRI などの画像検査で診断は可能である（表1に診断基準を示す）．なお，ADPKD は病因遺伝子が判明している遺伝病ではあるものの，典型例は画像診断で容易に診断が可能であり，基本的に遺伝子診断を一般診療で行うことはない．腎不全や感染などの管理が困難な症例や，腎外合併症の精査が施行できない場合，トルバプタンなどの内服加療の適応を検討する際は，多発性囊胞腎を専門とする医師へのコンサルトが有用である[1,3]．

表1　ADPKD診断基準

1. 家族内発生が確認されている場合
    1) 超音波断層像で両腎に各々3個以上確認されているもの
    2) CT，MRIでは両腎に嚢胞が各々5個以上確認されているもの
2. 家族内発生が確認されていない場合
    1) 15歳以下ではCT，MRIまたは超音波断層像で両腎に各々3個以上嚢胞が確認され，以下の疾患が除外される場合
    2) 16歳以上ではCT，MRIまたは超音波断層像で両腎に各々5個以上嚢胞が確認され，以下の疾患が除外される場合

除外すべき疾患
　多発性単純性腎嚢胞（multiple simple renal cyst）
　尿細管性アシドーシス（renal tubular acidosis）
　多嚢胞腎（multicystic kidney）〔多嚢胞性異形成腎（multicystic dysplastic kidney）〕
　多房性腎嚢胞（multilocular cysts of the kidney）
　髄質嚢胞性疾患（medullary cystic disease of the kidney）〔若年性ネフロン癆（juvenile nephronophthisis）〕
　多嚢胞化萎縮腎（後天性嚢胞性腎疾患）（acquired cystic disease of the kidney）
　常染色体劣性多発性嚢胞腎（autosomal recessive polycystic kidney disease）

（厚生労働省進行性腎障害調査研究班．常染色体優性多発性嚢胞腎診療ガイドライン．第2版）

B　良性家族性血尿（菲薄基底膜病）

　良性家族性血尿（菲薄基底膜病）の遺伝形式は常染色体顕性遺伝であり，びまん性に菲薄化した糸球体基底膜（GBM）の脆弱性に起因した血尿を呈する疾患である．小児から成人まで幅広く発症し，臨床的に診断される頻度は健常人の1％未満だが，未診断の症例も少なくない[2,3]．

a．尿所見の特徴

　多くは無症候性であるが，家族性に顕微鏡的血尿，稀に肉眼的血尿を認める．尿蛋白は認めないか，あっても軽度である．

b．診断

　検尿・健診時の尿検査で偶発的に発見されることが多く，顕微鏡的血尿をきたす症例の5～10％を占めるとされる[2]．また，Alport症候群の初期では基底膜の菲薄化のみ認めることもあり，家族歴の聴取や合併症の検索も念頭に入れ診療を行う．基本的には予後良好な疾患であるため特別な治療を要さない．

C　Alport 症候群

　Alport 症候群は，腎炎のほか聴力障害や視力障害を伴う疾患であり，50,000 出生に 1 人の発生率との報告がある[3]．X 連鎖型遺伝が約 85％を占め，男性患者の約 90％が 40 歳までに末期腎不全に至るが，女性患者は 12％と報告されており腎機能は比較的保たれる．常染色体潜性遺伝は約 10％存在し，前述の遺伝形式より重症化しやすい．常染色体顕性遺伝は約 5％存在する[2]．

a．尿所見の特徴
　病初期には顕微鏡的血尿を認め，感冒などを機に肉眼的血尿を呈することもある．進行に伴い蛋白尿が出現し，ネフローゼ症候群を呈することも多い．

b．診断
　健診などで無症候性血尿を認める際には，当疾患を鑑別にあげ尿所見異常の家族歴を聴取することが重要である．聴力検査や眼科的検査にてスクリーニングがなされ，腎生検のほか皮膚生検や遺伝子診断によって確定診断がなされる[4]．血尿と家族歴から当疾患が疑われた際には，腎生検を行うため腎臓専門医へのコンサルトが望ましい．

D　爪膝蓋骨症候群

　爪膝蓋骨症候群（nail-patella syndrome）は，常染色体顕性遺伝の遺伝形式をとり 5 万人に 1 人程度の頻度といわれている．①爪の形成不全，②膝蓋骨低形成または無形成，③肘関節の異形成による開排制限，④腸骨翼の角状突起（iliac horn）を 4 主徴とする．本症候群は腎症を約半数に合併し，一部の症例では腎機能が進行性に悪化し，末期腎不全となる[2,3]．

a．尿所見の特徴
　腎症の 90〜95％で無症候性の血尿または，血尿と蛋白尿を認める．小児期や青年期に高度蛋白尿を呈しネフローゼ症候群を呈する例が 5〜10％存在する[2]．

b．診断
　爪の異常の存在が前提になっており，副項目として膝蓋骨，肘関節異常，腸骨の角状突起などの症状を有するか，*LMX1B* 遺伝子のヘテロ接合体変異を有する場合に診断される[3]．

　腎症の重症度は予後を左右する．多くは高齢まで腎機能が保たれるが，若年

から腎機能が低下し腎不全に至る症例も存在する．そのため本疾患が診断された際には，尿所見に異常を認めなくても定期的な尿検査を行い腎症の発症に留意する必要がある．

E Fabry病

Fabry病はX連鎖性の遺伝病で，先天性脂質代謝異常症の一つである．αガラクトシダーゼ活性の先天的欠損もしくは低下により，糖脂質（グロボトリアオシルセラミド：GL-3）が皮膚・心血管系・腎臓・眼・神経などの多臓器にわたり蓄積し，様々な臨床症状を呈する[3]．腎症状としては，20～30歳代で蛋白尿と糸球体濾過率の低下などの臨床症状が明らかとなり，40～50歳代にかけて末期腎不全に移行する．欧米男性における発症率は約4万人に1人もしくはそれ以上といわれている．本邦での頻度は明らかではないが，男性透析患者の1%，女性では0.3%に存在するなどの報告がある[2]．

a．尿所見の特徴

発症時ではアルブミン尿，進行とともに顕性蛋白尿に移行する例が多い．ただしネフローゼ症候群のような大量の蛋白尿を呈することは少ない．尿沈渣においてmulberry body（マルベリー小体，図1）といわれる特徴的な脱落した尿細管上皮細胞を認める．

b．診断

小児期・思春期では四肢疼痛・低汗・無汗・被角血管腫，成人期以降は，脳

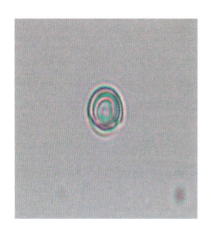

図1 ▶ mulberry body

梗塞・心不全・腎不全などを呈する．このようにFabry病の臨床症状は多岐にわたるため，詳細な病歴・家族歴・症状の聴取が重要となる．臨床病歴や症状，家族歴から本症が疑われる場合は，形態学的・生化学的・分子遺伝学的診断法により確定診断がなされる[3]．そのため当疾患を熟知した専門医への紹介が必要である．

■文献

1) 厚生労働科学研究費補助金難治性疾患等政策研究事業（難治性疾患政策研究事業）難治性腎疾患に関する調査研究班, 編. エビデンスに基づく多発性囊胞腎（PKD）診療ガイドライン2020. 東京：東京医学社；2020. p.1-36.
2) 富野康日己, 編. In: Newエッセンシャル腎臓内科学. 第2版. 東京：医歯薬出版；2015. p.147-71.
3) 別冊日本臨牀　領域別症候群シリーズNo23. 腎臓症候群. 第3版. Ⅱ―その他の腎臓疾患を含めて―. 東京：日本臨牀社；2022. p.5-9, 41-5, 52-6, 281-4, XV（補遺）405-10.
4) 日本小児腎臓病学会, 編. アルポート症候群診療ガイドライン2017. 東京：診断と治療社；2017. p.12-3.

〈小林　敬〉

4章 成人における尿検査

19 急性下部尿路感染症の尿所見の特徴とみかた

　尿路感染症において，尿中に検出される白血球成分は多様であり，膀胱炎・腎盂腎炎などでは好中球，腎移植後の拒絶反応や慢性疾患ではリンパ球，間質性腎炎・尿路結石症・寄生虫症では好酸球，慢性尿路感染症・糸球体性疾患・抗癌剤治療中などでは単球の増多を認める．

　尿沈渣は非侵襲的でありながら腎・尿路疾患に関する有用な情報を得ることのできる検査法である．尿路感染症においては白血球円柱，グラム陰性桿菌を代表する細菌が検出されることが多い．本稿では急性下部尿路感染症の概要と尿沈渣との関連を解説していく．

A 概要

　尿路感染症は，微生物が尿道より逆行性に侵入し尿路に感染を引き起こす病態であり，腸管に常住する細菌が主要な原因菌である．下部尿路に炎症が波及すると尿道炎・前立腺炎・膀胱炎が生じ，上部尿路に炎症が波及すると腎盂腎炎などの疾患が生じる．また，基礎疾患を有さず急性の経過をたどる単純性尿路感染症と，尿路および全身性の基礎疾患を有する複雑性尿路感染症の大きく2つに分類される．

　通常，単純性尿路感染症の場合は急性，複雑性の場合は慢性の臨床経過をたどることが多い．単純性尿路感染症の原因菌は大腸菌（*Escherichia coli*）が全体の80％程度を占め，肺炎桿菌（*Klebsiella pneumoniae*）などのグラム陰性桿菌で90％弱となる[1]．複雑性尿路感染症では原因菌は多岐にわたる．グラム陽性菌では，黄色ブドウ球菌（*Staphylococcus aureus*）や，腸球菌（*Enterococcus faecalis*）が分離されることが多く，グラム陰性菌でも *Escherichia coli*, *Kleb-*

表1　尿路感染症の要因

1）尿流障害
　①尿路結石（腎結石，尿管結石，膀胱結石）
　②腎盂尿管移行部狭窄
　③膀胱尿管逆流症
　④前立腺肥大症
　⑤神経因性膀胱
　⑥尿道狭窄
　⑦膀胱憩室
2）感染防御能の低下
　①侵襲（外科手術後，外傷後，長期臥床）
　②免疫能低下状態（血液疾患，糖尿病，肝不全）
　③薬物（免疫抑制薬）
　④異物（膀胱カテーテル留置，腎瘻留置）

(山縣邦弘, 他. 腎疾患・透析最新の治療 2020-2022. 東京：南江堂；2020. p.211)

siella pneumoniae の他，緑膿菌（Pseudomonas aeruginosa）やエンテロバクター，シトロバクターなども分離される．尿路感染症の要因となりうる基礎疾患を表1に示す[2]．

B　尿沈渣所見

　細菌感染があると，通常尿中に白血球と細菌が出現する．400倍で細菌は観察され，桿菌・球菌などの区別も可能である．2〜5/HPFの細菌が認められれば10^4個/mL以上存在する．より正確な鏡検をするために単染色，グラム染色を行う．グラム染色では，グラム陰性菌はピンク〜赤色に染まり（図1），グラム陽性菌は深青色（図2）に染まる．結核菌の存在が疑われる場合にはZiehl-Neelsen染色を行う（図3）．

　また，尿中に検出される白血球成分も多様である．膀胱炎，腎盂腎炎などの尿路感染症では好中球を多数認める（図4）．大きさは10〜15μm，球状，コブ状，アメーバ状など多彩な形態を示す．灰白色を呈し，細胞辺縁は明瞭で細胞質には顆粒を有する．乳び尿，腎結核，腎移植後の拒絶反応や慢性疾患ではリンパ球の出現を多数認める（図5）．大きさは5〜15μmであり，灰白色を呈し，顆粒成分が少なくN/C比が高い．間質性腎炎，尿路結石症，寄生虫症では好酸

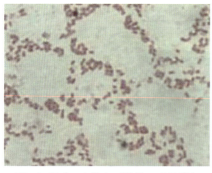
図1▶尿グラム染色（陰性：大腸菌）

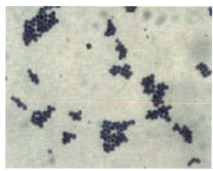
図2▶尿グラム染色（陽性：黄色ブドウ球菌）

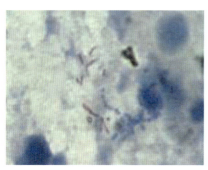
図3▶尿 Ziehl-Neelsen 染色
結核菌が赤紫色に染色される．

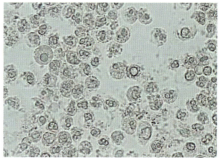
図4▶尿中好中球増多（膀胱炎，腎盂腎炎などの尿路感染症）

球の増多を認める（図6）．好中球とほぼ同等の大きさであり，核は丸みを帯びた2分葉，細胞質に光沢のある好酸性顆粒を呈する．カテーテル留置中などの慢性尿路感染症，糸球体性疾患，抗癌剤治療中などでは単球の増多を認める（図7）．大きさは10～15μm，細胞質は不明瞭で，様々な形態変化を示す．核は腎形，馬蹄形を呈する[3]．

C 急性膀胱炎

a．アプローチのポイント

排尿時痛，頻尿，残尿感，下腹部の不快感などの膀胱刺激症状に加え，膿尿，細菌尿の存在をもって診断する．発熱を認めない．

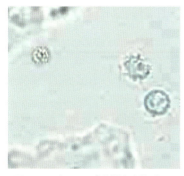
図 5 ▶ 尿中リンパ球増多(乳び尿, 腎結核, 腎移植後の拒絶反応や慢性疾患)

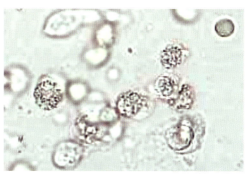
図 6 ▶ 尿中好酸球増多（間質性腎炎, 尿路結石症, 寄生虫症）

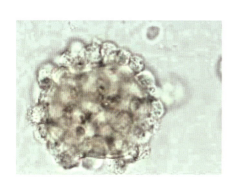
図 7 ▶ 尿中単球増多（カテーテル留置中などの慢性尿路感染症, 糸球体性疾患, 抗癌剤治療中）

b．追加検査
尿検査・尿培養の他, 神経因性膀胱の基礎疾患を疑う場合は残尿測定を行う．

c．起炎菌
Escherichia coli が 80％を占める．ただし, 入院, 外来ともにキノロン耐性菌が約 30％, ESBL 産生菌が約 10％存在する．反復例では治療開始前に尿培養および感受性試験を提出しておく．

Proteus mirabilis などを含めると, グラム陰性桿菌群が 90％を占める．

d．推奨抗菌薬
- CCL（セファクロル）1 回 250 mg　1 日 3 回　7 日間
- CFPN-PI（セフカペンピボキシル）1 回 100 mg　1 日 3 回　7 日間
- LVFX（レボフロキサシン）1 回 500 mg　1 日 1 回　3 日間

- ST 合剤 1 回 2 錠（1 錠 S/T = 400/80 mg）　1 日 2 回　3 日間

D　急性細菌性前立腺炎

a．アプローチのポイント
　発熱，悪寒，全身倦怠感，排尿時痛，頻尿，尿意切迫感，排尿困難，会陰部痛などを症状とする．

　尿沈渣，尿培養，血液検査は必須であるが，明らかな膿尿，細菌尿を認めないこともある．

　残尿の存在がリスクとなるが，汚染された尿道留置カテーテル自体も感染源となりえるため，留置下の患者では交換を原則とする．

b．追加検査
　若年者では性感染症を考慮し，尿培養および尿クラミジアトラコマティスPCR と尿淋菌 PCR を依頼する．

c．起炎菌
　Escherichia coli が約 60％，その他のグラム陰性桿菌約 20％，グラム陽性球菌約 20％を占める

d．推奨抗菌薬
- LVFX（レボフロキサシン）1 回 500 mg　1 日 1 回　14〜21 日間（特に *Pseudomonas* を疑う場合）
- ST 合剤 1 回 2 錠　1 日 2 回　14〜21 日間

注射用抗菌薬は下記の通り
- CTRX（セフトリアキソン）2 g　24h 毎

E　急性精巣上体炎

a．アプローチのポイント
　性行為感染症（STI）の可能性があるため，dirty chance や尿道からの膿性分泌物がある場合には，治療開始前に必ず *Neisseria gonorrhoeae*，クラミジアトラコマティスを目的とした PCR を行う．尿検査は初尿を用いるとよい．陰嚢内容の有痛性腫大・硬結・発熱などの症状が特徴的．

b．推奨抗菌薬

- 経口薬，注射用薬ともに急性細菌性前立腺炎に準ずる．治療期間：10日間．

本稿では急性下部尿路感染症の概要と尿沈渣との関連を概説した．

尿沈渣は標本の保存が困難な欠点があるが，異型細胞の検出のみならず，結晶，細菌などの検出により多彩な情報が含まれている．また，尿中マーカーの開発により，診断能の向上の可能性が広がりつつある．

泌尿器科領域の感染症の一次予防・早期発見の参考に，本稿がなれば幸いである．

■ 文献

1) 山本新吾, 石川清仁, 速見浩士, 他. JAID/JSC 感染症治療ガイドライン 2015—尿路感染症・男性性器感染症—. 日化療会誌. 2015; 64: 1-30.
2) 深川雅史, 吉田裕明, 安田 隆. レジデントのための腎臓病診療マニュアル. 第2版. 東京: 医学書院; 2012. p.433-8.
3) 八木靖二, 鈴木 恵, 高橋ひろみ. カラー版ポケットマニュアル尿沈渣. 東京: 医菌薬出版; 2001.

〈家田健史　堀江重郎〉

4章 成人における尿検査

20 慢性下部尿路感染症の尿所見の特徴とみかた

　慢性下部尿路感染症には無症候性と有症候がある．無症候性は特定疾患（妊婦と泌尿器科的な処置前）を除いては経過観察とし，漫然と抗菌薬を投与することは耐性菌予防の観点から慎むべきである．有症候性では，初回抗菌薬投与前に尿培養検査を施行し，原因菌の薬剤感受性を調べることが必要である．いずれの場合においても尿路や全身の基礎疾患の正確な把握と適切な尿路管理が必要である．

A 定義

　一般的には下部尿路感染症とは膀胱・前立腺・尿道に起こった非特異的炎症を指し，再発性・難治性の細菌尿を認めるものを慢性下部尿路感染症という．

B 症状

　無症候性と有症候性がある．
　有症候性では，腰痛・排尿時違和感・頻尿・下腹部不快感などがみられる．
　発熱・腰痛などの急性腎盂腎炎症状や，強い排尿時痛・頻尿などの急性膀胱炎症状がみられることがある（急性増悪）．

C 追加検査のポイント

　無症候性では尿路や全身の基礎疾患の正確な把握と適切な尿路管理を確認の上，基本的には無治療，経過観察とする．
　有症候性の場合，初回抗菌薬投与前に尿培養検査を施行し，原因菌の薬剤感

受性を確認する．過度な抗菌薬投与によって菌交代現象や外陰部腟炎が誘発されていることがあるため注意を要する．

D 尿所見の特徴

慢性下部尿路感染症は大きく2つのタイプ（無症候性細菌尿，有症候性細菌尿）に分けられる．

1．無症候性細菌尿

妊婦と泌尿器科的な処置前を除いて，無症候性細菌尿に対する抗菌薬治療の有効性は証明されていない．閉経前の非妊娠女性[1]，糖尿病患者[2]，施設の高齢者[3,4]，脊髄損傷患者[5,6]，尿道留置カテーテル患者[7,8]における無症候性細菌尿は，抗菌薬を投与しても尿路感染症の発症を予防できないことが証明されているため，スクリーニングと治療は推奨されない．

妊婦は無症候性細菌尿から腎盂腎炎を発症するリスクが非妊娠女性の20〜30倍高くなるといわれており，抗菌薬の投与により腎盂腎炎発症のリスクを20〜35％から1〜4％に減らすことができる[9]．そのため，妊婦は妊娠早期に最低1回はスクリーニングを受けて尿培養陽性の場合は治療を受けるべきである[10]．

泌尿器科的処置において，粘膜出血を伴う手技は菌血症や敗血症と高率に関連している．経尿道的前立腺切除を無治療で施行した場合60％で菌血症になる[11]．経尿道的前立腺切除を行う場合は細菌尿のスクリーニングと治療を行う．その他の粘膜からの出血が予測される泌尿器科的処置の前にも細菌尿のスクリーニングと治療を行う．

推定される原因微生物としては，原因菌は *E. coli* が最も多い．また，その他の腸内細菌（*Proteus* 属，*Klebsiella* 属など）も検出される[12]．

2．有症候性細菌尿

急性下部尿路感染症が正しく治療されずに尿路感染症を繰り返し生じる場合，尿路感染症とは異なる尿路や全身の基礎疾患が原因で尿路感染症を生じる場合（複雑性尿路感染症）に分けられる．

a．急性下部尿路感染症が正しく治療されず，尿路感染症を繰り返し生じる場合

　急性下部尿路感染症にたいし十分な抗菌薬加療が行われず炎症が慢性化した場合，細菌自体が投与した抗菌薬に耐性をもっている場合などに生じる．

b．複雑性膀胱炎（カテーテル非留置症例）

　代表的な基礎疾患は，前立腺肥大症，前立腺癌，膀胱癌，神経因性膀胱，尿道狭窄，膀胱結石などがある．基礎疾患には解剖学的・機能的な尿路異常のみならず，糖尿病・ステロイド・抗癌剤投与中など，全身性感染防御能の低下状態も含まれる．小児期には先天性水腎症，重複腎盂尿管，尿管異所開口などの尿路奇形が基礎疾患になることが多い．

　基礎疾患が存在する限り抗菌薬の投与のみでは再感染や再燃の可能性が高く，治療の基本は基礎疾患を解決することであり，漫然と抗菌薬を投与することは耐性菌予防の観点から慎むべきである[10]．

c．複雑性膀胱炎（カテーテル留置症例）

　カテーテル尿またはカテーテル抜去後 48 時間以内の尿培養で 10^3/mL 以上の菌を認め，症状がある場合をカテーテル関連尿路感染症と定義している[13]．症状としては骨盤部不快感などの全身症状と腰痛・CVA tenderness・急性の血尿などがあり，もしカテーテル抜去後であれば排尿痛・頻尿・恥骨上部の圧痛などがある．

　カテーテルは尿路にとって異物であり，異物反応としての炎症に加え，挿入時や抜去時に尿路粘膜の損傷を起こす．また，カテーテルの挿入部から細菌が侵入し，尿路感染症が誘発される（図1）．カテーテルの挿入後2～4週間後にほぼ全例に濃尿，細菌尿が認められる．バイオフィルムを形成し，カテーテルに基づく慢性尿路感染症の原因の1つとなる（バイオフィルムとは，微生物の産生する多糖体や蛋白質のゲルのなかに細菌などが入り込んで複合体を形成し，カテーテルの表面に付着したものをいう）．カテーテルを抜去しない限り，完全な治癒を得ることは困難である．

　症状がない患者（無症候性細菌尿）に対する定期的な尿培養や細菌尿に対する治療は推奨しない．カテーテルは可能であれば抜去が推奨される（表1）．

　尿道カテーテル抜去時に予防的抗菌薬を投与することによって，尿路感染症の発症を減らせるといった報告もあるが，副作用，耐性菌の誘導，コストなどのデメリットもあるためルーチンでの使用は推奨されない[10]．

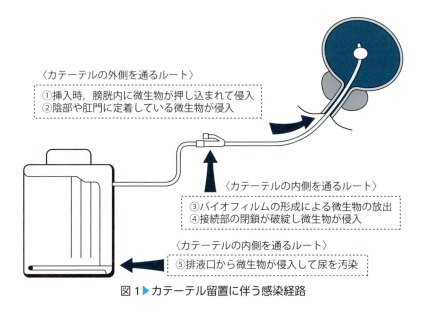

図1 ▶ カテーテル留置に伴う感染経路

■ 表1 ■ カテーテル留置の適応・不適応例

尿路留置カテーテル使用に関する適切な適応の例
　①男性の尿閉や下部尿路閉塞症例
　②重篤患者で正確な尿量管理を要する症例
　③特定の外科手技のための周術期使用（泌尿器科手術，長期手術，尿量の術中モニタリングを要する症例）
　④長期固定を要する症例（脊椎が潜在的に不安定，骨盤骨折などの多発外傷）
　⑤終末期ケアの緩和目的

カテーテルの不適切な使用例
　①失禁のみの患者で入所者の看護代わりとしてのみの使用
　②患者が自排尿可能な場合の診断検査の採尿する手段としてのみの留置
　③適切な適応が認められない場合の長期術後期間の使用，など

　カテーテル関連尿路感染症の原因菌は *E. coli*，*Klebsiella* 属などの腸内細菌と *P. aeruginosa* などのグラム陰性桿菌が中心である．グラム陽性球菌では *Enterococcus* 属は原因菌になりうるが，*Staphylococcus* 属は少ない．*Candida* 属は培養から検出されやすいが，尿路感染症を発症することは少なく定着が多い[14]．

■文献

1) Asscher AW, Sussman M, Waters WE, et al. Asymptomatic significant bacteriuria in the non-pregnant woman. Ⅱ. Response to treatment and follow-up. Br Med J. 1969; 1: 804-6.
2) Harding GKM, Zhanel GG, Nicolle LE, et al. Antimicrobial treatment in diabetic women with asymptomatic bacteriuria. Manitoba Diabetes Urinary Tract Infection Study Group. N Engl J Med. 2002; 347: 1576-83.
3) Boscia JA, Kobasa WD, Knight RA, et al. Therapy vs. no therapy for bacteriuria in elderly, ambulatory, nonhospitalized women. JAMA. 1987; 257: 1067-71.
4) Nordenstam GR, Brandberg CA, Oden AS, et al. Bacteriuria and mortality in an elderly population. N Engl J Med. 1986; 314: 1152-6.
5) Mohler JL, Cowen DL, Flanigan RC. Suppression and treatment of urinary tract infection in patients with an intermittently catheterized neurogenic bladder. J Urol. 1987; 138: 336-40.
6) Maynard FM, Diokno AC. Urinary infection and complications during clean intermittent catheterization following spinal cord injury. J Urol. 1984; 132: 943-6.
7) Platt R, Polk BI, Murdock B, Rosner B. Mortality associated with nosocomial urinary-tract infection. N Engl J Med. 1982; 307: 637-42.
8) Sobel JD, Kauffman CA, McKinsey D, et al. Candiduria; a randomized, double-blind study of treatment with fluconazole and placebo. The National Institute of Allergy and Infectious Diseases Mycoses Study Group. Clin Infect Dis. 2000; 30: 19-24.
9) Smaill F. Antibiotics for asymptomatic bacteriuria in pregnancy. Cochrane Database Syst Rev. 2, CD000490, 2001.
10) JAID/JSC 感染症治療ガイドライン 2015—尿路感染症・男性性器感染症. 日本化学療法学会雑誌. 2016; 64: 1-30.
11) Grabe M. Antimicrobial agents in transurethral prostatic resection. J Urol 1987; 138: 245-52.
12) Nicolle LE. Asymptomatic bacteriuria. Curr Opin Infect Dis. 2014; 27: 90-6.
13) Hooton TM, Bradley SF, Cardenas DD, et al. Infectious Diseases Society of America: Diagnosis, prevention, and treatment of catheter-associated urinary tract infection in adults; 2009 International Clinical Practice Guidelines from the Infectious Diseases Society of America. Clin Infect Dis. 2010; 50: 625.
14) Richards MJ, Edwards JR, Culver DH, et al. Nosocomial infections in medical intensive care units in the United States. National Nosocomial Infections Surveillance System. Crit Care Med. 1999; 27: 887-92.

〈野間康央　堀江重郎〉

4章 成人における尿検査

21 尿路系悪性腫瘍の尿所見の特徴とみかた

　下部尿路系悪性腫瘍は尿検査異常を手掛かりに診断される場合もあり，特に血尿（顕微鏡的血尿・無症候性肉眼的血尿）が出現することが多く注意が必要である．

　尿路系悪性腫瘍での尿沈渣で認められる癌細胞の所見は，大きく核所見の変化，細胞質の変化の2つに分別される．N/C比の増大，核形不整，クロマチンの増量が認められ，円形・水滴状の形態を示す細胞が多くなる．

　下部尿路系悪性腫瘍，特に膀胱癌はその一症状として血尿を認めることが多い．

　本稿ではその疫学・症状，尿検査所見の詳細について述べる．

A 下部尿路系悪性腫瘍の疫学

　下部尿路系悪性腫瘍，特に膀胱癌は膀胱粘膜より発生する悪性腫瘍であり，病理学組織的にはその約90％以上は尿路上皮癌である．その特徴として空間的・時間的多発性があげられ，診断時に膀胱内腔に異所性に多発している場合や，内視鏡下での可視病変の完全切除後に膀胱内再発を認める頻度も高い．わが国の2008年における膀胱癌の年齢調整罹患率は7.2（/10万人/年）であり，男女別にみると男性12.8，女性2.8と男性において約4倍高頻度に発生している．年齢調整死亡率は2012年の集計にて男女合計で2.1（男性3.6，女性1.0/10万人/年）である．年齢調整罹患率および年齢調整死亡率は過去10年間ほとんど不変であり，また年齢分布としては比較的高年齢層に発症することが知られている．

B 症状

　膀胱癌が発見される契機となる主な臨床症状は血尿（無症候性肉眼的血尿，顕微鏡的血尿），膀胱刺激症状（頻尿，排尿時痛，残尿感など）である．特に無症候性肉眼的血尿は最も頻度の高い症状であり，過去の報告では同症状を主訴とする患者の13～28％が膀胱癌と診断されている．一方で顕微鏡的血尿の背景疾患としての膀胱癌の頻度は決して高くなく，0.4～6.5％と報告されている[1]．しかしながら膀胱癌は高齢者に好発する悪性腫瘍であり，50歳以上での顕微鏡的血尿症例における膀胱癌の頻度は，若年の症例群に比較して有意に高いとする報告があり注意が必要である．また排尿痛や頻尿などの膀胱刺激症状は，膀胱癌症例の約1/3で認められるとされ，膀胱壁内筋層に進展する筋層浸潤癌や，高異型度癌細胞が粘膜表層に広がる上皮内癌（CIS）に伴うことが多い．よって治療に難渋する膀胱炎様症状を有する患者をみた場合，膀胱癌を鑑別診断にあげる必要がある．

C 尿沈渣での検査所見

1．血尿

　顕微鏡的血尿を認める症例での下部尿路系悪性腫瘍の有病率は上記のごとく決して高くはない．しかし悪性疾患の除外は診断上重要であり，効率的・効果的なスクリーニングが必要となる．他稿で触れられていると思われるため詳細は割愛するが，尿中赤血球の形態情報が糸球体性，非糸球体性の鑑別に有用であり，糸球体性の変形赤血球型では尿路悪性腫瘍がその後診断される可能性がきわめて低いとする報告もある．

　肉眼的血尿は尿量の1％程度の出血がある場合自覚される．50歳以上の肉眼的血尿で最も多い原因は膀胱癌であり，膀胱癌の80％以上が血尿を主訴としている[2]．しかし症状としての血尿は間欠的であり，検査時に血尿がみられない場合でも過去の血尿の有無の確認は重要である．

2．異形細胞

　尿沈渣で認められる異形細胞は大きく核所見の変化，細胞質の変化の2つに分別される．

a．核所見

　癌細胞の核所見は N/C（nucleus/cytoplasm）比の増大，核形不整，クロマチンの増量，クロマチンの不均等分布，核縁の肥厚，核小体の腫大，核分裂像などがみられる．このなかでも N/C 比の増大，核形不整，クロマチンの増量が多くの癌細胞にみられる所見である．

　N/C 比の増大は無染色標本でも確認できる所見であり，癌細胞だけでなく，良性細胞にも認められる場合がある．N/C 比が80%を超える場合は癌細胞の可能性が高く，他にも癌を疑う所見があるか注意を要する．

　良性細胞の核は，濃縮変性または空胞による圧排を受けたものを除くと，円形または楕円形で左右対称の形態をとる．癌細胞にも円形の核を有するものもあるが，角張り，切れ込みなどの良性細胞にはみられない核形不整の形態を示す場合がある．

　クロマチンの増量は，核の濃染性という所見で表れる．核濃染性は周囲にみられる良性尿路上皮細胞の核を基準にし，それよりも濃いものをクロマチンの増量と評価をする．癌細胞では核濃染に加え，顆粒状から粗顆粒状に凝集したクロマチンパターンを有することがある．

b．細胞質所見

　尿路上皮細胞は深層組織に尿が浸み出さないよう尿路表面を覆っている．表層性尿路上皮細胞はそのために分化しており，円形の細胞では表面を覆いきれず隙間が生じてしまうため，多角形・角状に分化する．尿路上皮癌細胞では，円形・水滴状の形態を示す細胞が多くなり，多角形で数カ所の角状部を有するなど，表層性尿路上皮細胞の特徴が薄れてくる．尿路上皮癌細胞は尿路の表面を覆う目的を欠き，細胞増殖の栄養摂取を目的に栄養血管のある間質細胞と接している．そのため角状部は減少し，円形細胞が多くなる．

3．他の癌細胞の特徴

　腺癌細胞の細胞質の性状は，正常の腺系細胞（円形上皮細胞）に類似し，色調は灰白質調で，細胞質表面構造はレース網目状または均質状を示し，透明感があり，脂肪化を伴うことが多い．腎細胞癌も同様に強い脂肪化を示して出現する．ネフローゼ症候群などにみられる卵円形脂肪体集塊との鑑別を要するが，クロマチン増大などの点から鑑別される．

D 尿細胞診

尿細胞診の特異度は 90〜100％ と高く，尿路悪性腫瘍の精査に有用である．しかしその感度は 40〜60％ であり，一因として低異型度の筋層非浸潤癌の検出能の低さがある．よって尿細胞診は複数回繰り返し行うことが重要となり，これより癌の検出度が高まる．尿細胞診は，通常，遠沈後細胞成分をスライドガラスに付着させ，アルコール固定後 Papanicolaou（パパニコロー）染色を行い

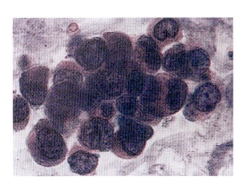

図1▶尿路上皮癌の尿細胞診所見
Papanicolaou 染色において N/C 比の増大が著明に認められる
(八木靖二, 他. カラー版ポケットマニュアル尿沈渣. 東京: 医歯薬出版; 2001)[3]

表1　尿細胞診断カテゴリーおよび従来の報告様式との対応表

7段階分類	5段階分類	3段階分類	新報告様式	臨床対応の例
クラス1	クラス1	陰性	不適正（inadequate）	不適正の原因を改善し再検
クラス2	クラス2		陰性（negative）	精査不要だが他の検査で異常があれば再検
クラス3a				
クラス3	クラス3	疑陽性	異型細胞（atypical cells）	再検あるいは経過観察
クラス3b				
クラス4	クラス4		悪性疑い（suspicious for malignancy）	再検と膀胱鏡検査を含めた精査
クラス5	クラス5	陽性	悪性（malignant） high grade/low grade/others	膀胱鏡を含めた精査

(日本臨床細胞学会. 泌尿器細胞診報告様式 2015[4] より改変)

鏡検する（図1）．核や核小体の増大・大小不同，N/C比などにより判定する．3段階または5段階での評価が行われていたが，2015年に日本臨床細胞学会により泌尿器細胞診報告様式についての統一が提唱され，「不適正」「陰性」「異型細胞」「悪性疑い」「悪性」の5様式で報告される様式になっている（表1）．

E 尿中マーカー検査

　近年，膀胱癌関連因子に注目した新規分子マーカーの開発が進んでいる．わが国もNuclear Matrix Protein（NMP22），Bladder Tumor Antigen test（BTA test），尿中サイトケラチン8/尿中サイトケラチン18，尿中（塩基性フェトプロテイン）BFPなどが保険適用内となっている．NMP22は癌細胞でその発現が亢進しているnuclear mitotic apparatus proteinの1つであり，細胞死に伴い細胞外に放出される．この蛋白をELISA法で検出するのがNMP22アッセイである．BTAは，膀胱癌細胞が上皮基底膜に浸潤する際，尿中に放出される基底膜成分複合体を検出する方法である．両者とも低異型腫瘍でも尿細胞診に比較して若干高い感度を示すが，尿路結石症，尿路感染症を有する症例でも偽陽性率が高いという問題点を有しており，診断マーカーとして広く普及するには至っていない．また，5-aminolevulinic acid（5-ALA）やhexamin-olevulinate（HAL）など第3世代の光感受性物質を用いた膀胱癌の光力学的診断の有用性を示す報告が多数なされている．これは，5-ALAやHALの代謝産物であるprotoporphirin IXを腫瘍に蓄積させ，蛍光発色させることで効率的に検出する方法である．腫瘍細胞に特有の5-ALAやHALに対する光力学反応を利用することで，低異型度腫瘍でも蛍光細胞診やフローサイトメトリーによって腫瘍細胞を検出できることが報告されている（図2）．

　また尿中の膀胱細胞の遺伝子異常（膀胱癌に多い変異である3番，7番，17番染色体の異数倍数体，ならびに9p21遺伝子座欠失）を蛍光in-situハイブリダイゼーション（FISH）技術を用いて検出する方法（UroVysion®）も医薬品承認を得て国内で臨床応用され始めている．

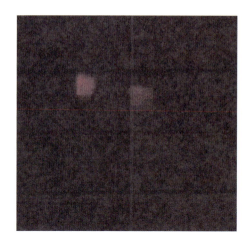

図2▶尿路上皮癌
G1pTaにおけるALAを用いた蛍光尿細胞診の所見
(藤本清秀, 他. Japanese Journal of Endourology. 2011; 24: 14-22)[5]

F 追加検査について

顕微鏡的血尿に対しては, 尿細胞診の追加および腎・膀胱の超音波検査が推奨される. 特に40歳以上の男性・喫煙歴・化学薬品曝露などの膀胱癌リスクファクター(表2)を有する場合には侵襲的検査である膀胱鏡検査の適応となる.

肉眼的血尿を認める症例に対しては静脈性腎盂造影検査の有用性が認められているが, 近年の画像診断法の進歩により, より情報量の多い造影CT(排泄相を含む)が普及している. しかし膀胱腫瘍に対してはその診断において膀胱鏡に勝るものはなく, 腹部超音波検査・造影CT・膀胱鏡を組み合わせて精査を進めるべきである. 精査により有意所見がみられない場合でも反復する肉眼的血尿を認める場合には定期的な検査の繰り返しや尿管内視鏡も検討される.

また50歳以上の男性であれば, 前立腺癌の鑑別目的にPSA(前立腺特異抗原)の測定も重要である.

表2 膀胱癌リスクファクター
40歳以上の男性
喫煙歴
化学薬品曝露
肉眼的血尿
泌尿器科系疾患
排尿刺激症状
尿路感染の既往
鎮静薬(フェナセチン)多用
骨盤放射線照射歴
シクロホスファミド治療歴

(日本泌尿器科学会. 膀胱癌診療ガイドライン2015. 東京: 医学図書出版; 2015)[6]

■**文献**

1) Wakui M, Shiigai T. Urinary tract cancer screening through analysis of urinary red blood cell volume distribution. Int J Urol. 2000; 7: 248-53.
2) 血尿診断ガイドライン編集委員会．血尿診断ガイドライン 2013．
3) 八木靖二，鈴木　恵，高橋ひろみ．カラー版ポケットマニュアル尿沈渣．東京：医歯薬出版；2001．
4) 日本臨床細胞学会．泌尿器細胞診報告様式 2015．
5) 藤本清秀，三宅牧人，穴井　智，他．膀胱癌の光力学的診断—蛍光尿細胞診の有用性—. Japanese Journal of Endourology. 2011; 24: 14-22.
6) 日本泌尿器科学会．膀胱癌診療ガイドライン 2019．東京：医学図書出版；2019．

〈髙畑創平　堀江重郎〉

4章 成人における尿検査

22 薬物治療と尿所見異常

腎臓は肝臓と並ぶ主要な排泄臓器である．薬剤の多くは腎排泄性であり，肝臓で代謝されることで代謝体となって，あるいは未変化体のままで排泄される．そのため薬剤は腎機能に応じた用量の調節が必要であると同時に，薬剤そのものの毒性やアレルギー機序，結晶形成による尿細管閉塞などにより糸球体や尿細管を障害することがある．薬剤によって腎障害のメカニズムや障害部位は異なる．薬剤性腎障害は急性腎障害を契機に診断されることが最も多く，その場合は尿細管間質障害を伴うことが多い．一方で，尿所見異常で発症する薬剤性腎障害は，糸球体障害を主とする場合が多い[1]．

本稿では，薬剤の影響による尿の性状の変化，および薬剤によって引き起こされる腎障害や尿所見異常について概説する．

A 薬剤性腎障害の疫学

腎障害を呈する薬剤を，病態別に表1に示す．なお，これらの腎性腎障害をきたすものの他，RAS阻害薬による腎血流量低下，脂質降下薬や向精神薬による横紋筋融解症，ビタミンD製剤やCa製剤による高Ca血症に伴う多尿，利尿薬や下剤による血管内脱水，抗癌剤による腫瘍崩壊症候群など，間接的に腎障害を惹起する病態も存在する[1]．

腎障害の原因薬剤として特に頻度が高いのはNSAIDs，抗菌薬，抗癌剤，造影剤である．薬剤性腎障害は高齢になるにつれ発症頻度は高くなり，病型は急性腎障害が50％前後と最も多いが，ネフローゼ症候群（18.2％），慢性腎炎症候群（17.7％），急速進行性腎炎症候群（8.2％）も稀ではなく，それぞれ参考にすべき尿所見は異なる[1]．

表1　腎障害をきたす主な薬剤と障害部位

発症機序	病態	代表的な薬剤
直接障害	急性尿細管壊死	アミノグリコシド系抗菌薬，バンコマイシン，白金製剤，ヨード造影剤
	慢性間質性腎炎	NSAIDs，重金属，アリストロキア酸
	血栓性微小血管症	カルシニューリン阻害薬，VEGF阻害薬
	近位尿細管障害	アミノグリコシド系抗菌薬
	集合管障害	カルシニューリン阻害薬，アムホテリシンB，ST合剤，リチウム製剤
免疫学的機序	急性尿細管間質性腎炎	抗菌薬，NSAIDs，H2拮抗薬，免疫チェックポイント阻害薬
	微小変化型ネフローゼ症候群	NSAIDs，インターフェロンα，金製剤，D-ペニシラミン，リチウム製剤，トリメタジオン
	膜性腎症	ブシラミン，金製剤，D-ペニシラミン，NSAIDs，カプトプリル，インフリキシマブ
	半月体形成性腎炎	ブシラミン，D-ペニシラミン
	ANCA関連血管炎	プロピルチオウラシル，アロプリノール，D-ペニシラミン

(薬剤性腎障害診療ガイドライン2016．日腎会誌．2016；58：477-555[1]より改変)

B　薬剤性腎障害における尿所見異常

1．尿細管間質障害

　尿細管間質障害のマーカーとして，尿中 β_2-microglobulin，α_1-microglobulin，N-acetyl-β-D-glucosaminidase（NAG）などが一般的に用いられ，しばしば血清Cr上昇に先立って尿中排泄が増加するため，表1に示す発症機序にかかわらず，尿細管間質障害型の薬剤性腎障害の早期発見に有用である．また，近年発見されたマーカーである liver-type fatty acid-binding protein（L-FABP）も，ラテックス凝集比濁法による速やかな測定が可能となっている．L-FABP は前出のマーカーと比較して腎血流量の低下と相関しやすいことが報告されており，hypoxia inducible factor-1（HIF-1）による制御が考えられている[2]．さらに，腎障害の重症度や[3]，腎予後・生命予後とも相関することが示唆されている[4]．これらのことから，表1に示す病態ごとに有効なマーカー

の解明が待たれている．

　なお，急性尿細管間質性腎炎に対して，免疫学的機序を想定した尿中好酸球の有用性が考えられてきたが，現時点では，感度が低く偽陰性率が高いことや，腎障害より遅れて検出される報告もあることから[5]，スクリーニングには適さないとされている．一方で，急性尿細管間質性腎炎と急性尿細管壊死を鑑別する際には有用であるとの報告もある[6]．

　薬剤による尿細管間質性腎炎の一つに，近年使用可能となった免疫チェックポイント阻害薬による免疫関連副作用（immune-related Adverse Events: irAE）があり[7]，同薬の適応拡大に伴い，今後増加することが予想される．irAEによる尿細管間質性腎炎は他臓器のirAEを高頻度に合併することが診断の一助となる[8]．また従来の尿細管間質性腎炎と比較し，ステロイド治療による寛解に期間を要する可能性が示唆されている[9]．

2．ネフローゼ症候群

　薬剤性尿所見異常で重要なものにネフローゼ症候群がある．ネフローゼ症候群を呈する薬剤ではNSAIDs，抗リウマチ薬（ブシラミンなど）が代表的であり，ACE阻害薬であるカプトプリルやインターフェロンでも複数の報告がある（表1）．分子標的薬の進歩により，上記の抗リウマチ薬の使用頻度は減少しているが，現在でも同薬によるネフローゼ症候群に遭遇することがある．また，NSAIDsによる腎機能障害はCr上昇により発覚することが多いが，時に微小変化型ネフローゼ症候群や膜性腎症をきたすことは知っておく必要がある[10]．その他の薬剤として，カルシニューリン阻害薬や，抗癌剤であるVEGF阻害薬による血栓性微小血管障害も蛋白尿をきたすが，長期投与により重症化するとネフローゼ症候群に至ることがある．

3．急速進行性腎炎症候群

　薬剤により急速進行性腎炎症候群をきたすこともある．抗甲状腺薬であるプロピルチオウラシルによるANCA関連血管炎が有名だが，アロプリノール，D-ペニシラミン，ミノサイクリンなど，薬剤によるANCA関連血管炎は多数報告されており[11]，腎機能悪化や炎症反応などを伴う糸球体性血尿が認められた際は，内服薬に被疑薬が存在するか否かを確認する必要がある（表1）．

C 尿の色調が変化する薬剤

　尿の色調は淡黄色であり，飲水量や発汗量，利尿薬などにより濃淡は変化する．尿の色調が変化する薬剤は多数存在し，その機序として，薬剤そのもの，または薬剤の代謝物の尿中排泄がある．これらの色調変化は服用した患者全員に起こるわけではなく，薬剤の投与量・期間や食事内容にも左右される．日常診療で遭遇しやすいものを表2に示すが[12,13]，通常は薬剤中止により症状は消失し，腎機能障害や尿検査異常は基本的に引き起こさないため，多くは問題とならない．しかしながら，患者の認識や訴えによっては糸球体疾患による肉眼的血尿と区別しにくいことがあるため，尿の色調変化の訴えがあった場合に

表2 尿の色調変化をきたす主な薬剤

一般名	代表的な製剤名	色調
センナ・センノシド エパレルスタット	アローゼン®，プルゼニド® キネダック®	黄褐色～赤色
サラゾスルファピリジン	サラゾピリン®	黄赤色
カルバゾクロムスルホン酸Na	アドナ®	橙黄色
リファジン	リファンピシン®	橙赤色
セフジニル	セフゾン®	赤色
ヒベンズ酸チペピジン	アスベリン®	赤色
臭化チメピジウム	セスデン®	
ダウノルビシン	ダウノマイシン®	
ドキソルビシン	アドリアシン®	
エピルビシン	ファルモルビシン®	
メシル酸デフェロキサミン	デスフェラール®	赤褐色
メトロニダゾール	フラジール®	暗赤色
フルタミド	オダイン®	琥珀色～黄緑色
塩酸ミトキサントロン	ノバントロン®	青色～緑色
レボドパ	ドパストン®	黒色
メチルドパ	アルドメット®	
塩酸ミノサイクリン	ミノマイシン®	黄褐～茶褐色，緑，青

は，薬剤性を念頭に置くべきである．また，薬剤の副作用により尿の色調が変化することもあり，その場合は薬剤の変更・中止や背景となる病態への治療が必要となる．脂質降下薬，向精神薬，抗てんかん薬などによる横紋筋融解症に伴うミオグロビン尿，抗菌薬などによる溶血性貧血に伴うヘモグロビン尿などがあるが，これらは通常尿潜血も陽性となり，急性腎障害の原因となりうる．

D 尿の臭いが変化する薬剤

　一般的に健常者の尿はほぼ無臭だが，放置すると尿素の分解によるアンモニア臭が増強する．ほか，ニンニクやアスパラガスなどの食事内容も尿臭を増強させる．薬剤では，サルファ剤，メコバラミン，ビタミンB群を含むサプリメントなどで尿臭が増強することが知られている．薬剤による尿臭は，基本的には尿所見異常や腎障害の原因にはならず，薬剤の中止により軽快する．一方，尿臭を増強させる要因として尿路感染症や糖尿病などの疾患があり，尿路系悪性腫瘍によっても尿臭が増強することがあるため注意が必要である．

　尿所見や尿の性状に影響を及ぼす薬剤について概説した．尿の色調や尿臭については腎障害のリスクとならないものが多いが，背景となりうる病態については把握しておく必要がある．また，急激に出現する腎機能障害や尿所見異常を認めた場合は，常に薬剤性腎症を念頭に置く必要がある．薬剤性腎障害か否かの判断は時に困難なこともあり，必要に応じて腎臓の専門医へコンサルトすべきである．

■文献

1) 薬剤性腎障害診療ガイドライン 2016. 日腎会誌. 2016; 58: 477-555.
2) Yamamoto T, Noiri E, Ono Y, et al. Renal L-type fatty acid-binding protein in acute ischemic injury. J Am Soc Nephrol. 2007; 18: 2894-902.
3) Doi K, Negishi K, Ishizu T, et al. Evaluation of new acute kidney injury biomarkers in a mixed intensive care unit. Crit Care Med. 2011; 39: 2464-9.
4) Araki S, Haneda M, Koya D, et al. Predictive effects of urinary liver-type fatty acid-binding protein for deteriorating renal function and incidence of cardiovascular disease in type 2 diabetic patients without advanced nephropathy. Diabetes Care. 2013; 36: 1248-53.
5) Markowitz GS, Bomback AS, Perazella MA. Drug-induced glomerular disease:

direct cellular injury. Clin J Am Soc Nephrol. 2015; 10: 1291-9.
6) Muriithi AK, Nasr SH, Leung N. Utility of urine eosinophils in the diagnosis of acute interstitial nephritis. Clin J Am Soc Nephrol. 2013; 8: 1857-62.
7) Cortazar FB, Marrone KA, Troxell ML, et al. Clinicopathological features of acute kidney injury associated with immune checkpoint inhibitors. Kidney Int. 2016; 90: 638-47.
8) Cortazar FB, Kibbelaar ZA, Glezerman IG, et al. Clinical features and outcomes of immune checkpoint inhibitor-associated AKI: A multicenter study. J Am Soc Nephrol. 2020; 31: 435-46.
9) Draibe JB, García-Carro C, Martinez-Valenzuela L, et al. Acute tubulointerstitial nephritis induced by checkpoint inhibitors versus classical acute tubulointerstitial nephritis: are they the same disease? Clin Kidney J. 2020; 14: 884-90.
10) Bakhriansyah M, Souverein PC, van den Hoogen MWF, et al. Risk of nephrotic syndrome for non-steroidal anti-inflammatory drug users. Clin J Am Soc Nephrol. 2019; 14: 1355-62.
11) Gao Y, Zhao MH. Review article: Drug-induced anti-neutrophil cytoplasmic antibody-associated vasculitis. Nephrology (Carlton). 2009; 14: 33-41.
12) 各医薬品の添付文書,インタビューフォーム.
13) 中村 仁,中川直人,猪岡京子,他.医薬品による排泄物(尿・便)の着色に関する情報の評価.医療薬学.2002; 28: 244-50.

〈佐藤浩司〉

索　引

■ あ行

アスコルビン酸	22
アセト酢酸	73
アセトン血性嘔吐症	85
アミノ酸	2
アルブミン尿	15, 186, 259
アンモニア	1
異形細胞	292
異型度	49
移行	174
移行計画	175
移行プログラム	175, 177
一次性ネフローゼ症候群	244
溢流性蛋白尿	139
うっ血性心不全	76
壊死性半月体形成性糸球体腎炎	253
塩化アンモニウム負荷試験	84
円柱	36, 234

■ か行

核形不整	293
画像診断	168
家族性腎性糖尿	35
学校検尿	118, 124, 153
学校生活管理指導表	128
カテーテル	113
カテーテル関連尿路感染症	289
カテーテル採取尿	9
カテーテル採尿	11, 114
下部尿路系悪性腫瘍	291
顆粒円柱	56
桿菌	107
肝硬変	7, 76
管理指導表	125
偽性低アルドステロン血症Ⅰ型	78
逆流性腎症	157
急性 TIN	264
急性糸球体腎炎	232
急性腎障害	96, 247, 298
急性腎性腎不全	76
急性尿細管壊死	247
急性尿細管間質性腎炎	300
急速進行性糸球体腎炎	232, 253
起立性蛋白尿	162
近位尿細管	81
空胞変性円柱	59
クラミジアトラコマティス	284
クリーンキャッチ尿	110, 113
グルコースの腎閾値	34
グルコース輸送担体	32
クレアチニン	1
経皮的膀胱穿刺	115, 116
外科的治療	169
結核菌	281
月経	171
血漿浸透圧	62
血清浸透圧	75
血尿	181, 194
ケトン血性低血糖	85
ケトン体	4
顕性アルブミン尿	261
顕微鏡的血尿	23, 131, 181, 210, 212, 236, 262
抗菌薬	86
抗好中球細胞質抗体	255
抗糸球体基底膜	254
高尿酸血症	67
高尿酸血症の病型分類	67
コレステロール結晶	54

■ さ行

採尿バッグ	111
細胞診	42
左側腹部/腰痛	167
3歳児検尿	118, 153
残尿感	282
糸球体疾患	153
糸球体腎炎	231
糸球体性血尿	23, 184, 194, 211, 212, 216, 218
糸球体性蛋白尿	19, 138
試験紙法	124
シスタチンC	93
シスチン結晶	54
自然排尿	8
持続性蛋白尿	138
シベンゾリンコハク酸塩	86
脂肪円柱	59
社会保障制度	176
シュウ酸	3
シュウ酸カルシウム結晶	51
重症急性呼吸器症候群コロナウイルス-2	211
重炭酸負荷試験	84
循環血液量	75
生涯検尿	186
硝酸塩還元能	87
硝子円柱	55
常染色体顕性多発性囊胞腎	274
小児のCKD	152
小児の血尿診断アルゴリズム	135
小児の腎長径の予測基準値	134
小児慢性特定疾患治療研究事業	176
上皮円柱	56
上皮細胞	38
自立支援	174
腎アミロイドーシス	207
腎盂腎炎	280
新型コロナウイルスワクチン	211
新型コロナワクチン接種	183
腎硬化症	206, 269
腎後性蛋白尿	139
腎糸球体濾過量	75
腎疾患	83
腎性低尿酸血症	70
腎性糖尿	35, 85
腎前性蛋白尿	19
新鮮尿	8
腎臓専門医・専門医療機関への紹介基準	227
腎臓専門医への紹介基準	234
腎臓病総合レジストリー	186, 240
腎尿細管機能異常症	81
随時尿	84, 179
ステロイド	5, 237
精液	91
性行為感染症	284
生理的蛋白尿	19, 222
赤血球	4
赤血球円柱	23, 57
セファクロル	283
セフトリアキソン	284
先天性腎尿路異常	118, 127, 153, 156
全尿	178
繊毛病	144
前立腺液	91
前立腺炎	280
前立腺癌	296
爪膝蓋骨症候群	277
巣状分節性糸球体硬化症	191, 206
早朝第1尿	12, 110, 124
早朝尿	179

■ た行

体位性蛋白尿	138, 162
体液減少型低ナトリウム血症	77
胎児・新生児超音波検査	156
大腸菌	280
多尿	65

蛋白尿	15, 186, 187, 203, 221, 237
チャンス血尿	182, 194
中間尿	9, 110, 111, 115, 120, 178
超音波検査	116
腸球菌	108
低アルドステロン血症	78
低尿酸血症	67
転科	174
糖鎖異常 IgA1	238
導尿	113
糖尿病	83
糖尿病関連腎臓病	259
糖尿病性腎症	206, 259
ドチヌラド	69, 70
ドップラーエコー	168
トルバプタン	275

■ な行

ナットクラッカー現象	134, 140, 163, 183
ナットクラッカー症候群(現象)	166
ナトリウム依存性グルコース輸送体	32
ナトリウム喪失性腎症	77
難治性腎疾患に関する調査研究	191
難治性ネフローゼ症候群	193
2,8-ジヒドロキシアデニン結晶	54
肉眼的血尿	23, 131, 181, 194, 210, 212, 220, 236
二次性ネフローゼ症候群	244
24時間蓄尿	179
尿β_2MG/Cre 比	142
尿アニオンギャップ	81
尿ケトン体	73
尿検体の保存方法	116
尿細管間質疾患	154
尿細管間質障害	298
尿細管間質性腎炎	264
尿細管障害	34, 89
尿細管性蛋白尿	19, 139
尿細胞診	294
尿酸	2
尿酸アンモニウム結晶	53
尿酸結晶	51
尿酸生成抑制薬	69
尿酸排泄促進薬	69
尿試験紙潜血反応	21
尿試験紙潜血反応偽陽性・偽陰性	22
尿試験紙法	16, 31
尿浸透圧	61
尿素	1
尿素窒素	72
尿蛋白	3
尿蛋白/尿 Cr 比	137
尿蛋白定量	16
尿中ウロビリノーゲン	4
尿中肝型脂肪酸結合蛋白	90
尿中好中球ゼラチナーゼ結合性リポカリン	90
尿中ナトリウム	3
尿中ナトリウム排泄率	251
尿中ビリルビン	4
尿沈渣鏡検法	104
尿沈渣検査	14, 36
尿沈渣白血球検査	27
尿定性検査	137
尿糖	3
尿の色調	301
尿の臭い	302
尿培養	284
尿比重	63
尿崩症	83
尿路感染症	5, 10, 104, 107, 108, 280
尿路系悪性腫瘍	291
ネフローゼ症候群	190, 231, 240
ネフローゼ症候群の予後	192
ネフロン癆	142
膿尿	7, 27, 107, 282
囊胞感染	275
囊胞出血	275

は行

バイオマーカー	96, 238
排尿時痛	282
バッグ採尿	112
白血球円柱	59
白血球尿	27
白血球尿試験紙法	27
ハルンカップ	111
非糸球体性血尿	194, 216, 218
微小変化型ネフローゼ症候群	191, 205
微小変化群	233
ビタミン D	79
菲薄基底膜病	220, 276
病診連携	226
ビリベルジン	87
微量アルブミン尿	187, 203, 261
ビリルビン結晶	53
頻回再発型ネフローゼ症候群	193
副甲状腺ホルモン	78, 79
ペレースの反射	12
変形赤血球	23, 131, 216, 218, 262
扁桃摘出	237
膀胱炎	280
膀胱癌	291
膀胱癌リスクファクター	296
膀胱尿管逆流症	157
乏尿	66

ま行

膜性腎症	191, 206, 232
マルベリー小体	278
慢性 TIN	265
慢性下部尿路感染症	286
慢性糸球体腎炎	124, 232
慢性腎臓病	119, 149
ミオグロビン尿	6
無菌性膿尿	28
無症候性血尿	132, 166, 277
無症候性細菌尿	287
無症候性蛋白尿	141
無症候性肉眼的血尿	292
メガリン	94
免疫関連副作用	300
免疫チェックポイント阻害薬	300

や行

薬剤結晶	55
薬剤性急性 TIN	265
薬剤性腎障害	298
有症候性細菌尿	287
腰椎前弯負荷試験	163
Ⅳ型尿細管性アシドーシス	81

ら行

良性家族性血尿	133
リン	2
リン酸アンモニウムマグネシウム結晶	53
リン酸カルシウム結晶	52
レボフロキサシン	283
ろう様円柱	57

欧文

α_1 ミクログロブリン（α_1MG)	89, 97, 142
α ガラクトシダーゼ活性	278
ABCG2	68
ADH 分泌異常症候群	61
ADOQI による RIFLE 分類	247
ADPKD	274
ADPKD 診断基準	276
AGT	99
AKI（acute kidney injury）	96, 247
Alport 症候群	119, 133, 184, 277
ANCA（anti-neutrophil cytoplasmic autoantibody）	255
ATN（acute tubular necrosis）	247
A 方式	125

β_2ミクログロブリン（β_2 MG）	90, 97, 142	MHC	94
BTA test	295	mulberry body	278
B方式	125	N/C比	293
CAKUT	118, 154	NAG	89, 97
CCL14	101	*Neisseria gonorrhoeae*	284
CLCN5	144	NGAL（neutrophil gelatinase-associated lipocalin）	90, 97, 251
*CUBN*遺伝子異常	144	NMP22	295
cystatin C	252	nutcracker syndrome	166
Dent病	143, 164	*OCRL1*	144
DKK3	102	Perezの反射	12
Escherichia coli	283	proenkephalin A	102
Fabry病	278	RPGN（rapidly progressive glomerulonephritis）	253
Fanconi症候群	35, 146, 164	selectivity index	243
FE_{Na}（fraction excretion of Na）	251	SFU分類	123
GBM（glomerular basement membrane）	254	SGLT2阻害薬	35
GLUT9	71	SIADH	61
IgA腎症	182, 220, 232, 236	SMA	167
IGFBP7	100	Stameyの3杯分尿法	11
IL-18（interleukin-18）	99, 251	subclinical AKI	102
J-KDR（Japan Kidney Disease Registry）	186, 190	Tamm-Horsfall蛋白	203
		The Society for Fetal Urology	123
J-RBR（Japan Renal Biopsy Registry）	186, 190	Thompsonの2杯分尿法	11
		TIMP-2	100
KIM-1（kidney injury molecule-1）	98, 251	TIN（tubulointestitial nephritis）	264
Kova Slide法	104	transfer	174
L-FABP（liver fatty acid binding protein）	90, 98, 252	transition	174
		URAT1	71
Lowe症候群	143	Watsonの診断基準	162
LRVの直径比	169	Wilms腫瘍	119
		Wilson病	164

尿検査のみかた，考えかた　　　　　　Ⓒ

発　行	2018年 4月25日　1版1刷
	2024年10月25日　2版1刷

監修者　富野康日己（とみのやすひこ）

編集者　金子一成（かねこかずなり）
　　　　鈴木祐介（すずきゆうすけ）

発行者　株式会社　中外医学社

　　　　代表取締役　青木　滋

　　　　〒162-0805　東京都新宿区矢来町62
　　　　　　電　話　03-3268-2701（代）
　　　　　　振替口座　00190-1-98814番

印刷・製本/三報社印刷（株）　　　　　＜KH・YT＞
ISBN978-4-498-22439-1　　　　　Printed in Japan

JCOPY　＜(社)出版者著作権管理機構　委託出版物＞

本書の無断複製は著作権法上での例外を除き禁じられています．
複製される場合は，そのつど事前に，(社)出版者著作権管理機構
（電話 03-5244-5088, FAX 03-5244-5089, e-mail: info@jcopy.
or.jp）の許諾を得てください．